LA PRÉVENTION DES DÉPRESSIONS

ISBN : 2-7475-6444-4
EAN : 9782747564441

Sous la direction de
Claude de TYCHEY

LA PRÉVENTION DES DÉPRESSIONS

L'Harmattan
5-7, rue de l'École-Polytechnique
75005 Paris
France

L'Harmattan Hongrie
Hargita u. 3
1026 Budapest
HONGRIE

L'Harmattan Italia
Via Degli Artisti 15
10214 Torino
ITALIE

Espaces Théoriques

Collection dirigée par Michèle Bertrand

Partout où le réel est donné à penser, les sciences de l'homme et de la société affûtent inlassablement outils méthodologiques et modèles théoriques. Pas de savoir sans construction qui l'organise, pas de construction qui n'ait sans cesse à mettre à l'épreuve sa validité. La réflexion théorique est ainsi un moment nécessaire à chacun de ces savoirs. Mais par ailleurs, leur spécialisation croissante les rend de plus en plus étrangers les uns aux autres. Or certaines questions se situent au confluent de plusieurs d'entre eux. Ces questions ne sauraient être traitées par simple juxtaposition d'études relevant de champs théoriques distincts, mais par une articulation rigoureuse et argumentée, ce qui implique la pratique accomplie, chez un auteur, de deux ou plusieurs disciplines. La collection *Espaces Théoriques* a donc une orientation épistémologique. Elle propose des ouvrages qui renouvellent le champ d'un savoir en y mettant à l'épreuve des modèles validés dans d'autres disciplines, parfois éloignées, aussi bien dans le domaine des SHS, que dans celui de la biologie, des mathématiques, ou de la philosophie.

Déjà parus

Pierre Loïc PACAUT , *Un culte d'exhumation des morts à Madagascar : le Famadihana. Anthropologie psychanalytique,* 2003.

Michèle PORTE (sous la direction de) *Les Traumas psychiques*, 2003.

Michèle PORTE, *De la cruauté collective et individuelle : singularité de l'approche freudienne*, 2002.

Claude de TYCHEY, (sous la direction de*) Peut-on prévenir la psychopathologie?* 2001.

Françoise POUËCH, *Effets des jeux langagiers de l'oral sur l'apprentissage de l'écrit,* 2001.

Jean-Paul TERRENOIRE, (sous la direction de) *Sciences de l'Homme et de la Société : la responsabilité des scientifiques,* 2001.

Sylvain BOUYER, Marie-Claude MIETKIETWICZ, B. SCHNEIDER, (eds), *Histoire (s) de Grands-Parents*, 2000.

Jean-Michel OUGHOURLIAN, *Hystérie, Transe, possession : un mime nommé désir,* 2000.

REMERCIEMENTS

Claude de TYCHEY, directeur du Groupe de Recherche en Psychologie de la Santé (Grepsa), tient à remercier chaleureusement toutes les institutions et les personnes qui ont contribué au succès du 3ème Colloque International sur la prévention (Université de Nancy 2, 13 décembre 2003) et à l'édition de l'ouvrage *La Prévention des dépressions* issu de cette manifestation, avec une pensée particulière pour :

Le Conseil Régional de Lorraine ;

La Communauté Urbaine du Grand Nancy ;

La Société Lorraine de Psychologie ;

Le Conseil Scientifique de l'Université de Nancy 2 ;

L'U.F.R. Connaissance de l'Homme de l'Université de Nancy 2 ;

Les membres du Groupe de Recherche en Psychologie de la Santé, qui par leur présence active ont permis de dynamiser ce colloque sur le plan scientifique ;

Tous les autres auteurs de conférences et de communications, ainsi que ceux dont les textes n'ont pu être retenus ;

Soraya Khelifa, la secrétaire du laboratoire, pour la remarquable organisation pratique de cette manifestation.

LES AUTEURS

Anne Aubert-Godard, Professeur de Psychologie Clinique, Laboratoire de Psychologie Clinique et Psychopathologie de l'Université de Rouen, 76821 Mont-Saint-Aignan Cedex.

Christine Arbisio, Psychologue Clinicienne, Psychanalyste, Maître de Conférences en Psychopathologie et Psychologie Clinique, Laboratoire de Psychologie Pathologique, Clinique, Sociale et Culturelle, Université Paris 13, 99, avenue Jean-Baptiste Clément, 93430 Villetaneuse.

Marie-Frédérique Bacqué, Professeur de Psychologie Clinique et Psychopathologie, Université Louis-Pasteur de Strasbourg, 12, rue Goethe, 67000 Strasbourg.

Jean Bergeret, Psychiatre-psychanalyste, Professeur Émérite de Psychopathologie Clinique à l'Université Lumière Lyon 2.

Michèle Bertrand, Psychanalyste, Professeur Émérite de Psychologie Clinique, Université de Franche-Comté.

Serge Briançon, Professeur de Santé Publique, École de Santé Publique, Université Nancy 1 Henri-Poincaré.

Henri Chabrol, Professeur de Psychopathologie Clinique, Centre d'Études et de Recherches en Psychopathologie, Université de Toulouse II Le Mirail.

Philippe Claudon, Psychologue Clinicien (Hôpital de Jour de Remiremont – 88), Laboratoire de Psychologie GREPSA, Université Nancy 2.

Boris Cyrulnik, Psychiatre, Villa Beau Rivage, 317 corniche Michel Pacha, 83500 La Seyne s/ Mer.

Christophe Dejours, Psychanalyste, Professeur de Psychologie du Travail, Chaire du CNAM, Paris.

Chantal Delestienne, Service de Psychologie Clinique (Professeur J.Richelle), Université de Mons-Hainaut, 18 place du Parc, 7000 Mons, Belgique.

Rosine Diwo, Maître de Conférences en Psychologie Clinique, Grepsa, Université Nancy 2.

Marianne Dollander, Maître de Conférences en Psychologie Clinique, Grepsa, Université Nancy 2.

Catherine Dolto, Docteur et Hapto-thérapeute, 21 rue Cujas, 75005 Paris.

Mathilde Dublineau, Psychologue Clinicienne, Doctorante en Psychopathologie Clinique, Centre de Recherches en Psychopathologie et Psychologie Clinique (C.R.P.P.C), Institut de Psychologie, Université Lumière Lyon 2.

Karine Duclos, Maître de Conférences en Psychologie Clinique, UFR STAPS Nancy 1, CRPPC Lyon 2.

Nathalie Dumet, Maître de Conférences en Psychologie Clinique, Centre de Recherches en Psychopathologie et Psychologie Clinique (C.R.P.P.C), Institut de Psychologie, Université de Lyon 2.

Françoise Girvan, Psychologue Clinicienne, Grepsa, Université Nancy 2.

Philippe Jeammet, Professeur de Pédopsychiatrie à l'Université de Paris VI, Directeur du Département de Psychologie de l'Adolescent et du Jeune Adulte de l'H.I.U.P.

Kamel Gana, Professeur de Psychologie Différentielle, Groupe d'Analyse Psychométrique des Conduites (Grapco), Université Nancy 2.

Pascal Le Maléfan, Maître de Conférences en Psychologie Clinique, Laboratoire de Psychologie Clinique et Psychopathologie de l'Université de Rouen, 76821 Mont-Saint-Aignan Cedex.

Michel Lemay, Professeur de Pédopsychiatrie, Hôpital Sainte-Justine, Montréal (Canada).

Aurélie Lesquoy, Grepsa, Université Nancy 2.

Joëlle Lighezzolo, Psychologue Clinicienne, Maître de Conférences en Psychologie Clinique, Grepsa, Université Nancy 2.

Michel Manciaux, Professeur Émérite de Pédiatrie Sociale et de Santé Publique, Université Nancy 1, membre du Comité d'Experts en Santé des Mères et des Enfants, Organisation Mondiale de la Santé.

Sandra Moine, Psychologie Clinicienne, Grepsa, Université Nancy 2.

Claire Pariset, Grepsa, Université Nancy 2.

Françoise Precelle, Université de Mons-Hainaut, Service de Psychologie Clinique, 18, place du Parc, 7000 Mons, Belgique.

Stéphane Proïa, Psychologue, AMPLD Languedoc-Roussillon, Chargé d'enseignement, Laboratoire de Psychologie Clinique, Psychopathologie, Université Montpellier III.

Jacqueline Richelle, Professeur de Psychologie Clinique, Université de Mons-Hainaut, 18, place du Parc, 7000 Mons, Belgique.

Pascal Roman, Professeur de Psychologie Clinique, Centre de Recherches en Psychopathologie et Psychologie Clinique (C.R.P.P.C), Institut de Psychologie, Université Lumière Lyon 2, 5 avenue P. Mendès-France, 69676 Bron Cedex.

Aurore Rosati, Psychologue clinicienne, Grepsa, Université Nancy 2.

Marcel Rufo, Professeur de Pédopsychiatrie, Service Médico-Psychologique de l'Enfant et de sa Famille, CHU Ste-Marguerite, 270 Bd de Ste-Marguerite, 13274 Marseille Cedex 9.

André Sirota, Psychanalyste, Professeur de Psychopathologie Clinique, Université d'Angers.

Barbara Smaniotto, Doctorante en Psychologie Clinique, Grepsa, Université Nancy 2.

Élisabeth Spitz, Professeur de Psychologie de la Santé, Université de Metz, 57000 Metz.

Frédérique Teissedre, Docteur en Psychologie, Centre d'Etudes et de Recherches en Psychopathologie, Université de Toulouse II Le Mirail.

Héléna Tenenbaum, Psychologue Clinicienne, Psychanalyste (A.P.F.), Nancy.

Audrey Thockler, Psychologue Clinicienne, Grepsa, Université Nancy 2.

Laetitia Thomassin, Psychologue Clinicienne, Grepsa, CHRU Nancy-Brabois, Hôpital d'Enfants, rue du Morvan, 54500 Vandœuvre.

Valérie Touvenot, Psychologue Clinicienne et Docteur en Psychologie, Grepsa, Université Nancy 2.

Claude de Tychey, Professeur de Psychologie Clinique, Directeur du Groupe de Recherches en Psychologie de la Santé (Grepsa) et du Laboratoire de Psychologie (E.A. N°2337), Université Nancy 2, 3 place Godefroi-de-Bouillon, 54015 Nancy Cedex.

Colette Vidailhet, Professeur de Pédopsychiatrie, Université Nancy 1 Henri-Poincaré, Chef du Service de Pédopsychiatrie, CHRU, Nancy-Brabois, Hôpital d'Enfants (54).

Stéphanie Vincent, Psychologue Clinicienne, Grepsa, Université Nancy 2.

SOMMAIRE

Avant-propos

Claude de Tychey

Le troisième colloque international sur la prévention, consacré à la prévention des dépressions et organisé par le Groupe de Recherches en Psychologie de la Santé, s'est tenu le 13 décembre 2003 à l'Université de Nancy 2 devant six cents participants et une quarantaine d'intervenants parmi les plus prestigieux au niveau de leur implication dans ce champ. Cet ouvrage condense l'intégralité des conférences et communications sélectionnées à cette occasion.

Pourquoi avoir privilégié cette thématique ? Le lecteur en comprendra aisément les raisons. La dépression est pour beaucoup le mal du siècle. Elle peut toucher chacun d'entre nous au cours de sa vie. La consommation record d'antidépresseurs en France et dans le monde est là pour en témoigner. Pour tous les tenants de la psychologie clinique et de la psychanalyse – point de vue partagé au moins partiellement par les spécialistes de santé publique –, il serait beaucoup trop simpliste de privilégier la fracture croissante du tissu social et économique pour en rendre compte. Sans doute faut-il plutôt, en mettant entre parenthèses les facteurs génétiques qui ne font pas partie de notre domaine d'investigation en psychologie clinique, s'interroger sur la difficulté majorée de tout un chacun à symboliser les pertes, les ruptures, ainsi que sur les avatars des premiers liens d'attachement, qui en amont, sont bien souvent au cœur de ce mode d'expression de la souffrance qui prendra la forme de la dépression.

Le fil rouge qui a guidé la construction de ce livre et du colloque qui le sous-tend a été l'option d'envisager les dépressions sur un continuum du développement, de la vie fœtale au grand âge, en passant par l'enfance, l'adolescence et l'âge adulte, sachant qu'elles peuvent éclore à chacune de ces périodes. Le lecteur qui parcourera ces pages sera conduit à réfléchir aux principales figures de la dépression au cours du temps. L'objectif poursuivi est de lui permettre d'en approcher d'abord les déterminants, posés en épidémiologie comme autant de facteurs de risque, au sein d'un chaînon causal qui ne saurait être linéaire. Puis de l'aider à repérer sur le plan diagnostic cette symptomatologie aux allures multidimensionnelles et parfois changeantes au cours du temps. Essayer parallèlement de poser des jalons pour tenter de la prévenir, et à défaut de la traiter en se donnant les moyens d'éviter la rechute.

Cet ouvrage est composé de quatre grands chapitres comportant chacun plusieurs contributions.

Le premier s'interroge sur la survenue de la dépression dans le champ de la périnatalité et les dispositifs à mettre en œuvre dans une perspective préventive. Il suggère, devant l'importance de la fréquence des avatars traversés par la femme durant cette période (sans oublier son partenaire...) et les risques qu'elle génère, la nécessité d'une prise en charge la plus précoce possible (dont l'évaluation peut être entreprise en même temps que l'efficacité démontrée...). À un niveau plus général, la majorité des contributions servant de fondement à cette section suggère la nécessité de penser des dispositifs susceptibles d'aider les parents à élaborer une parentalité de plus en plus malaisée à construire.

Le second, tout en discutant la réalité des épisodes dépressifs durant l'enfance et la période de latence, passe en revue quelques contextes à même de les favoriser, en particulier les conflits de loyauté inhérents aux situations d'éclatement de la cellule familiale. Parallèlement, il nous apporte quelques illustrations cliniques de problématiques dépressives en lien avec l'impossibilité de métaboliser la séparation sans angoisse majeure.

La troisième section aborde la question épineuse de la prévention des dépressions durant l'adolescence, période durant laquelle le risque dépressif et suicidaire est souvent à son acmé, même chez le sportif de haut niveau qui semble en pleine santé sur le plan physique ou chez celui dont les résultats scolaires peuvent paraître brillants. Les considérations théorico-cliniques et diagnostiques développées par les auteurs qui ont construit ce chapitre contribueront assurément à offrir des points de repère utiles au clinicien désireux d'asseoir une démarche à visée préventive.

Le dernier chapitre aborde la question de la prévention de la dépression chez l'adulte. Cette dernière est étroitement dépendante de l'organisation psycho(patho)logique dans laquelle elle s'insère. Plusieurs interventions examinent les relations entre somatique et psychique en questionnant la place de la dépression par rapport à l'image du corps, et les ratés qu'elle peut générer. Avant de conclure, le texte de Boris Cyrulnik permet de clore cette revue sur une note plus optimiste en réfléchissant aux caractéristiques des humains capables de conserver un tonus de vie et d'accepter leur finitude sans désorganisation somatique ou psychique majeure préalable.

PREMIER CHAPITRE

PRÉVENTION DES DÉPRESSIONS DANS LE CHAMP DE LA PÉRINATALITÉ

Carences primaires et facteurs de risque de dépression postnatale maternelle

Michel Lemay

Depuis R. Spitz, J. Bowlby, A. Freud., M. David et tant d'autres, nous avons accumulé les preuves de l'importance déterminante des premiers liens affectifs pour le développement futur de la personnalité. Nous avons affiné nos théories sur l'attachement, créé de nombreuses cliniques de la petite enfance, sensibilisé l'ensemble des praticiens de la santé mentale infantile au rôle des efforts préventifs. Nous avons fermé les grands orphelinats, amélioré les structures telles que maternités, pouponnières, revu les textes juridiques afin de ne pas s'enliser dans les conflits absurdes entre filiation d'origine et filiation substitutive. Malgré tout ces efforts, il demeure pourtant ce que nous avons l'habitude d'appeler les carences primaires.

Certes, dans nos pays, les cas très graves d'hospitalisme, de marasme, sont devenus rares, mais nous sommes encore confrontés à un nombre très important d'enfants connaissant soit au sein de leur milieu familial, soit au sein de lieux d'accueil créés pour eux, une grande discontinuité de ce qui aurait dû être leurs premiers investissements. Les situations, nous pouvons les énumérer brièvement : femme seule, confrontée à des problèmes autant psychologiques que socio-économiques marqués, accueillant son bébé sous le sceau de l'ambivalence, tantôt fusionnant avec lui, tantôt cherchant ailleurs un sens à son existence ; carences dorées dans des milieux aisés où les parents orientent toute leur énergie vers des tâches professionnelles et confient leur tout-petit à des employées qui, rapidement dépassées par les réactions de l'enfant, s'en vont pour être remplacées par d'autres ; enfant demi-abandonné, repéré pour négligence ou maltraitance et envoyé vers des familles d'accueil successives puis retourné pour un temps d'essai vers son milieu d'origine ; enfant adopté tardivement ayant connu le passé carentiel classique d'autrefois au sein d'institutions mortifères. Dans tous ces cas, ce qui caractérise ces très jeunes enfants, ce sont leurs mouvements d'attachement perpétuellement avortés envers des personnes momentanément significatives mais dont les apparitions et les disparitions inexplicables créent une sorte de tourbillon d'attentes ratées, provoquant un effondrement progressif des aptitudes du sujet à bâtir ses assises.

Rappelons l'évolution possible de ces enfants s'ils ne trouvent pas au sein de leur environnement des tuteurs de résilience. Cela nous permettra de traiter ensuite le sujet de la conférence : ces carences primaires peuvent-elles générer des pathologies dépressives, en particulier lors de ce moment si singulier où l'adulte mettant au monde un enfant doit retrouver en lui son noyau originaire infantile ?

Au cours des premières années, le nourrisson se développe mal. En souffrance par rapport à ses besoins fondamentaux, il réagit par des caprices alimentaires, des perturbations du sommeil, des difficultés relationnelles sous la forme de protestations, de cris, d'inégalités d'humeur, de somatisations diverses. Il est donc un bébé difficile à aimer qui cherche s'inscrire dans une structure d'accueil elle-même limitée dans ses possibilités d'engagement. Nous reparlerons de ce cercle vicieux pitoyable qui risque de s'installer entre ce bébé dérangeant et un milieu incapable d'être dérangé. Les premières années s'écoulent dans un climat de déceptions mutuelles, dans un monde d'actions et de réponses habituellement chaotiques où ne sont posées ni les bases de la sécurité, ni celles de la confiance en soi et en l'autre, ni celles de la convivialité, ni celles de l'empathie. Lorsque l'enfant commence à s'opposer, teste les limites de son milieu, il ne rencontre ni gratifications suffisantes pour contrôler sa vie pulsionnelle au nom du plaisir éprouvé dans la réciprocité d'échanges amoureux, ni interdits et valeurs pour édifier en lui une instance surmoïque puis une conscience morale permettant de relier en un tout cohérent craintes, dons, culpabilité, responsabilité, recherches de satisfactions, renoncement à certaines d'entre elles pour s'aimer et se sentir aimé.

Non préparé à la rencontre avec les autres, qu'il s'agisse de l'école, des pairs, des milieux de loisirs, il devient l'enfant isolé, hostile, intolérant aux frustrations, cherchant vainement tantôt par des attitudes séductrices, tantôt par des comportements dominateurs, d'attirer l'attention sur lui. Ses modes de relation envers ceux qui veulent s'occuper de lui sont particulièrement problématiques.

Il devient très vite un carnassier de l'amour. Dès qu'un adulte ou un sujet un peu plus âgé que lui se tourne dans sa direction, il le happe et le transforme brièvement en une proie devant lui apporter tout ce qui lui a manqué. Les praticiens, les professeurs, les éducateurs, les familles d'accueil qui cherchent à l'accompagner ne s'y trompent pas. Ils le décrivent en termes d'incorporation et d'intrusion orales. *« Il nous bouffe... Il dévore notre temps et notre espace... On se sent comme avalé »*. Très vite, après une première relation du genre lune de miel, l'enfant va tester celui qui lui offre de l'affection, car il a été déjà tellement souvent trahi qu'il veut voir si la main tendue est une perche ou un bâton plein d'épines. Si l'adulte démontre un vrai désir de continuer la relation, d'étranges comportements surgissent. *« C'est comme si l'aimer l'excitait à moins m'aimer »*, me dit, découragée, une éducatrice. Il y a en effet une telle béance, un tel vide que deux mécanismes ne tardent pas à se juxtaposer. Le premier est lié au hiatus tragique entre ce que l'enfant voudrait recevoir et ce qu'on peut lui donner dans les faits. Ce qui nous paraît un don important est perçu comme dérisoire. Ce don éveille le désir mais, ne pouvant le satisfaire, il transforme celui qui donne en un persécuteur qu'il devient nécessaire d'attaquer. Le deuxième mécanisme est lié à la charge pulsionnelle déclenchée par le mouvement affectueux envers l'enfant. L'attirance est trop grande. Le sujet perçoit qu'en se laissant aller, il plongera dans une sorte d'abîme l'entraînant vers un inconnu terrifiant. Il faut donc bloquer par un comportement hostile ou de retrait la tourmente des affects.

On ne peut s'aimer que si on possède la conviction d'avoir été désiré. L'enfant laissé à l'abandon, repris puis à nouveau délaissé, nous livre à ce sujet de terribles confidences. *« Je suis un avortement raté »*, dit J. *« Si tu ouvrais ma poitrine, tu verrais que tout est sale autour et dans le cœur »*, dit M. Ce sentiment d'indignité est d'ailleurs parfois si fort qu'il entraîne le fantasme d'être un sujet contagieux pour celui qui voudrait apporter de l'aide. *« Tu ne devrais pas continuer à me suivre »*, plaide Henri, 19 ans, *« je vais finir par te flanquer un cancer »*. Comme je lui demande d'approfondir les raisons de cette crainte, il me répond dans un mouvement manifeste pour protéger les quelques fragiles images identificatoires qui se trouvent en lui : *« J'ai tellement cassé de familles d'accueil que j'ai en moi la preuve d'être un garçon mauvais et contaminant. On me le disait d'ailleurs parfois : Avec tes crises de colère, tu finiras par me retrouver à l'hôpital... C'est à cause de toi que mon fils est parti de la maison. Les gens, ils étaient sans doute bons, c'est moi qui avais du mal dans la tête »*. Face à de tels sentiments, des comportements de brisure se dirigent non seulement vers les personnes, mais vers tout objet investi. On remplit ses poches de mille babioles sans en garder aucune... Le jouet reçu est brisé, échangé, oublié, donné à n'importe qui. Le beau vêtement acheté dont on était pourtant si fier durant les premières heures est sali, déchiré, et ses restes pitoyables deviennent l'enveloppe d'un Moi-Peau endommagé.

Il faut bien trouver des moyens de se protéger vis-à-vis de cet univers psychique.

Sur le plan interactionnel, citons : les refus de toute frustration ; les petits vols à valeur incorporatrice ; des recherches sensorielles excessives attirant certains adultes à tendances pédophiles et mettant en grand malaise certains autres ; la dérobade face à toute situation potentielle d'échec, ce qui rend l'adaptation scolaire bien difficile ; le refuge dans de multiples somatisations tout en acceptant de manière très ambivalente les soins qui peuvent être prodigués ; les manifestations régressives de type balancement, énurésie, encoprésie, phases de boulimie puis refus alimentaires ; une agitation motrice pour échapper aux moments de tristesse.

Sur le plan fantasmatique, ces jeunes carencés tentent d'échapper aux affects dépressifs en construisant certains scénarios imaginaires. L'un de ceux-ci peut se résumer de la manière suivante : quelque part dans le monde se trouve en fait une autre mère d'origine qui, pour des raisons impossibles à comprendre, n'a pas pu prendre en charge son enfant malgré le désir de le faire. Cette mère est magnifique. Elle pense souvent à son fils ou à sa fille. Elle demande de lui rester fidèle sans s'attacher à tous ces gens réels qui gravitent autour de son enfant. *« Tu sais »*, me dit Geneviève, *« je fais chaque soir une prière où je promets à ma mère du ciel de ne jamais aimer ma famille adoptive, puisque je trahirai ma vraie maman »*. Ce fantasme d'une mère réparatrice toute-puissante permet d'échapper partiellement à la dépression, mais elle constitue pour certains de ces jeunes une formidable barrière à tout investissement sur un parent substitutif qui fait peser trop lourdement le poids de son affectivité. J'ai recueilli tant de phrases quasi-identiques de ces enfants carencés qu'elles me paraissent expliquer chez beaucoup d'entre eux cette étrange allergie aux mouvements amoureux. *« Je sais que quelque part, ma vraie mère me regarde... Comment accepter d'être adopté si l'adoption c'est trahir... Ce qui m'a permis de tenir le coup dans ma dernière famille d'accueil, c'est que les gens ne voulaient pas m'aimer comme l'un de leurs enfants. Dire que la travailleuse sociale a failli me retirer à cause de ce qu'elle appelait une trop grande indifférence à mon égard »*.

Tout ceci paraît bien noir et c'est le risque de toute description psychopathologique d'accumuler ainsi des faits cliniques et d'en proposer des généralisations. Certains enfants avec ce très lourd passé parviennent à s'appuyer sur quelques adultes, même vus brièvement, pour constituer des zones sauvegardées d'investissement. D'autres se tournent vers un copain, une copine et, de là, vers un milieu familial mi-imaginaire mi-réel qui leur permet de tenir le coup. D'autres s'enracinent dans un savoir intellectuel et, par l'intermédiaire de l'école, trouvent une structure salvatrice. D'autres ont la chance de rencontrer une famille d'accueil qui sait doser les ingrédients de l'amour pour les rendre métabolisables. D'autres élaborent grâce à un thérapeute rencontré longtemps une image réparatrice de parent symbolique.

Il n'en demeure pas moins que ces privations précoces, répétées, prolongées des premiers liens avec l'environnement créent souvent une pathologie bien lourde qui, à l'adolescence puis à la phase de jeune adulte, va devoir s'affronter à l'immense problème d'une maternité éventuelle.

Le désir d'avoir un enfant apparaît généralement très tôt chez le jeune carencé, en particulier la jeune fille. L'état fréquent de solitude et surtout un immense désir de racheter son passé conduisent cette adolescente à «rêver» un bébé. Ce souhait est bien particulier car il dissocie totalement les expériences sexuelles, l'attente de la grossesse, le fantasme d'un bébé imaginaire et la rencontre avec un bébé réel, le rôle d'un père éventuel, la fonction maternante et tout ce qui entoure ce qu'on appelle habituellement la « parentalité ». Reprenons chacun de ces termes.

Tout en étant ambivalente par rapport à eux, la jeune fille carencée est habituellement avide de contacts physiques, d'échanges sensoriels, comme si le corps, n'ayant pas eu ce qu'il attendait lors des soins de base de la petite enfance, réclamait son dû. En raison de ce côté carnassier de l'amour dont j'ai déjà parlé, tout garçon entrant dans sa vie devient sans aucune position critique un amant idéalisé puis, très vite, un partenaire décevant et rejeté. Les relations sont donc multiples, brèves, alimentant un peu plus les sentiments d'échec et de rejet. Malgré tous les essais de prévention sur le plan contraceptif, surgit de façon lancinante l'idée d'avoir un bébé. Sa signification sous-tend des motivations multiples : ne plus être seul ; refaire par son intermédiaire sa propre trajectoire d'enfant blessé ; réparer son passé en mettant au monde un être qui ne connaîtra pas le sort injuste qui a été celui de sa mère ; pouvoir posséder entièrement un sujet de sa chair en se confondant avec lui ; découvrir enfin un être qui vous aime et qui ne vous abandonnera pas ; réaliser dans les faits le fantasme de la mère réparatrice toute-puissante qui a peuplé son enfance en la rencontrant, ce qui veut dire en fusionnant avec son image ; chasser ainsi l'idée qu'on a pu être mauvaise en devenant celle qui n'a pas pu être côtoyée.

On comprend que cet amalgame d'attentes crée lors de l'annonce de la grossesse une joie profonde. Je dirai que le désir de grossesse, c'est-à-dire le plaisir de posséder en soi un être humain qui dépend entièrement d'un vouloir maternel, est beaucoup plus grand que le désir d'enfant. On le voit d'ailleurs dans le discours de ces jeunes femmes enceintes. Elles nous parlent d'un bébé idéal et, déjà, au lieu de lui adresser la parole comme un sujet qui sortira de soi pour cheminer vers un ailleurs inexorablement différent, la future mère se tourne vers sa partie d'elle-même insatisfaite sans envisager une seule minute que ce fœtus n'est pas elle. Les mois passent et aucune layette n'est achetée, aucun berceau n'est préparé. On n'est pas dans une maternité débutante, on est dans un auto-engendrement. Des craintes surgissent souvent autour de l'intégrité corporelle de la femme. *« Ce petit maudit, il va finir par me défoncer le ventre »*, me dit M. *« À force de grossir, est-ce qu'il arrive des fois que l'enfant déchire le nombril et s'échappe ? »*, demande N. En dépit de l'idéalisation de l'enfant, surgissent donc par moment des idées persécutrices.

Vient la naissance avec ses éléments de la réalité : les tétés fréquentes et le rythme de sommeil décousu ; les pleurs la nuit ; les régurgitations ; les changements de couches ; les menus soucis de santé ; le changement des habitudes antérieures de vie. Tant que le bébé se développe bien, répond aux sollicitations maternelles, comble la solitude, ne dérange pas trop, les choses ne vont pas si mal.

Les traits carentiels décrits précédemment s'atténuent parfois grâce à la présence rassurante du nourrisson. Il n'en est malheureusement pas toujours ainsi. Lorsque l'enfant réclame d'être pris, bercé, consolé, tous ses appels sont bien doux mais ils sont aussi envahissants, submergeants. Ils favorisent l'apparition de moments où on donne trop, sans limites, et des moments où on voudrait s'échapper des appels amoureux qui n'ont pu jusqu'ici être métabolisés. On est aussi jaloux de ce bébé qui reçoit ce qu'on n'a pas connu et ces caprices deviennent bien vite des marques d'ingratitude. Les soins deviennent discontinus tant en qualité, en quantité, qu'en cohérence et stabilité. Les oppositions du bébé, ses cris, ses refus de dormir sont décodés comme des attaques. De bébé idéal et réparateur, il devient progressivement un bébé persécuteur dont les manifestations dérangeantes sont entendues non sous le registre d'une quête d'autonomie, mais sous celui de la méchanceté. La capacité de se distancier pour voir l'enfant comme un être différent qui peut ressentir et penser autrement que soi est très faible puisqu'il a été d'emblée placé dans le statut de la fusion et de la confusion. Empathie, aptitude d'offrir au bon moment ce que le bébé voudrait recevoir, pare-excitation, possibilité de contenir les rages et les peurs, anticipations positives permettant de se sécuriser et de croire en les aptitudes naissantes du sujet, ne parviennent pas à se maintenir suffisamment longtemps pour créer ce bain sensoriel et émotif dont le jeune enfant a tant besoin pour se construire. Bien sûr, ce petit garçon ou cette petite fille va réagir à tout cela en présentant des manifestations anxieuses qui dans la vie quotidienne vont s'exprimer par des mouvements divers d'opposition. Si la mère n'est pas soutenue, comprise, aidée concrètement, un cercle vicieux ne tarde pas à s'installer. Cet enfant est décevant. Il ne se laisse pas aimer. Il s'inscrit dans la trajectoire des échecs antérieurs. Il est « mauvais » et fissure l'image de la mère réparatrice que l'on voulait être. Il confirme que rien de positif ne peut sortir de soi. Il renvoie sans cesse la femme déjà blessée aux deux pôles de sa propre misère : ne jamais recevoir assez ; ne pas savoir comment donner alors qu'on voudrait tant offrir afin de racheter son passé.

Tout ceci se fait le plus souvent dans une grande solitude. Il y a bien eu un jour la rencontre avec un homme qui aurait pu devenir père, mais quelque chose en soi amène à souhaiter que cette union passagère n'aboutisse pas à la constitution d'un couple. Connaître des moments de bonheur dans une relation sexuelle, oui, cela peut être. Avoir un amant transitoire qu'on souhaitait garder tout en ne supportant pas d'être longtemps aimée par lui, oui, cela peut aussi exister. Mais l'enfant, dès le temps où on a su qu'il existait en soi, devenait sa possession. Le partager avec un autre, c'était déjà admettre qu'il serait un être séparé, confrontant à l'éloignement, donc à l'abandon, et ceci devenait un déchirement. Désir de grossesse, désir d'enfant dans le sens de créer un sujet différent de soi, désir de mère dans le sens d'accompagner le sujet pour qu'il devienne acteur de son devenir, désir d'un père pour l'ouvrir vers le monde extérieur, ne peuvent pas coexister. Chaque désir existe bien mais entre en conflit avec l'autre. Il y a au fond de soi un discours proche de celui-ci : *« Je ne peux aimer l'enfant que s'il accepte de demeurer une partie de moi-même refaisant par son intermédiaire ma démarche d'enfantement. Je ne peux m'aimer que si je réussis le pari impossible d'être la mère idéale que je n'ai jamais connue et à laquelle je ne peux donc pas me référer pour les actes concrets du maternage. Je ne peux accepter l'homme que dans sa composante sexuelle et éventuellement dans son rôle de sujet me maternant. Je ne peux accepter une tierce personne à fonction parentale que si elle se limite à des moments de répit sans jamais vouloir dérober ce qui est à la fois mon bien et un poids progressivement très lourd à porter. Je demanderai sans doute un jour qu'on me débarrasse de l'enfant réel qu'il me faut côtoyer mais, dès qu'il sera parti, il redeviendra ce bébé de rêve que je tenterai de récupérer ».*

C'est donc bien souvent dans ce climat chaotique que nous, intervenants, nous avons à nous situer.

À partir de tout ce que je viens de décrire, il y a donc dès l'enfance et dans une linéarité impressionnante, jusqu'à l'âge adulte, une composante dépressive importante. Enfant, cette pathologie dépressive est difficile à repérer, hormis des phases courtes de découragement où le garçon ou la fille verbalise son impression de ne pas être aimé et, parfois, son désir de disparaître. Ce que l'on voit surtout à cet âge, ce sont les comportements extériorisés tels que colères, refus de frustrations, inintérêt pour la scolarité, conflit avec les camarades, c'est-à-dire tout un système défensif pour rejeter la responsabilité sur le monde extérieur. À l'adolescence, cette souffrance amène souvent à des cas isolés de délinquance, à des actes d'automutilation qui sont plus des appels à l'aide que de véritables équivalents suicidaires, à des prises de drogue ou d'alcool afin de fuir les affects de tristesse. On est dans un mal-être sans que s'organise de manière très claire une pathologie dépressive majeure. Cet état latent conduit-il à des dépressions post-partum significativement plus fréquentes ? Pour répondre à cette question, il faut d'abord préciser le terme de post-partum, en rappeler la fréquence, les signes et les enjeux.

Entre 20 et 40 % des femmes ont ce qu'on appelle un « blues » dans la semaine qui suit l'accouchement. Le trouble émotionnel se caractérise par des sentiments de tristesse, des changements d'humeur avec irritabilité et crises de larmes, une culpabilité diffuse, de la fatigue, un état d'anxiété, une recherche de dépendance. Ces manifestations disparaissent généralement au bout de 6 à 8 jours et durent un peu plus longtemps si la structure socio-familiale ne soutient pas la mère. Ce blues, la maman au passé carentiel peut la vivre aussi, d'autant plus qu'elle est souvent isolée.

Dans cette cohorte de femmes momentanément déprimées, se dégage tout un groupe dont les symptômes sans être majeurs persistent de longs mois et peuvent avoir de sérieuses répercussions sur les capacités d'assumer sa fonction maternante. Si la tristesse et les inquiétudes s'exacerbent pendant et juste après la grossesse, on ne peut pas les mettre véritablement sous le registre des dépressions post-partum. En effet, le trouble existait antérieurement et, surtout, la symptomatologie est à mi-chemin entre un état anxieux, des comportements obsessionnels et des affects dépressifs. Dans l'histoire de ces femmes, on retrouve parfois un passé bien insatisfaisant avec leurs propres parents sans de véritables pertes ou placements successifs, une confrontation non-résolue avec l'image de la mère ou du père, des difficultés à l'adolescence, mais je ne les mettrais donc ni sous le registre des carences primaires (le passé n'étant pas significatif), ni sous celui des troubles de l'humeur de type uni- ou bipolaire (les signes étant nettement différents). Il n'en demeure pas moins qu'elles ont souvent de grandes difficultés à investir leur enfant, à interagir correctement avec lui, et qu'une aide est importante à fournir si on ne veut pas déboucher sur des cercles vicieux pitoyables où l'enfant, réagissant lui-même, aggrave le processus mutuel de maternage.

La véritable dépression post-partum est un autre problème. Sa fréquence demeure élevée. Les sentiments dépressifs surgissent en général entre la deuxième et la huitième semaine. Outre la labilité émotionnelle, la fatigue, l'insomnie, l'excitation motrice très marquées, apparaissent des dysfonctions cognitives et affectives. Confusions, incohérence de la pensée, craintes irrationnelles, préoccupations obsessives envers la santé et le bien-être du bébé se produisent dans plus de 50 % des cas. La femme a besoin de vérifier si son bébé est encore vivant, le croit déficient, refuse l'idée de sa naissance, a le sentiment qu'il est possédé par le démon, se persuade qu'il est voué à un destin fatal. Dans un quart de cette population, des thèmes hallucinatoires apparaissent ; la mère reçoit l'ordre de tuer son enfant. Une voix lui annonce son décès ou une avalanche de catastrophes. Il faut le protéger des agressions présumées des proches, etc. Parfois, seule la note dépressive est visible. Parfois, des phases maniaques entrecoupent les épisodes dépressifs. Il s'agit d'états fort inquiétants pour la mère et tout aussi inquiétants pour le bébé, puisque dans les études épidémiologiques les chiffres concordent. 5% de suicides. 4% d'infanticides. Cela explique une règle absolue sur le plan de la démarche psychiatrique : tant que cet état subsiste, ne jamais laisser cette mère seule avec son enfant ou un enfant des autres ; entreprendre une médication immédiate ; un suivi psychothérapique puis une aide psychosociale de longue durée. Les hypothèses étiologiques ont été depuis longtemps l'occasion d'affrontements théoriques, mais la réalité est que nous ne connaissons pas pour le moment les causes de cette forme de dépression, qui a finalement la symptomatologie classique d'une maladie unipolaire ou bipolaire, excepté le fait qu'elle semble suscitée par les suites de la grossesse. Rappelons cependant quelques faits actuellement admis :

– la dépression post-partum se rencontre de façon prépondérante chez les femmes primipares ;

– il y a eu très souvent un épisode antérieur de troubles bipolaires ;

– dans les antécédents familiaux, on retrouve assez fréquemment des maladies bipolaires parmi les proches ;

– lorsqu'une femme a eu une dépression post-partum, le risque d'une récidive lors d'une nouvelle grossesse est de l'ordre de 30 à 50 %.

Par contre, ni dans mon expérience psychiatrique, ni dans celle de mes collègues ayant travaillé au service de gynécologie et à la maternité de l'hôpital Ste-Justine où j'exerce, nous n'avons retrouvé une proportion significativement élevée de femmes ayant eu un passé de carences primaires chez les patientes ayant une dépression post-partum telle que nous venons de les décrire.

Cela m'amène à dire que si la pathologie dépressive des femmes ayant un passé carentiel sévère est un fait clinique indéniable, il ne faut pas confondre cet état avec les maladies uni- et bipolaires dont la dépression post-partum fait finalement partie.

Ceci étant dit, la rencontre de la femme victime de carence primaire avec son enfant provoque des répercussions importantes sur son état psychique et sur sa compétence parentale mais sur un mode, une durée et des conséquences tout à fait différentes. J'en ai déjà parlé, mais je voudrais reprendre quelques points en les abordant dans une perspective longitudinale pour déboucher sur quelques réflexions autour de l'approche thérapeutique.

Dans les semaines qui suivent l'accouchement, je constate souvent chez les mères que j'ai pu suivre un apaisement de la tonalité dépressive. Même si l'enfant n'a pas été vraiment planifié, il y a l'espoir qu'il comble un manque et le bébé reste en grande partie un petit être imaginaire véhiculant toutes les attentes et les émotions dont j'ai précédemment parlé. Cette situation persiste souvent durant la première année, bien qu'elle soit déjà ponctuée d'incidents qui peuvent devenir graves. Tant que l'enfant se laisse dorloter, prendre, déposer au gré de la maman, c'est-à-dire s'il a ce qu'on peut appeler un tempérament facile, les choses vont bien. S'il est un bébé actif, inégal dans ses nuits, prenant mal les tétées ou le sein, des mouvements impulsifs surgissent et nous avons eu à plusieurs reprises à intervenir, y compris sur le plan légal, pour des petits enfants souffrant de ce qu'on appelle le syndrome de l'enfant secoué. Dans un geste de colère, la mère, se sentant directement agressée, secoue son enfant sans retenir son cou et déclenche ainsi des hémorragies cérébro-méningées dont les séquelles peuvent être très sérieuses. Un facteur pèse souvent lourd dans le déclenchement du drame ; une consommation abusive de drogues et ou d'alcool contribue à augmenter les risques de pertes de contrôle.

La relation établie par bien des mères souffrant d'un passé de carences primaires prolongées peut se définir comme une alternance de fusion et de défusion. Dans les phases de fusion, le petit enfant reçoit trop de stimulations sans une véritable lecture de ses propres demandes. Il est souvent submergé par des caresses, des étreintes, des sollicitations directes sur son corps qui ne constituent pas un véritable bain sensoriel, moteur et émotif, dans le sens d'une enveloppe sonore, tactile, visuelle, labyrinthique, kinesthésique, dont le tout-petit a tant besoin pour se différencier. Si la mère est désemparée, triste, en quête d'une présence, elle décode les pleurs, les cris et les gestes du bébé comme des demandes d'être stimulé, même s'il est évident pour une tierce personne que l'enfant voudrait tout simplement être laissé à lui-même pour s'endormir. Le tout-petit se débat et devient un objet frustrant. En sens inverse, si la maman est fatiguée, en non-désir d'être en liens avec une personne, les signaux infantiles sont entendus selon l'état émotif maternel et les non-réponses déclenchent des pleurs, des refus de s'apaiser qui sont autant d'agressions insupportables. Durant la première année suivant la délivrance, il y a donc tout un tissu de malentendus relationnels qui risque de se constituer si la femme n'est pas aidée dans sa capacité de reconnaître son enfant comme un sujet distinct. Un tel soutien n'a rien à voir avec des échanges verbaux espacés. C'est dans l'ici et maintenant de phases de maternage mobilisant mère-bébé-réseau éventuel et intervenant, que peuvent resurgir des qualités empathiques, un certain niveau de distanciation, un certain plaisir à reconnaître les signaux comme des appels et non comme les reflets en miroir de ses attentes ou de ses détresses. Un certain nombre de ces jeunes mères ne possèdent pas en effet d'images parentales intériorisées. *« Je n'ai pas de maman à l'intérieur de moi »*, me disait ainsi, dans une prise de conscience dramatique, Nathalie, 19 ans qui, lors d'un psychodrame, cherchait à trouver des attitudes justes envers un thérapeute à qui elle avait demandé de représenter un petit enfant. Un « modeling », c'est-à-dire une représentation de ce que peut être un échange mère-enfant, doit être proposé tout en écoutant, bien entendu, le contenu émotif autant déversé par les phrases que par les gestes. Cet intervenant, dans la mesure où il est stable, où il sait bien contrôler son affectivité, où il ne s'empare pas de l'enfant mais crée un lieu pour que le bébé aille vers sa mère dans une réciprocité peu à peu reconnue, parvient souvent à donner à cette femme désemparée, en perpétuelle quête nostalgique de ce qu'elle n'a pas reçu, les ingrédients affectifs suffisants pour créer un espace de vie libre à son tout-petit. Ceci ne peut se faire qu'à plusieurs conditions : repérer très tôt, si possible dans le cours de la grossesse, les signaux évocateurs d'un lourd passé carentiel. La présence de psychologues, travailleurs sociaux et psychiatres au sein d'un service de gynéco-obstétrique est d'une grande utilité. Offrir à cette femme un soutien concret et prolongé en sachant expliquer en termes simples, directs, authentiques, les difficultés probables que pourra entraîner la rencontre avec un enfant inévitablement différent de ses attentes. S'il y a des indices nets d'un dysfonctionnement dans les capacités parentales, oser les nommer et proposer des moyens de les améliorer : temps de partage où les aptitudes maternantes sont réanimées ; intégration du petit garçon ou de la petite fille quelques heures par jour dans un service de type pouponnière thérapeutique où on sait accueillir la mère sans entrer en rivalité ou en complicité avec elle ; insertion de la mère et de l'enfant dans un home organisé avec une équipe soignante ; travail sur les forces de la maman plutôt que sur les déficits, mais s'il y a danger savoir intervenir dans un contrat du genre : *« Une partie de vous progresse mais une autre partie se trouve trop engluée dans des mécanismes répétitifs pour qu'il soit possible de vous laisser totalement l'enfant »*. Il faut alors envisager ce que j'aime appeler une parentalité partagée, par exemple une prise en charge de l'enfant par une famille d'accueil, par un autre membre de la famille, et des temps nettement précisés, y compris dans les modalités de déroulement avec la maman (heures régulières de présence ; rencontres accompagnées ; journées très clairement situées dans le temps).

Les difficultés déjà observables durant les douze premiers mois se précisent souvent par la suite. Les progrès moteurs et cognitifs invitent l'enfant à des recherches d'autonomie. Il commence à s'opposer, en particulier lors des essais pour lui faire acquérir la propreté. Les mouvements de séparation-individuation sont peu supportables pour la mère. Ils sont décodés comme des gestes agressifs à son égard, comme des manifestations d'abandon, comme des marques d'ingratitude. Deux attitudes se mêlent alors : l'une est de tout céder pour ne pas avoir à s'affronter et risquer de se trouver devant un enfant qui devient momentanément rejetant. Il peut prononcer une phrase qui poignarde : *« Je ne t'aime plus »*. L'autre est de sévir de manière excessive dans un moment de colère en utilisant des punitions démesurées, suivies généralement d'une culpabilité telle qu'on ne pose plus aucune limite. Ce climat d'incohérences éducatives sape la confiance de l'enfant en son environnement, éveille un état latent d'anxiété, exacerbe les exigences pulsionnelles, supprime les capacités empathiques, confronte le parent impuissant à la colère et aux cris. Si nous ajoutons à cette atmosphère de ruptures suivie de réconciliations apeurées la solitude, quelques aventures sentimentales avortées, les soucis financiers, les problèmes de logement, de chômage, les prises d'alcool et de drogues pour juguler l'angoisse, nous comprenons que les variables s'accumulent pour exacerber les sentiments dépressifs. Puisque l'enfant est mauvais, on va se construire un nouvel enfant du rêve, et ce désir naissant débouche sur une autre grossesse parfois accélérée par une décision judiciaire qui retire le droit de garde pour le premier petit garçon ou la première petite fille. Un cercle vicieux se trouve ainsi installé, plongeant cette mère pourtant de bonne volonté dans la trajectoire des transmissions intergénérationnelles.

Tout ceci montre l'énorme importance d'un suivi médical et psycho-social régulier opéré par les mêmes personnes qui savent à la fois être empathiques, claires dans leur discours et cohérentes dans leurs actes. Les faits ont pu me montrer maintes fois que si un réseau d'aide et d'accueil pouvait être maintenu sur plusieurs années en sachant relancer ce « client difficile » quand il lâche, ce cycle de la nostalgie dépressive pouvait être rompu. Je le répète : dans la plupart des cas, le soutien psychothérapique n'est pas en premier lieu une série d'entretiens basés sur des échanges verbaux où l'on mobilise les relents du passé dans l'espoir qu'en nommant la misère et les conflits psychiques on réactualisera un dynamisme dans le présent. Sans nier, bien sûr, l'importance de la parole, ces femmes ont d'abord besoin de trouver un soutien concret dans leurs tâches éducatives quotidiennes, tout en s'occupant aussi des conditions matérielles, financières de leur vie. C'est à domicile et non dans un bureau que la plupart de ces interactions peuvent être posées. C'est par des interventions dans l'ici et maintenant d'une maternelle thérapeutique, d'un service de soins de jour, d'une structure d'accueil mère-enfant, qu'en intégrant la maman par périodes on pourra réanimer ses capacités maternantes. C'est par des moments de répit, type la même famille d'accueil, qu'on pourra rompre une spirale de rejets qui s'amorçait. C'est parfois, l'ai-je déjà dit, par une « parentalité partagée », encadrée cette fois par une position légale, qu'on pourra maintenir une image symbolique de parent tout en assurant à l'enfant un sentiment d'appartenance à une structure d'accueil qui ne se dérobera pas. C'est en s'attaquant à la toxicomanie, aux phases aiguës dépressives, que par un suivi autant médicamenteux que psychothérapique, on pourra enrayer les moments où les pertes de contrôle deviennent évidents. Ceci peut se faire rarement seul et cela pose toute la question d'avoir une équipe interdisciplinaire qui, avec des moyens différents et dans une cohérence planifiée, peut entreprendre une œuvre de longue haleine en sachant que des moments de découragement auront besoin d'être élucidés, car ces sujets nous confrontent à des phases de découragement, de culpabilité, d'échecs, alternant avec des temps d'idéalisation où le fantasme de devenir la mère réparatrice toute-puissante n'est pas loin.

Pour clore cette présentation, dégageons quelques points que nous pourrons discuter.

Il existe chez nombre de sujets ayant connu les situations de carences primaires un état dépressif latent qu'on peut comparer à une sorte de nostalgie vis-à-vis des personnes qui auraient dû accompagner l'enfant dans sa découverte progressive de lui-même. Ce mal-être qui a sapé les bases mêmes de l'identité tente de se colmater par des manifestations créant elles-mêmes solitude et souvent rejet.

Lorsque ces sujets deviennent en âge de procréer, l'enfant qu'ils peuvent avoir devient souvent, dans une confusion redoutable, la partie d'eux-mêmes qu'ils voudraient réparer. Ce bébé de rêve s'intègre donc à leurs manques et, par le fait qu'il est toujours différent de cet enfant-fantôme qu'ils portent en eux, il risque de devenir décevant puis persécuteur dans la réalité de la vie quotidienne. Il alimente donc le regret obsédant des origines, tout en n'apportant pas un bonheur d'ailleurs impossible à silhouetter.

Cette souffrance est radicalement à distinguer des dépressions post-partum dont les étiologies et la symptomatologie sont tout à fait différentes, mais elle demande à être comprise, entendue afin de ne pas entrer dans le cercle vicieux si redoutable des transmissions intergénérationnelles. L'apaiser ne peut se faire que par un suivi prolongé mère-enfant qui tente de réactiver les capacités maternantes et d'apporter à ces femmes non seulement par la parole, mais par des actions concrètes, une vision distanciée et de là plus heureuse de ce que peut devenir un enfant individué, c'est-à-dire séparé. Tout ceci ne peut se faire que par des actes coordonnés des différents intervenants médicaux, éducatifs et sociaux, en sachant que le processus thérapeutique est long, semé d'embûches, mais réalisable pour une proportion relativement importante de ces jeunes mères, soit dans une prise en charge totale de leur enfant, soit dans une prise en charge partielle.

BIBLIOGRAPHIE

(1978). *Naître ... et ensuite.* Cahiers du nouveau-né, n°2.. Paris : Stock.

Carel, H. ; Hochmann, J. ; Vermorel, H (1990). *Le nourrisson et sa famille*. Lyon : Césura, Collection l'Enfant.

Dornes, M. (2002). *Psychanalyse et psychologie du premier âge*. Paris : PUF.

Fraiberg, S.H. ; Adelson, E. ; Shapiro, V. (1989). Fantômes dans la chambre d'enfants, *Psychiatrie de l'Enfant*, XXVI, I, p. 57-98.

Golse, B. ; Bursztejn, C. (1993). *Entre corps et langage : autour de la clinique de l'enfance*. Masson.

Guedeney, A ; Burgener, C. ; Widlöcher D. (1993). Le post-partum blues : une revue critique de la littérature. *Psychiatrie de l'Enfant*, XXXVI, p. 329-354.

Gutton, Ph. (1983). *Le bébé du psychanalyste. Perspectives cliniques*. Paidos / Le Centurion.

Lebovici, S. (1983). *Le nourrisson, la mère et le psychanalyste : les interactions précoces*. Le Centurion.

Lemay, M. (1993). *J'ai mal à ma mère.* Fleurus, Science et Culture.

Marcelli, D. ; Nadel, J. *et al.* (1997). Interactions mère déprimée-bébé (âgé de 2 mois). Étude à partir d'un protocole vidéoscopique en direct et en différé. *Psychiatrie de l'Enfant*, 2, p. 505-531.

Pierrehumbert, B. (2003). *Le premier lien. Théorie de l'attachement*. Odile Jacob.

Parents en souffrance. Répercussions sur les liens précoces. *P.R.I.S.M.E.*, Vol. 6, n°1, Montréal.

Rosenblum, O. ; Mazet, Ph. ; Benony, H. (1997). Mother and infant affective involvement states and maternal depression. *Infant mental Health Journal*, 18 (4), p. 350-363.

Stem, D. (1997). *La constellation maternelle.* Calmann-Levy.

Stoleru, S. ; Morales-Huet, M. (1989). *Psychothérapies mère-nourrisson dans des familles à problèmes multiples*. PUF, Coll. Le Fil Rouge.

Discussion de la conférence de Michel Lemay

P. Jeammet : Je vous remercie, Professeur Lemay, de votre très remarquable exposé où on sentait tout le poids de votre expérience, et pour peu qu'on ait l'habitude de ces jeunes dont vous parliez si bien, on s'aperçoit que c'est tellement bien décrit qu'on se sentait en fusion avec eux. Je retiendrai le choix de vos mots, de vos expressions qui sont tellement justes, en particulier l'expression « *les carnassiers de l'amour* », avec là aussi le côté captivant de ces détresses parce que ça fait écho... comme les nostalgies que tout le monde porte plus ou moins en soi. Il y a quelque chose dans votre façon de l'exprimer qui nous captive dans ce mouvement fusionnel d'empathie, de mise en commun d'un narcissisme de base avec la question : « *comment s'en sortir ?* », comment, tout en faisant preuve d'empathie, ne pas se confondre en lui tenant compagnie ?...

Je vais lancer la discussion. Deux points me paraissent importants :

D'abord, vous avez bien pris garde de séparer le champ des psychoses puerpérales avec ce qu'elles contiennent de contraintes biologiques et génétiques sous-jacentes, et tout le champ des carences primaires dont vous montrez bien que la symptomatologie est très différente. Au cours de cette journée, dont le fil rouge est la dépression, on sera amené à bien montrer ces deux aspects, qui encore une fois peuvent s'adjoindre et ne sont jamais complètement séparés. Mais tout de même, il y a des lignes de force très nettes, et qui vont impliquer des thérapeutiques vraiment différentes. Sous le seul vocable « dépression », il faudra bien faire l'effort de séparer tout cela... Je voudrais vous demander votre avis à ce sujet...

Le deuxième point est relatif au dilemme de l'entourage percevant bien leurs difficultés : faut-il pousser à l'avortement ? Ou faut-il respecter le désir de vie ? on a aussi noté l'effet souvent catastrophique d'un avortement comme preuve de leur destructivité, et l'effondrement de cette quête d'un idéal qui est certes dangereux, parce que trop déréel, mais qui en même temps est aussi porteur, a une fonction de liaison permettant de maintenir un appétit de vivre. L'enfant étant une image d'elle même, la destruction par avortement de cet enfant réel a quelque chose qui est peut-être extrêmement dévastateur... Pour beaucoup à 17-18 ans, une jeune fille n'est pas préparée à avoir un enfant : on évoque la question de l'avortement mais aussi la difficulté d'y pousser... Pourtant, elles-mêmes se sentent très partagées. Alors, je voudrais avoir votre avis, et que conjointement vous nous disiez quelques mots sur les risques, parce qu'en France, on est pris dans un mouvement d'idéalisation de la fonction maternelle qui est en même temps dénigrée (on évoque ainsi la démission des parents...). Mais en même temps, « *rien ne vaut une mère* », comme s'il fallait à tout prix maintenir, en demandant un effort quelquefois terrible et dépressiogène, un lien mère biologique-enfant... Alors que la mère sent qu'elle n'en est pas capable mais ne peut pas dire : « *je vais me séparer* ». Dans ces conditions, la séparation imposée n'est-elle pas quelquefois un soulagement pour les deux ? Bien entendu, avec la difficulté d'avoir des critères particulièrement précis parce que vous avez bien souligné l'importance de l'accompagnement. Mais comment peut-on faire, par rapport au nombre de cas, un accompagnement de la qualité de celui que vous évoquez, dont on sait bien qu'il est l'issue, mais qu'on n'a pas toujours, loin de là, à sa disposition ?

Michel Lemay : Oui, évidemment, ce n'est pas facile de répondre à tout cela ! Le plus facile, c'est la nécessité de bien déterminer ce qu'on met sous le terme de dépression. Sinon, sur une étude quantitative tirée d'un questionnaire, on va risquer de se trouver devant de multiples formes de dépressions, et on ne sait plus très bien comment distinguer entre la dépression uni- ou bi-polaire, cette dépression qui est plus une nostalgie dépressive permanente de la carence primaire, la psychose puerpérale, les dépressions névrotiques. Il y a là des distinctions capitales à faire, parce que les approches ne sont pas les mêmes et les facteurs étiologiques non plus...

Ceci étant, par rapport à ces très jeunes filles qui vont avoir un bébé, je ne pense pas que leur proposer un avortement soit une solution. Tout simplement parce que cela va déclencher à nouveau un plus grand désir réparateur, et très vite il va y avoir une nouvelle grossesse en cours. Nous savons d'ailleurs bien que c'est l'un des problèmes auxquels nous sommes confrontés quand nous ne proposons pas d'avortement. L'enfant devient suffisamment réparateur pendant les premiers mois, parce qu'il se donne à la mère. Mais dès qu'il commence à avoir des marques d'autonomie, et c'est souvent le cas vers la fin de la première année de la vie, où les capacités motrices font qu'il donne déjà un peu le signal : « *Bye, Bye... ! Je m'éloigne de toi, je vais aller vers un ailleurs...* », il devient insupportable pour la mère. À ce moment-là, la maman abandonne plus ou moins son enfant et en refait un autre...

Je crois vraiment que dans un accompagnement prolongé, nous pouvons devenir pour ces personnes des parents symboliques, non pas bien sûr des parents réels. Et que les interventions peuvent réussir parfois... Dans d'autres cas, ce sont des décisions difficiles qui sont à prendre. A-t-on le droit de laisser, si manifestement les mois s'écoulent et malgré les efforts, les comportements maternants sont extrêmement blessants pour l'enfant et entraînent des signaux d'alarme, a-t-on le droit de laisser cet enfant avec sa maman, ou ne faut-il pas envisager des mesures alternatives qui sont des placements en famille d'accueil, dans la mesure où c'est stable, prolongé, avec des temps de visite médiatisés, avec des temps qui sont parfois régis par la Loi pour qu'il n'y ait pas de sabotage de la famille d'accueil. Ne faut-il pas envisager que le lien d'origine, le lien de sang soit coupé et qu'un lien substitutif soit mis en place ? Il y a un livre fort important de M. Berger qui vient de paraître avec ce titre : *L'Échec de la protection de l'Enfance*. Il pose avec beaucoup de véhémence cette question entre filiation d'origine, de sang, et filiation substitutive, ainsi que l'écho que cela déclenche en nous... Parce que ces sujets qui présentent des carences primaires soulèvent en nous un monde d'émotions, de sentiments. D'abord parce que ce sont des gens pathétiques. Nous avons très vite un fantasme nous-même. C'est de devenir une mère réparatrice toute-puissante, comme ces mères veulent le devenir, entrecoupé de sentiments d'impuissance, de culpabilité, de désir final, puisque le cas est lourd, de le passer à un autre... Donc nous avons ce premier sentiment qui apparaît en nous. Le second, c'est d'être confronté à cette décision redoutable : faut-il conserver le maintien dans la famille originaire ou faut-il intervenir pour organiser une famille d'accueil ? Je suis très frappé par le nombre de fois où ayant eu la sécurité suffisante (et on ne l'a pas toujours...) pour pouvoir dire à ce parent qu'il y a quelque chose en elle qui ne lui permet pas d'accompagner sereinement l'enfant et qu'il faut envisager une famille d'accueil, et qu'il y a en cette personne suffisamment de mécanismes répétitifs pour être obligé de se protéger de ruptures éventuelles en faisant intervenir une Loi, j'ai souvent eu la surprise de constater que ces mères pouvaient entendre ça et collaborer...

Philippe Jeammet : Merci. Qui veut intervenir ?

Anne Aubert (Rouen) : Je souhaitais tout d'abord vous dire moi aussi à quel point j'ai été sensible à la justesse de ce que vous avez décrit. J'ai longtemps travaillé dans une unité d'hospitalisation conjointe mère-bébé en psychiatrie adulte. J'ai vraiment retrouvé de façon extraordinaire ce qui constitue la réalité de ces patientes. Alors je voulais vous entendre un peu plus sur la place qu'on pourrait quand même faire au père. D'une part, comme une aide malgré tout à une construction de la parentalité difficile et, autre aspect peut-être complémentaire pour m'y être intéressé, je sais combien le processus de paternalisation est porteur de dépression, plus particulièrement quand il y a une difficulté chez la mère à se montrer mère correcte, bonne et contente, contente du cadeau. J'ai été très sensible à la façon dont les hommes sont affectés, déçus, profondément blessés de ce que le bébé ne vient pas du tout combler les mères à ce moment-là. Alors je voudrais vous entendre parler de ce qu'on peut faire avec les pères...

Michel Lemay : Vous avez tout à fait raison. Je me suis centré sur les mères... Et puis il y a parfois des pères présents. Il y a aussi assez souvent un réseau constitué par la propre mère de la mère carencée, qui est aussi un problème... Parce que si elle a carencé sa propre fille, elle a bien des chances de vouloir être réparatrice de sa fille et du bébé, et de se retrouver piégée dans les problèmes que je viens d'exposer. Ce problème du père carencé mériterait en soi une présentation parce qu'il est extrêmement complexe. D'abord parce qu'assez souvent ce sont des personnes en difficulté qui justement vont s'attirer mutuellement, et que cette femme carencée va rechercher un père qui lui-même a souvent un passé très lourd. La demande de cette mère, c'est aussi d'être maternée par le père. Et la demande du père, c'est d'être materné par cette femme et non pas d'avoir une tierce personne, le bébé, qui va entrer dans une relation qui se voulait fusionnelle. Introduire ce papa, quand il existe, est tout à fait essentiel, d'autant plus que souvent il le désire mais que fréquemment la voie est barrée… Il faut donc être là pour essayer de rendre cette voie possible. Combien de fois j'ai vu par exemple un père alcoolique ou toxicomane qui arrête son alcoolisme ou sa toxicomanie pendant la grossesse de sa femme pour essayer de rejoindre ce bébé, qui là aussi est un bébé imaginaire différent du bébé réel qu'il va rencontrer, et qui découvre au moment où le bébé naît qu'il n'y a pas de place pour lui. Il retourne alors à la taverne, se remet à boire ou disparaît. Alors que parfois, aidé, il peut rester présent. Donc vous avez tout à fait raison de souligner l'importance de créer un réseau dans lequel le père a bien sa place, à chaque fois qu'il peut s'engager…

Philippe Portet, Psychologue à Chalons : Je voudrais vous poser une question à propos de l'organisation des soins à l'hôpital en France. Je connais une femme qui, ayant accouché, a fait une dépression grave, une femme d'une trentaine d'années qui n'a pas de passé carencé et qui se retrouve donc en hospitalisation en psychiatrie adulte, séparée de son enfant. La famille se retrouve à chercher un lieu d'accueil. Elle trouve par Internet l'unité mère-enfant de M… La mère et l'enfant sont hospitalisés. La maternité d'origine n'a pas du tout compris le problème de cette dépression grave du post-partum. Ma question : j'ai entendu ce matin le mot prévention. J'ai encore l'impression qu'il y a des choses qui ne sont pas organisées en France au niveau des premières relations mère-bébé. Cet enfant a 4 ans maintenant, a des problèmes, est suivi en C.M.P. Les parents disent les difficultés de développement de leur enfant. D'où ma question relative à l'organisation des soins primaires à l'hôpital en France. Y a-t-il au Canada une organisation différente et plus efficace pour éviter la séparation mère-enfant, car là il y a des problèmes qui perdurent dans le développement de cet enfant consécutivement à la séparation ?

Michel Lemay : Ne mythifions pas le Canada ! Il y a autant de problèmes que chez vous ! Nous avons autant de difficultés à mettre en place une prévention qui soit une véritable prévention. Ceci suppose tellement de facteurs, tant au niveau hospitalier qu'au niveau des réseaux d'intervenants, mais aussi au niveau d'une compréhension fine de ce qui peut se jouer entre parents et enfants… Les choses sont extrêmement difficiles à faire. Ceci étant, la tentative que nous faisons, c'est par exemple de sensibiliser le plus possible à ces concepts d'attachement le personnel. Nous essayons aussi de faire ce qu'on appelle le Forum de Jeunes laissés à l'abandon, où on tente de sensibiliser non seulement les intervenants mais aussi les magistrats, qui ont souvent un rôle très important par rapport à ce problème de la filiation d'origine et de la filiation substitutive. Ceci étant, nous savons très bien qu'une chose qui nous déprime tous tient au fait que nous avons réalisé d'immenses progrès dans la compréhension théorique de ce dont a besoin un enfant, et plus nous accumulons ces connaissances, plus nous découvrons un hiatus tragique entre ce que nous savons et ce que nous pouvons faire. Ce sera ma conclusion.

Pr Colette Vidailhet, Nancy1 : Que pensez-vous de la féminisation massive de l'auditoire, et est-ce la même chose au Canada ?

Michel Lemay : C'est exactement la même chose au Canada. C'est un phénomène qui montre qu'il y a à la fois des aspects positifs et des aspects plus problématiques. Dans le positif, il y a le fait qu'il y a davantage de femmes qui s'impliquent et se posent des questions autour de l'enfant... Mais sur un autre plan, ça repose la question : Où sont les hommes ? Et derrière ça, la question : Où sont les pères ?

Philippe Jeammet : Une dernière question (pour une fois qu'il y a un homme... !)

Un auditeur : D'un côté, on aide la mère au maternage. Pour aider une mère, il faut que le service la materne... J'ai vu aussi aide du père. Et d'un autre côté, pouponnière neutre, neutralité dans la pouponnière. Serait-il possible de nous expliquer comment on peut gérer l'impact qu'on a sur une mère ?

Michel Lemay : Ce terme de pouponnière neutre, je ne l'aime pas, pour tout vous dire. Je pense qu'une pouponnière ne doit pas être neutre. Elle doit s'occuper de l'enfant et créer des attachements, sans l'inscrire bien sûr dans une relation de filiation. Sans créer une sorte de sentiment d'appartenance en sachant bien que c'est un moment dans la vie de cette mère, de cet enfant et de ce père, pour renvoyer ensuite l'enfant vers un ailleurs dans lequel il s'inscrira. Une pouponnière qui serait neutre, ne s'engageant pas dans une relation avec l'enfant, serait finalement une pouponnière créant sur un autre mode ce que Spitz appelait l'hospitalisme. À Loczi, on a cherché à sortir de ce cercle vicieux. Comment créer à l'intérieur de cette pouponnière un certain échange affectif permettant que des choses bougent, mais qu'en même temps personne ne prenne l'enfant, ni n'oublie que l'enfant est un être de désir vers lequel on doit se tourner ?

Impact de la dépression maternelle sur le développement de l'enfant avant et après la naissance

Catherine Dolto

L'exposé clinique qui va suivre est le résultat de vingt années de travail haptopsychothérapique avec des femmes, des hommes et des enfants en difficulté, ainsi que d'accompagnement pré- et post-natal de grossesses dites normales ou très pathologiques. Après une formation en pédiatrie, plusieurs années de psychanalyse personnelle et de longs échanges, intimes, personnels et professionnels avec Françoise Dolto, j'ai découvert en 1979 l'haptonomie et je me suis engagée dans cette pratique qui me semblait porteuse de promesses nouvelles en termes de thérapie mais surtout en termes de prévention dans le domaine du lien parents-enfants. Ce que cette pratique m'a apporté va bien au-delà de mes espérances.

C'est le Néerlandais Frans Veldman qui découvrit et développa l'haptonomie à la suite d'expériences vécues lors de sa déportation. Il la définit comme Science de l'affectivité et du contact psychotactile. Le mot est formé à partir des racines grecques *hapto, haptein* qui signifient toucher pour guérir, pour rassembler. C'est une science humaine, phénoménologique et empirique qui permet dans la réalité de l'ici et maintenant de la rencontre d'aborder l'humain dans le réel de sa globalité corps, psyché, affectivité, sans aucune dissociation ni hiérarchie entre ces trois instances.

Empirique, du grec *empeiria*, signifie qu'il s'agit d'une science de l'expérience, pas dans le registre du dispositif expérimental, mais dans celui de l'expérience vécue des sentiments et des émotions. Elle dispose d'une théorie très élaborée de la personne humaine et de son développement, mais la découverte cognitive de ce corpus théorique ne saurait, en aucun cas, permettre de la saisir dans son essence. Comprendre, en haptonomie, signifie ressentir, éprouver, avant de nommer et d'analyser. L'enseignement de l'haptonomie se fait d'expérience vécue en expérience vécue, c'est pourquoi sa transmission sur un mode cognitif est difficile. Elle est cependant nécessaire pour saisir cette pensée complexe.

L'haptonomie a constitué une phénoménalité de la rencontre, c'est-à-dire d'un corpus de phénomènes observables, identifiables et reproductibles, caractéristiques de la vie affective humaine.

L'haptonomie, parce qu'elle est étayée par un corpus théorique pluridisciplinaire, anatomoclinique, neurophysiologique et psychologique, peut prendre en compte la manière dont s'opère et se rejoue sans cesse le nouage entre la chair et l'esprit. C'est la raison pour laquelle il est possible de trouver des liens entre la théorie de l'Image Inconsciente du Corps de Françoise Dolto et l'haptonomie[1].

La phénoménalité haptonomique nous fait pénétrer dans un monde à plusieurs niveaux, tous reliés par les effets du *contact affectivo-confirmant* et du vécu de tendresse.

Cette clinique permet de mieux comprendre qu'il n'existe pas une mémoire mais des mémoires plus ou moins archaïques, plus ou moins consciemment actives, qui se répartissent dans toute la corporalité et dont les entrées sont sensorielles. Dans toute la construction de la personne, comme dans celle de ces diverses mémoires, les émotions, en tant qu'elles sont des expériences, jouent un rôle essentiel. Les perceptions internes et externes, accompagnées d'émotions, sont génératrices de pulsions. La clinique haptopsychothérapique nous conduit à penser qu'il faut revisiter la question de l'amnésie infantile à la lumière des connaissances nouvelles.

1. LE CONTACT

La peau, en tant que premier organe des sens à la disposition de l'enfant *in utero* (les récepteurs cutanés sont fonctionnels dès la 7ème semaine de gestation) et en tant que premier organe de communication et d'échanges, a une importance particulière. Le sens du toucher est le seul qui implique toujours une réciprocité. Pour tenter de contourner cet écueil, la médecine et les disciplines paramédicales ont prôné un toucher objectivant qui a pour effet défavorable d'installer une distance entre l'approché et l'approchant. Or, la phénoménalité haptonomique nous montre que ce toucher objectivant, parce qu'il est stressant, fausse la rencontre, induit des réactions qui contrarient l'examen clinique et modifient le diagnostic.

Au-delà du toucher objectivant, l'haptonomie révèle l'existence et l'importance pour le développement affectif, d'un contact tactile subtil, toujours confirmant pour l'approchant comme pour l'approché.

---

1 L'image Inconsciente du Corps, qu'il faut distinguer du schéma corporel, est la synthèse vivante de nos expériences émotionnelles, inter-humaines répétitivement vécues à travers les sensations érogènes électives archaïques et actuelles. Elle est l'incarnation symbolique, inconsciente du sujet désirant. Elle est, à tout moment, la mémoire inconsciente de tout le vécu relationnel.

2. LA CONFIRMATION AFFECTIVE

L'haptonomie postule que très tôt, dès sa conception, le sujet, source autonome de désir, cherche sa sécurité et pour cela discrimine très précocement ce qui est bon pour lui de ce qui est mauvais pour lui. La confirmation affective implique un contact très spécifique, que nous appelons *contact psycho-tactile affectivo-confirmant.* Lequel est indispensable pour que le sujet se développe et déploie toutes les possibilités contenues dans sa constellation significative[2], dont les données phylogénétiques et ontogénétiques sont des éléments de base. Ces données génétiques ont besoin pour s'exprimer d'expériences de représentations, de rencontres, dans lesquelles le fait de se vivre comme bon, dans une sécurité affective éprouvée dans la réciprocité, joue un rôle essentiel. Ces échanges, qui constituent des représentations émotionnelles, appartiennent au domaine de l'évolution épigénétique, dès la vie prénatale. On sait maintenant combien l'influence épigénétique est importante. Elle permet de mieux comprendre la plasticité cérébrale qui s'exprime jusqu'à la fin de la vie et elle nous libère d'une imaginaire tyrannie des gènes, ce qui est réconfortant. Ainsi il est très probable que le vécu de l'enfant dans sa vie intra-utérine entraînera l'expression ou l'inhibition de certains gènes plutôt que d'autres.

La notion germanique de « lust » très mal traduite en français par le mot plaisir, trop réducteur, est capitale pour comprendre le développement d'un individu sain. En Français, il faut y ajouter la notion de désir. Autrement dit, les vécus de plaisir/désir, dans la sécurité affective et la réciprocité, apportant un éprouvé de complétude sont indispensables à la maturation du sujet, au déploiement de son intelligence au sens le plus large du terme, ainsi qu'à l'avènement d'un état de bonne santé psychique. Dans la théorisation haptonomique, on utilise les notions de libido vitale, à la base de tout désir vital lié à l'attachement à la vie et d'intentionnalité vitale qui survient plus tard, dès que le sujet a fait l'expérience de vécus de plaisir et de déplaisir auxquels il a pu donner sens et valeur.

C'est à cause de l'importance structurante du plaisir que nous ne parlerons pas de sensorialité mais de sensualité, c'est à dire de perceptions sensorielles affectées d'un sentiment de plaisir ou de déplaisir, de sécurité ou d'insécurité. Ceci joue déjà un grand rôle dans la vie prénatale.

Pour rendre compte de tout cela, l'haptonomie s'est forgé des concepts et une théorisation qu'il est impossible de détailler ici, mais cependant je donnerai encore quelques repères nécessaires à la compréhension des éléments cliniques qui suivront.

3. LES TONUS

Le tonus de représentation est un tonus vital intégral qui englobe le tonus musculaire, l'état de tension des tendons, des ligaments et capsules, la

2 Frans Veldman appelle constellation significative l'état génétique des propriétés spécifiques individuelles, dons, talents et capacités, auxquelles il faut ajouter les signifiants qui marquent l'histoire du sujet.

turgescence des tissus interstitiels, la tension artérielle et la tension de la circulation lymphatique, ainsi que *le psycho-tonus*, tension et force d'expansion psychique, exposant de la vie intime de l'individu. Le tonus de représentation est habituellement perçu comme une qualité de la présence que les autres ressentent et à laquelle ils réagissent. Dans la vie quotidienne, on parlera d'une présence agréable, ou de présence anxiogène, tendue, insécurisante ou au contraire apaisante, ouverte, sécurisante. Dans le registre des commentaires sur les qualités de la présence de l'autre, telles que notre subjectivité la perçoit, les variations sont innombrables. Chacun sait combien les bébés sont sensibles à la qualité de la présence de ceux qui les entourent. Ils perçoivent non-consciemment, pré-logiquement et pré-rationnellement, le tonus de représentation des adultes qui les approchent. Ils y réagissent, en réciprocité, en adaptant leur propre tonus de représentation. La perception de ce tonus joue un rôle encore plus grand dans la vie prénatale car l'enfant dans le giron maternel en perçoit les moindres variations en termes de confort ou d'inconfort, de sécurité ou d'insécurité, de liberté de mouvement ou d'immobilité forcée.

4. L'ACCOMPAGNEMENT PRÉNATAL

Nous recevons les couples en séances toujours individuelles, si possible dès le début de la conception, souvent seulement au quatrième ou cinquième mois de la grossesse. En principe, on ne commence jamais un accompagnement après le 7ème mois, car il est alors trop tard pour que toutes les maturations attendues puissent se faire – mais si une situation d'urgence pour l'enfant, sa mère ou son père, survient au-delà ce stade tardif, un haptothérapeute confirmé peut intervenir pour proposer un travail différent, adapté à la situation.

Ce type d'approche suppose l'implication et le désir des deux parents. Celui de la mère est bien sûr primordial, mais celui du père l'est tout autant. Si le père ne souhaite pas vivre la grossesse de cette manière, il est impensable de le faire sans lui. On se mettrait alors dans une position perverse en se glissant entre lui, sa compagne et son enfant, pour vivre avec eux des échanges affectifs dont il serait exclu. Cela risquerait de gêner les relations au cœur de la triade parents-enfant d'une manière potentiellement péjorative, sans que l'on puisse le moins du monde savoir à quel moment et de quelle manière leur relation en sera affectée. Si le père a définitivement disparu, on demandera à la mère de choisir une personne pour l'accompagner. Cette personne, qui est le plus souvent une femme, n'est pas là pour remplacer le père qui est présent à travers l'enfant quelle que soit la situation. Cette tierce personne est là en en position quarte pour permettre à l'enfant de ne pas s'inscrire dans une relation duelle avec sa mère, qui serait étouffante pour lui comme pour elle. Le tiers, qu'il soit le géniteur ou non, est celui qui ouvre la relation et fait ainsi rempart à la fusion.

Nous voyons les couples au moins huit fois avant la naissance, plus si nécessaire. Le travail prénatal doit impérativement être suivi par des séances postnatales dont la dernière, très importante, prend place quand l'enfant se met debout et marche. Cet accompagnement à la parentalité ne saurait être comparé aux préparations à l'accouchement, bien qu'il comporte une authentique préparation à cet événement majeur qui se trouve totalement modifié, en particulier en ce qui concerne la douleur, par le développement de la relation affective mère/père/enfant.

5. L'INTIME ET L'EXTIME[3] DANS LE SECRET DU GIRON MATERNEL

A. Les mères

Le contact psychotactile affectivo-confirmant sollicite les voies sous-corticales et le système limbique dans son ensemble, ce qui a des effets immédiats sur les secrétions hormonales (endorphine, cortisol) et sur le tonus musculaire dans les muscles striés, par le biais de la régulation des fuseaux neuro-musculaires et dans les muscles lisses, par des voies qui ne sont pas encore totalement élucidées.

Dès qu'une femme est en contact affectif avec l'enfant qu'elle porte, tous ses tonus en sont modifiés. Il s'ensuit un changement important dans les perceptions qu'elle a de sa propre corporalité. Elle éprouve une détente, un bien-être, et le tonus de son utérus devient beaucoup plus souple même si elle est dans une situation difficile sur le plan émotionnel ou physique.

Son souffle change, à son insu, ses articulations se détendent. L'enfant perçoit ces modifications et y réagit toujours, immédiatement, par un tout petit mouvement de sa colonne vertébrale.

C'est grâce aux possibilités qu'ouvre le contact affectif que la mère peut bercer son enfant de l'intérieur en l'invitant à se déplacer vers son cœur, vers le bassin, d'un côté ou de l'autre, grâce aux modifications de tonus qu'elle induit ainsi dans tout le giron (muscle utérin plus muscles abdominaux vécus comme un tout en tant que lieu d'accueil tendre pour l'enfant), l'enfant se trouve déplacé dans la direction où elle l'invite. S'il est réveillé, il accompagne le mouvement. C'est ainsi qu'une mère peut inviter un jumeau vers le haut et l'autre vers le bas, ce qui permet des temps de jeu spécifiques avec chacun des enfants. Découvrir ces possibilités constitue toujours pour la mère un étonnement joyeux. C'est particulièrement important pour une mère dépressive, ou pour une mère ambivalente ayant hésité à garder son enfant.

3 J'appelle extime ce qui se joue juste au delà de la frontière de l'intime, dans la zone d'interaction entre deux sujets. L'extime n'appartient ni à l'un ni à l'autre car chacun est en train de se l'approprier pour le placer dans son monde intime. Pourl'haptonomie il s'agit de ce qui se joue lors d'une rencontre, quand le monde interne des représentations de chacun constitue pour l'autre le monde externe des représentations. C'est la rencontre et les échanges qu'elle produit qui fait passer ce qui est dans le monde externe vers le monde interne et produit ainsi de l'intime pour chacun.

B. Les pères

Le père se manifeste à l'enfant d'abord par la manière dont il accompagne la mère. En effet, en dehors du confort qu'il peut apporter à sa compagne par l'intermédiaire des bercements et décambrages que nous lui apprenons à faire, son seul contact, s'il est affectivo-confirmant, modifie les tonus de la mère. Il lui apporte ainsi, à elle et donc à l'enfant, détente et mieux-être. Quand une femme va mal ou se sent tendue et crispée, sa propre main posée sur le giron est porteuse des tensions qui sont les siennes. Elle n'a pas les mêmes effets de détente et de sécurité, pour elle donc pour l'enfant, que la main du père.

Si une femme tendue et fatiguée s'allonge, l'enfant se met à bouger intensément d'une manière saccadée et brusque, il profite de la relative détente que la position allongée permet à l'utérus, mais si le père pose une main légère et tendre, l'enfant s'arrête alors de bouger, il reste calme sous cette main rassurante pour sa mère et pour lui. Ce n'est qu'après cinq ou dix minutes de repos tranquille sous cette main apaisante qu'il reprendra ses jeux, mais avec une motricité calme, beaucoup plus douce. C'est la main du père (ou du tiers) qui a permis que l'utérus redevienne giron accueillant.

Les pères sont aussi très importants pour les enfants à travers leur voix. Contrairement à celle de la mère qui fait toujours vibrer leur habitacle de la même manière, cette voix intermittente les enveloppe depuis différentes sources et leur permet d'envisager l'espace. Dès le troisième mois de la grossesse, les enfants réagissent à une voix qui s'adresse à eux, si elle leur plaît, ils s'en approchent (sauf si la mère les en empêche). Quand une voix familière, agréable, se fait entendre à proximité, l'enfant vient toujours se placer de son côté. Jusqu'au début du troisième trimestre de la grossesse, l'audition n'est pas fonctionnelle, mais la peau, très sensible, capte les vibrations. On m'a rapporté que les anciens obstétriciens disaient que la peau du fœtus est une grande oreille. Nous le vérifions chaque jour.

C. Les enfants

C'est d'eux que me sont venues les plus grandes surprises. Avant d'aller plus loin, il faut préciser que leurs réponses sont motrices. Ils s'approchent, s'éloignent, se balancent, en bougeant leur bassin, en prenant appui et en poussant sur la paroi utérine en une infinité de variations. Les jumeaux jouent ensemble. Mais la motricité est un langage très subtil, bouger n'est pas répondre, trépigner n'est pas se balancer, le rythme, l'amplitude, la direction de chaque mouvement sont importants à comprendre dans la complexité des interactions, de la physiologie et de l'anatomie. Dès que l'enfant a compris que le mouvement constitue une réponse, on passe du moteur au psychomoteur. On comprend bien l'importance de ces interactions puisque le développement moteur est intimement lié à celui de l'intelligence, au sens le plus large du terme.

Cliniquement, ces interactions sont si évidentes que les parents sentent très vite ces subtilités. Quand tout va bien, la mère accompagne son enfant de l'intérieur dans chacun de ses mouvements, sans même s'en rendre compte, grâce à ce que nous nommons une conscience affective prélogique et pré-rationnelle, régie par les voies sous-corticales. De la même manière, elle peut aussi l'immobiliser si elle va mal ou si elle a peur, ou encore si elle est en conflit, qu'elle en soit consciente ou pas, avec la personne qui tente d'approcher son enfant.

On découvre ainsi que les enfants, bien avant leur naissance, sont attentifs à tout ce qui les entoure, messages venus de leur mère dans le jeu des interactions subtilissimes qui les lient, mais aussi sons et atmosphères extérieurs, via les sentiments qu'éprouve leur mère mais aussi directement... On a le sentiment qu'ils guettent tout ce qui peut faire signe. Si une main douce et légère les appelle puis se retire, ils viennent à sa recherche, un véritable jeu s'installe d'un côté à l'autre, tant que l'enfant est disponible. Si la main se pose calmement, ils viennent se nicher dessous et y restent. Même endormi, l'enfant cherche ce contact. Tous se balancent imperceptiblement sous le souffle maternel. Si on les invite à augmenter leur geste, on s'aperçoit, pourvu qu'ils soient dans un moment d'éveil et de disponibilité, qu'ils entrent dans un balancement dont ils prennent en charge l'amplitude, le rythme, la durée et la direction. Ainsi, ils peuvent choisir entre un balancement latéral, vertical, ou encore un enroulement autour de leur axe, ce dernier mouvement étant toujours très lent. Ce sont de véritables danses que l'on perçoit très clairement sous nos mains, au point que cela donne l'impression aux parents et à l'accompagnant que l'enfant les berce à son tour. Dès le cinquième mois de la grossesse, les enfants sont capables de faire la distinction entre ces différents balancements, de les mémoriser, et surtout de les proposer à leurs parents, pour peu que la mère soit disponible. Certains enfants n'aiment se balancer que d'une seule manière, les autres varient et passent d'un balancement à l'autre toutes les cinq à dix secondes. On dialogue avec eux en modifiant imperceptiblement le poids de nos mains. Ainsi ils se manifestent, chacun à sa manière, et surprennent leurs parents qui apprennent à les connaître bien avant la rencontre de la naissance. En dehors de leur côté joyeux, ces jeux des enfants à notre invitation ou à leur initiative sont pour nous des signes précieux de leur état. Un enfant qui va mal ne se balance pas et n'invite pas ses parents. Ceci m'emmène à penser que les balancements autistiques sont peut-être une tentative de retrouver le bien-être prénatal. Je ne crois pas au mythe du paradis prénatal, mais je pense la qualité de vie des nouveaux-nés sensibles et intelligents est bien souvent insupportable pour eux. Certains sont livrés dans la solitude et le silence à un monde médical agressant ou à un entourage les traitant en objets, sans sécurité ni échanges, et sans aucune possibilité de symbolisation. On peut alors imaginer qu'il soit tentant de retrouver les habitudes d'un monde prénatal où l'indifférenciation leur tenait lieu d'identité. Le placenta et le cordon, sonores, pulsatiles, odorants, amusants à toucher, tiendraient alors lieu d'autre, fruste et primitif, dont la perte à la naissance ne serait pas aussi anodine qu'on veut bien le croire dans nos cultures. On voit, dans des cas moins tragiques, des enfants et des adultes vivant en quête d'individus ou de groupes sur lesquels ils pourront se brancher pour nouer une relation placentaire. Le sociologue Alain

Ehrenberg a très bien évoqué ces états dépressifs si représentatifs de notre époque dans son livre *La fatigue d'être soi.*

Sans pouvoir prendre le temps de développer le thème, on peut affirmer que les bébés qui ont été bien accompagnés prénatalement affrontent mieux les épreuves de la vie, même si celles-ci se présentent dès leur arrivée au monde. Ils ont un excellent tonus de posture, sont à la fois très éveillés, très paisibles et plutôt souriants. Leur développement et leur manière d'être nous obligent à repenser la sémiologie pédiatrique.

D. Les interactions dans la triade

On l'aura compris, nous sommes là dans un univers d'une grande subtilité. C'est un théâtre minuscule dans lequel chacun joue son rôle. Mais qu'on ne s'y trompe pas, même quand l'enfant est très petit, même si ses grandes réponses sont à notre échelle de toute petite amplitude, dans le creux de la paume, comme dans le ressenti interne de la mère, tout cela est d'une précision extrême. Pour l'accompagnant, il faut un apprentissage méticuleux et une maturation assez longue pour être absolument sûr de ce qu'il sent. C'est une pratique qui ne s'improvise pas, c'est pourquoi nous sommes si réticents à montrer des images de notre travail. Cela paraît si simple... que cela pourrait donner des envies d'imitation potentiellement néfastes. Une approche si subtile, dans une période si sensible, demande une responsabilité et une réflexion éthique de tous les instants.

E. La dynamique des échanges

L'enfant, à travers ces contacts tendres, reçoit de ses parents une confirmation affective grâce à laquelle il développe un sentiment de sécurité de base, que Françoise Dolto aurait sans doute référé à l'image de base et au narcissisme primordial dans le registre de l'Image Inconsciente du Corps. Ce qui me semble plus intéressant, c'est qu'à son tour, l'enfant, en leur répondant, en les invitant, confirme ses parents et eux se confirment mutuellement. C'est cette dynamique ternaire, cette circulation des confirmations affectives des uns par les autres (qui vaut aussi pour les grossesses multiples) qui est essentielle. À travers une lecture fine de la dynamique des interactions parents-enfant, on peut se faire une idée assez juste des relations entre les trois membres de la triade. L'enfant ainsi confirmé peut développer un sentiment de confiance en lui et en ses parents, cette confiance sera le point d'ancrage au courage de vivre et d'affronter les difficultés auxquelles tout nouveau-né doit faire face.

Quand une mère ne peut pas être avec son enfant, celui-ci s'exprime peu et même s'il bouge, il ne dialogue pas et n'est jamais proposant. Quand elle est en conflit avec le père, elle n'accompagne pas l'enfant dans ses réponses et l'on sent que celui-ci s'approche difficilement de son père, avec une « viscosité » qui traduit sa difficulté à se frayer son chemin presque malgré elle, qui ne trompe pas. Il arrive que l'enfant soit immobilisé totalement sans que la femme en soit consciente. Il s'agit alors pour l'accompagnant de l'aider à comprendre pourquoi les choses se passent ainsi, pour lui permettre de dépasser cette difficulté. C'est dans la grande majorité des cas assez facile, le chemin du sentiment maternel est souvent aisé à retrouver. Parfois c'est extrêmement difficile, il faut une approche véritablement psychothérapeutique de la mère, voire du couple. Il peut arriver qu'un femme interprète projectivement l'absence de mouvements de son enfant comme de l' agressivité envers la mère qu'elle est, sans compter bien sûr les peurs, d'ailleurs légitimes, que cela peut entraîner. Je me souviens d'une femme (déjà mère d'un enfant lourdement handicapé) qui s'était levée brusquement du lit quand elle avait senti les réponses de son enfant en criant : « Je ne supporterai pas ça ». « Quoi ça ? », avais-je demandé. « Qu'il vive », répondit-elle. Il se trouve que le père, absent pour un mois, n'était pas présent ce jour-là. L'enfant est resté quinze jours sans se manifester, jusqu'à ce que sa mère puisse tout à coup s'en inquiéter et craindre pour sa vie, prenant conscience qu'elle l'aimait. C'est à cet instant que l'enfant a recommencé à bouger et d'une certaine manière à renouer avec elle des liens suspendus.

L'expérience clinique donne véritablement le sentiment que l'enfant, dès la vie intra-utérine, cherche le contact avec sa mère et avec le monde extérieur. On est saisi par le discernement de l'enfant en ce qui concerne l'état de sa mère et tout particulièrement l'attention affectueuse qu'elle a pour lui. S'il est dans un moment « de danse », comme nous appelons les séquences de balancements, il s'arrête dès que sa mère n'est plus présente pour lui. Ces retraits maternels peuvent avoir des raisons anodines ou dramatiques. On les aborde en fonction de leurs origines. Parfois ils se résolvent dans un éclat de rire, quand la mère s'est mise à penser quelque chose de drôle à propos de l'enfant et qui l'a amenée à s'éloigner de l'ici et maintenant pour penser à lui d'une autre manière. Parfois ils s'achèvent dans les larmes. Il s'agit souvent d'une souffrance de la mère dans son lien à ses propres parents ou d'un traumatisme oublié ou caché au père. La grossesse dite normale est une période pleine d'ambivalences qui s'inscrit dans deux lignages et dans une histoire transgénérationnelle.

6. LES MÈRES DÉPRESSIVES

Chez la mère, la dépression vient inhiber le sentiment maternel ou la capacité de l'exprimer. Perdant confiance en leur capacité d'aimer et de donner de la sécurité à leur enfant, se sentant parfois dangereuses pour lui, ces mères tiennent l'enfant à distance et perdent confiance en lui. Elle ne laissent pas le père s'approcher suffisamment intimement d'elles et de l'enfant qui se trouve ainsi isolé, hors du cercle des échanges. Si on ne l'aide pas, une femme dépressive resserre son giron autour de l'enfant et ainsi elle fige la dynamique relationnelle de l'enfant qui s'exprime à travers un dialogue où la motricité est signifiante du bon vécu et de la rencontre. À l'inhibition dépressive de la mère, répond une inhibition motrice de l'enfant qui peut fonctionner comme un interdit libidinal. Tout se passe comme si les pulsions de mort[4] de la mère venaient

4 Il s'agit ici des pulsions de mort telles que les conçoit F. Dolto, liées au désir de se reposer et non pas à celui de tuer ni de mourir, comme elle le décrit dans le séminaire sur les pulsions de mort : *La vague et l'Océan*, p. 12, Gallimard, Paris, 2003.

circonvenir les pulsions de vie de l'enfant par le biais d'une injonction non-consciente à ne pas se manifester. De telle sorte que pour l'enfant, pris comme une partie d'un tout, non plus co-vivant mais fusionné de fait, il n'y a pas d'autre, hormis le placenta et le cordon. Ne plus s'exprimer, ne plus chercher les échanges, renoncer au jeu, à la quête de la rencontre, c'est perdre son statut de sujet supposé désirant. Cela ne peut pas être sans effet sur l'enfant qui est dans une évolution constante et très rapide. Je voudrais citer ici les propos d'une femme qui a été portée par une mère absorbée par les soins donnés à sa fille aînée gravement malade, et qui mourut finalement quelques semaines avant la naissance de sa sœur cadette, laissant sa mère dans le désespoir. Après une longue psychanalyse suivie d'un travail haptopsychothérapeutique, cette petite fille devenue adulte me disait : *« J'avais le sentiment que le mouvement n'était pas possible et je cherchais désespérément à retrouver le moment où le mouvement avait été possible. Je répétais ça sur le divan et ça ne faisait pas sens, ni pour mon analyste ni pour moi »*.

Une autre patiente, fille de mère très dépressive, écrivain, me confiait récemment qu'un jour où elle était en train d'écrire avec aisance, sa mère est entrée et s'est allongée sur le divan, dans son dos. Elle a alors vécu une paralysie totale, la rendant incapable de continuer son travail, aux prises avec une rage et une haine envahissantes. On entrevoit là ce qu'il en est dans le postnatal quand l'amour et la haine « se tricotent » dans le cœur de l'enfant et viennent complexifier la relation parent-enfant.

L'angoisse, l'anxiété ont les mêmes effets inhibiteurs. L'enfant se met en retrait, les mères disent souvent : « Je sens qu'il s'est fait tout petit dans son coin » ou « Il s'est retiré ». En effet, l'enfant est sans allant, figé, comme s'il cherchait à s'effacer pour soudain bouger très brusquement ou trépigner. On ne peut s'empêcher de relier cette symptomatologie aux descriptions de la dépression précoce par Spitz et Kanner. On observe parfois une stagnation de la croissance de l'enfant ou bien l'apparition de contractions répétées qui peuvent aller jusqu'à une menace d'accouchement prématuré. Cependant, dans la plus grande majorité des cas, le développement de l'enfant n'en est pas affecté au point d'en être médicalement inquiétant. Le travail avec ces enfants dans la post-natalité, comme le travail haptothérapique avec les adultes, nous montre que ces épreuves traversées par leur mère, l'amenant à perdre le lien avec eux, laissent des traces profondes dans la personnalité de l'enfant. Traces directes et traces indirectes, à travers la manière dont le vécu prénatal de la mère et le vécu de son accouchement influencent très fortement la façon dont la mère se comporte avec son bébé. Bien des dépressions de la grossesse annoncent les dépressions, trop souvent méconnues, du post-partum. Il y a là un véritable vécu d'abandon mutuel qui vient peut-être en écho d'un abandon vécu précocement par la mère, sans même que cela ait été compris par l'entourage, car un bébé peut se vivre abandonné tout en restant en famille. Ce vécu d'abandon, s'il se prolonge, peut provoquer chez l'enfant une discontinuité identitaire qui laissera le sujet insécure, porteur de cette faille secrète qui le fragilisera à l'insu de tous et de lui-même. Cette faille peut se révéler très tardivement, à l'adolescence ou lors de la première maternité ou paternité. Lors de l'accouchement, on voit ces enfants englués dans la dépression maternelle, participer assez peu à leur naissance et arriver au monde avec une présence effacée, peu souriants, dormant beaucoup et tenant mal leur tête. Leur manière d'entrer dans le monde ressemble à la manière dont ils ont été invités à se mettre en retrait pendant la gestation. Ils ne peuvent venir à la rencontre de leurs parents. Le cercle des interactions n'ayant pas été inauguré, l'enfant n'a pas été introduit dans le registre du symbolique.

Ils continuent sur la même voie, répondant ainsi à la demande qu'inconsciemment leur mère leur a fait à travers la réalité d'un giron figé peu animé par les échanges. On a le sentiment que dans ces cas-là, les parents ont transmis la survie, mais que la vie en tant qu'elle est tissée d'échanges porteurs de sens, n'a pas encore été réellement donnée.

Nous avons tous parmi nos patients des enfants dont la mère a vécu un drame ou un deuil pendant la grossesse et qui en sont marqués indéniablement. Nous savons que c'est là que s'originent certaines psychoses qui se manifestent dès l'enfance où qui surviennent brusquement d'une manière qui surprend l'entourage, vers l'âge de 18 ou 20 ans, quand il s'agit de quitter le cocon familial. Il est clair que les épreuves précoces, prénatales ou dans les semaines qui suivent la naissance, laissent des traces plus profondes que ce que l'on croyait jusqu'à présent. Alice Miller a décrit très finement ces états dépressifs de la mère et de l'enfant dans *Le Drame de l'Enfant Doué.* Ces enfants de mères dépressives qui n'ont pas été aidées dans cette période sensible souffrent souvent de dépression chronique, peu spectaculaire mais tenace. Suffisante pour gâcher leur vie et celle de leur entourage à travers divers dysfonctionnements psycho-affectifs et somatiques, mais pas assez graves pour les amener à se reconnaître comme dépressifs et à se soigner comme tels. D'autant plus que la dépression maternelle est le plus souvent cachée, la dépression en elle-même est « tabouisée ». Chez ces patients, il est parfois très difficile de re-mobiliser en eux cette intentionnalité vitale restée trop longtemps inhibée, comme si leur vie se déroulait toujours sur un arrière-fond terne. J'ai lu récemment qu'une étude danoise révélait qu'il y avait 30% de suicide en moins chez les jumeaux, qu'ils soient hétéro- ou homozygotes. On peut se demander si le fait de n'avoir pas affronté cette solitude triste et précoce joue un rôle ?

Les échos des souffrances prénatales et des difficultés lors de la première séparation que constitue la naissance et l'accouchement, se réveillent tout au long de la vie chaque fois qu'il est question de césure, de séparation, de vécu d'abandon, chaque fois qu'il est nécessaire de se mobiliser pour prendre sa place au monde. C'est dans ces moments-là que les effets des dépressions maternelles précoces réapparaissent, en particulier à l'adolescence. On observe chez l'enfant où l'adolescent de sourdes inhibitions à agir, à oser, qui le mettent parfois en conflit, du fait qu'elle cohabitent avec un fort désir de se manifester. Parler très simplement de ces échos du passé, en les mettant en contrechamp des difficultés du moment, est très libérateur. On est surpris de voir à quel point les effets positifs ou négatifs des premiers enracinements affectifs sont puissants et durables. Jusque dans la vieillesse, ces petits enfants souffrent de leur lien à leur maman et à leur papa (que leurs pères et mères aient été, dans la réalité, vus par les autres, comme bons parents ou non.) Alors que quand tout s'est bien passé ils sont portés, soutenus au fil du temps et jusqu'à leur grand âge, à travers les épreuves les plus dures, par la confiance mutuelle et la sécurité affective vécues dans les racines les plus archaïques de leur vie.

7. LES ENFANTS SECOURABLES

Les enfants, bien avant leur naissance, peuvent apporter une aide précieuse à leur mère. Sont-ils déjà animés d'une pulsion thérapeutique ? Il est difficile de l'affirmer, mais très concrètement, si on leur en donne la possibilité, ils se manifestent de manière singulière dans les moments cruciaux. Quand les femmes sont ambivalentes, plongées dans l'auto-dénigrement, coupables de ne pas être la mère idéale qu'elle avaient imaginé devenir, blessées par l'annonce d'un handicap ou par un deuil, c'est l'enfant qui le plus souvent vient à leur secours de la manière la plus efficace. Il se met à se balancer calmement, tandis qu'elle pleure ou dit des choses très douloureuses, voire violentes. Cela permet aux accompagnants de montrer à la mère que, même si elle se sent mal, l'enfant, lui, va assez bien pour jouer de manière autonome. Parfois il monte vers son cœur dans les moments où elle exprime le plus grand désespoir ou le plus grand rejet. L'enfant nous révèle ainsi que derrière ce qu'elle éprouve et dit, elle est capable de lui faire la place bien plus qu'elle ne le croit. Il lui signifie ainsi qu'elle est une mère suffisamment bonne pour lui. Qu'elle ait cherché à avorter ou qu'elle ne se sente pas capable d'être mère ne change rien à l'affaire, IL la fait mère. Il lui montre que dans l'ici maintenant, elle est SA mère, et qu'il va bien. C'est, on le comprendra, une très grande aide pour la mère, à laquelle cela permet de passer d'une manière surprenante des caps très douloureux. J'ai accompagné une femme qui avait vécu plus de dix grossesses plus ou moins avancées sans avoir jamais pu tenir un enfant vivant dans ses bras. La grossesse pour laquelle elle est venue me voir fut marquée non seulement pas des angoisses, mais aussi par des pulsions suicidaires très invalidantes et inquiétantes pour son entourage. Mais les choses se sont passées comme je viens de les décrire, l'enfant est né par voie basse, sans complications, et c'est un nourrisson calme et souriant qui peu à peu tire sa mère vers le bon de la vie. C'est aussi le cas de plusieurs femmes qui ont vécu leur grossesse « désirée » (qui étaient à vrai dire des grossesses névrotiquement décidées, mais non désirées dans l'inconscient) dans le rejet absolu de l'enfant à venir – rejet aussi déroutant que désespérant pour elles. Avec l'aide de leur enfant et du père, ces femmes qui avaient passé de nombreuses heures à pleurer dans mon bureau ont mis au monde des enfants souriants, toniques, paisibles et sereins, à la grande surprise de leurs parents et de leur entourage.

Il n'est pas toujours possible de savoir qui de la mère ou de l'enfant est à l'origine de ce rapprochement si thérapique, mais si on accompagne bien, il suffit de permettre que le lien sous-jacent soit perméable entre les deux pour que ces échanges étonnants et d'une indéniable efficacité affective se déroulent sous nos yeux. Quand une femme va mal, la présence du père (ou du tiers) est essentielle, car l'enfant réagit à son approche et cela aide la mère à revenir vers l'enfant. Là où la situation duelle les mènerait à l'impasse, c'est-à-dire à l'immobilisme, symptôme du lien figé par la douleur, renforcé par le sentiment de culpabilité, le tiers, en faisant appel à l'enfant, lui permet de se manifester et de trouver ainsi par lui-même le chemin vers sa mère. De la même manière, c'est sa présence aidée de la nôtre, et ses gestes, qui permettent à la mère d'accueillir les manifestations de son enfant et de les valoriser comme bonnes. Dans cette triangulation précoce, les mouvements deviennent porteurs de sens et on est déjà dans le symbolique. L'enfant ainsi placé en véritable tiers actif, dans la réalité des échanges, dans le réel de son désir, ne constitue plus une menace imaginaire pour le narcissisme maternel.

8. RÉUNIR POUR MIEUX SÉPARER

Nous vivons une période particulière, en cela que la différence entre l'intime et l'extime est mise à mal chaque jour dans les médias et dans la vie quotidienne. Les progrès de la médecine y contribuent d'ailleurs. On voit comment ce magnifique outil qu'est l'échographie peut être utilisé de manière à exposer l'enfant sexué, nommé avant de naître, aux phantasmes et aux projections d'un entourage curieux mais pas attentif à ses besoins réels. (À ce propos, je voudrais dire ici sans pouvoir développer ce thème, combien la banalisation de la révélation du sexe avant la naissance me paraît dommageable).

Certains pédiatres écoutés affirment que c'est très bien que tous les membres de la famille dorment ensemble, partageant le grand lit des parents, tandis que tout nous amène à constater que les rites de passages font cruellement défaut aux parents comme aux enfants dans nos cultures du bonheur toujours promis (via la consommation), mais toujours différé. On se plaint, à juste titre, de la trop grande place donnée aux enfants dans les familles et on voit comment dysfonctionnent, en effet, des enfants adulés à défaut d'être respectés et contenus. Ce qui se profile à travers tout cela, c'est la difficulté qu'ont nos sociétés à signifier la séparation en tant qu'elle est ce qui permet à chacun de trouver sa place, ce qui permet alors aux autres de trouver la leur. L'accompagnement haptonomique pré- et post-natal a pour but de créer des liens, de donner à l'enfant une place de sujet co-vivant non-symbiotique et de lui permettre avant sa naissance d'être pleinement inscrit dans le langage et la sécurité affective. Il est ainsi moins aliénable, moins offert aux dérives parentales et sociales parce qu'il est un autre, séparé de sa mère, même s'il vit l'infinie tendresse des échanges incessants et intimissimes qui le nouent à elle dans sa vie prénatale. Croire que l'accompagnement haptonomique de la grossesse a pour but la tendresse partagée n'est pas faux, mais le véritable but de cet attachement intense est le détachement qui donnera l'autonomie dans la proximité pour que tous les membres de la famille puissent avoir la force d'affronter ce qui nous constitue humains : la solitude féconde, parce qu'assumée. La non-séparation menant, elle, à la fusion, donc à l'isolement face au même.

Françoise Dolto, dans *Personnologie et Image du Corps* écrit que *« la question que pose tout être humain à tout être de son espèce, de sa conception à sa mort, est : 'Où est ce par quoi j'aurai accès à l'être ?'. Tout homme sain l'est dans la mesure où cherchant cette réponse ailleurs qu'en lui-même, il trouve en la posant le courage de vivre dans l'espoir de la résoudre. Tout homme 'malade' est celui chez qui la recherche altère l'authenticité de la question ou l'authenticité dans l'attente de la réponse »*. Frans Veldman, avec l'haptonomie, nous permet de mieux comprendre les modalités concrètes de cette quête tout au long de la trajectoire humaine, et nous montre qu'elle s'exprime activement dès la vie prénatale.

9. PRÉVENIR

Ces connaissances ne doivent pas amener les parents et les praticiens à se désoler devant l'effet inéluctable des événements traumatiques. Au contraire, la découverte de ces interactions affectives puissantes autour de la grossesse nous permet de mieux comprendre comment prévenir plus efficacement que nous ne le faisons actuellement. Il serait folie de donner à l'enfant avant sa naissance le même statut qu'à un enfant né ; il faut se garder de le fœtolâtrie. Il serait malhonnête de détourner mes propos pour justifier une remise en cause du droit à l'avortement précoce et à l'interruption médicale de la grossesse.

L'accompagnement haptonomique de la grossesse montre que les enfants, dès la vie intra-utérine, peuvent être dans une grande mesure protégés des tourments maternels et des effets secondaires d'une médecine devenue très efficace mais parfois un peu rude. Ceci est très rassurant pour les parents. Il est certain que l'haptonomie peut apporter une aide précieuse et très spécifique dans toutes les situations de détresse autour de la grossesse, pour peu que les parents y soient ouverts. Mais on ne peut envisager de proposer un accompagnement haptonomique à tous les couples, car cette approche ne doit en aucun cas être imposée, pas plus qu'elle ne peut s'enseigner sans un engagement affectif que tous les praticiens ne souhaitent pas soutenir, ce qui doit être respecté. Cependant, il ne faut pas perdre de vue que dans l'après-coup, il est possible d'aider énormément parents et enfants en leur permettant de parler des difficultés passées et actuelles, dans une proximité affective, d'une manière qui les aide les uns et les autres à se libérer d'un poids inutilement lourd tant qu'ils ne sont pas évoqués, d'une manière qui redonne à chacun et en particulier à l'enfant, sa place de sujet et la dignité de son histoire, ce qui a un effet thérapique immédiat.

Lors des neuf mois qui suivent la naissance, l'enfant, comme Françoise Dolto nous l'a appris, marque les évènements de sa grossesse par des syndromes d'anniversaire. Il est alors très simple de parler avec ses parents et lui de ces moments difficiles, ce qui permet que les difficultés soient dépassées et la triade parents-enfants libérée de cette répétition anxieuse qui, si elle reste méconnue, peut s'enkyster et s'aggraver. C'est ainsi qu'on peut comprendre l'angoisse des huitième/neuvième mois, période anniversaire de la naissance et des angoisses qui l'ont précédée.

Une démarche préventive mettant plus en avant l'affectivité est tout à fait envisageable et peu coûteuse. Elle permettrait de repérer à temps les angoisses et les dépressions parentales et porter assistance aux mères et aux pères en difficulté avant et après l'accouchement. On ne peut s'empêcher d'imaginer combien de souffrances seraient évitées si les parents et les enfants étaient mieux accompagnés pendant les grossesses, les accouchements et la petite enfance. Tous ces temps sont précieux et devraient être traités comme tels. Il est triste de constater que certains vétérinaires y sont plus attentifs que les institutions humaines. Si l'on acceptait l'idée que toute prise en charge d'un enfant et de ses parents dans cette période sensible doit être sous-tendue par une réflexion à la fois éthique et politique, ne perdant jamais de vue le fil rouge du besoin de sécurité affective des uns et des autres, ainsi que la quête de sens à travers le moindre échange dès la vie intra-utérine, on fabriquerait moins de pathologie. Pour cela, il faudrait prendre du temps. Par exemple, si les équipes de praticiens qui ont assisté la mère dans son accouchement avaient le temps de ne jamais laisser sortir une femme de la maternité sans avoir reparlé avec elle de ce qu'ils ont vécu ensemble, tout en s'adressant aussi au nouveau-né, on serait certainement surpris des effets prophylactiques d'une telle mesure.

Tout ce qui vient d'être dit ne peut que nous alarmer si l'on prend la mesure de ce qui se passe actuellement dans les maternités, les services de néonatalogie et de pédiatrie. Toutes les structures d'assistance et de soutien s'étiolent et s'épuisent par manque de personnel et de temps, au moment même où on peut commencer à comprendre comment penser la prévention en ces domaines. L'infléchissement des pratiques médicales par le médico-légal, l'obsession sécuritaire qui fait de la grossesse une maladie, la maîtrise comptable des dépenses de santé qui dénie les effets non-chiffrables de l'insécurité, se conjuguent pour aboutir à des effets pervers tout à fait inquiétants pour l'avenir. Les premiers mois de la vie, dès la conception, résonnent tout au long de la trajectoire qu'ils inaugurent et l'infléchissent indiscutablement d'une manière dont les effets sur la société sont d'une très grande importance. Les économies faites sur le moment coûtent très cher en souffrances et en séquelles, et par conséquent en termes de santé publique pendant de longues années. Comment faire passer ce message ? On peut toujours aider dans l'après-coup, mais prévenir implique beaucoup moins de souffrances. Ces constatations sont un fort appel à notre responsabilité individuelle et collective. Nous disposons des connaissances, pourquoi ne pas les mettre en actes ?

BIBLIOGRAPHIE

Ancelin-Shutsenberger, Anne (1994). *Aïe mes aïeux !*. Paris : DDB

Decant, Dominique (2002). *L'haptonomie.* Paris : P.U.F., Que sais-je ?

Dolto, Catherine (1998). Le sentiment de sécurité de base, in Actes du colloque *Psychologie Clinique et Prévention* (Claude de Tychey, dir.). Paris : Editions et Applications Psychologiques.

Dolto, Catherine (2003). Transmissions et périnatalité, in Actes du Colloque, (Joye Aïm, dir.) Paris : Eres, p. 27-47.

Dolto, Catherine (1999). *L'haptonomie perinatale*. Paris : Gallimard, collection « À voix haute ».

Dolto, Françoise (1984). *L'image inconsciente du corps.* Paris : Seuil.

Dolto, Françoise (1981). Personnologie et image du corps, in *Au jeu du désir.* Paris : Seuil, p. 60-95

Dolto, Françoise (1997). *Le sentiment de soi.* Paris : Gallimard.

Erhenberg, Alain (1998). *La fatigue d'être soi.* Paris : Odile Jacob.

Miller, Alice (1983). *Le drame de l'enfant doué*. Paris : P.U.F.

Veldman, Frans (1989). *Haptonomie science de l'affectivité*. Paris : P.U.F.

Discussion de la conférence de Catherine Dolto

Philippe Jeammet : Je vous remercie de cette ouverture sur le monde, si dynamique. Je crois que ce que vous nous avez bien montré en tout cas, c'est la force que peut donner cette conjonction de la parole, de l'accompagnement et du corporel. Il y a quelque chose d'une puissance dans ces rencontres, d'une force considérable. Et je comprends mieux votre mise en garde du début, parce qu'on voit bien qu'une participation corporelle aussi intense peut véritablement conduire à des relations quasi-hypnotiques. Je pense que l'important de ce que vous soulignez, c'est la formation, et qu'il n'y ait pas une divulgation comme cela... Parce qu'il y a quelque chose dont on voit bien la potentialité délirante qu'ont certains psychotiques d'attribuer des intentions, c'est assez classique dans la schizophrénie de nous dire : *« Voilà, ce qui s'est passé pendant ma grossesse, j'ai senti que ma mère ceci, cela »*, c'est-à-dire un besoin effréné de causalité là où justement elle manque par défaut du lien, et je dirai du lien de confiance. Il n'est pas en quête tout le temps d'une causalité, et s'il y a cette quête d'une causalité, je crois que ça traduit l'angoisse justement de la perte, de la séparation, et on voit bien comment une approche comme la vôtre peut aider les personnes en grandes difficultés à investir leurs enfants. Ils sont à un carrefour où ils peuvent soit investir, soit détruire. J'insiste encore sur la force qu'acquiert ce type d'accompagnement du fait même de cette présence, avec participation très concrète du thérapeute et ce qu'elle représente. Je trouve qu'il y a quand même des liens de causalité, vous avez quand même un exposé très court, très rapide, entre événements traumatiques ou psychoses ou le bébé, l'intentionnalité de vie du fœtus. Je veux dire que bien entendu pour une mère qui est coupable d'avoir eu des désirs d'avortement par exemple, lui dire : *« Non votre enfant veut vivre »*, etc. C'est un réconfort d'y croire, vous voyez, je crois qu'il faudrait faire attention et que ça a une telle force de persuasion on aurait tellement envie de croire aussi à cela, que tout est lié que depuis qu'il est là, le bébé nous pousse à vivre et puis selon notre état il nous envoie des petits coups, ou bien il remonte vers le haut ou bien il descend vers le bas, il y aurait quelque chose là qu'il me semblerait présenter par des personnes averties comme un danger d'un simplisme un peu dangereux, parce que du coup si tout est intentionnel, tout ce qui ne va pas vient d'une mauvaise intention aussi… le risque de renversement également…

Catherine Dolto : Je vous remercie de mettre le doigt là-dessus, parce que c'est vrai que dans mon exposé, les choses sont beaucoup plus détaillées. C'est un vrai danger. Moi j'ai quand même vingt-trois ans de pratique clinique, donc je pense que je ne délire pas et que ce que je vois, je le vois. Mais il m'est arrivé de dire justement à une patiente, à des gens qui avaient déjà perdu un bébé et qui projetaient des choses tout à fait imaginaires sur leur enfant, par exemple l'enfant ne répondait pas et ils me disaient : *« Il répond, il répond tout le temps ! »*. Je les ai confrontés au fait que ce n'était pas vrai et ils ont interrompu le travail. Donc ça suppose effectivement une formation qui est d'une grande subtilité. Et c'est pour ça que c'est assez douloureux pour nous de savoir qu'il y a des formations scélérates. Il y a un seul centre au monde où on peut se former, ça s'appelle le C.I.R.D.H., c'est dans sud de la France, et tout ce qui ne vient pas de là risque d'aller dans ces dérives-là. Et ce qui est amusant, c'est que dans le travail haptothérapeutique, on ne cherche pas les causalités, on ne cherche pas les traumatismes. Justement, on ne cherche pas à enfiler les perles du traumatisme, quelquefois ils surviennent et quelquefois on ne sait rien de la vie prénatale, et on peut restaurer de la sécurité affective sans avoir connaissance des traumatismes. Ce n'est pas forcément ça qui est intéressant. Et je trouve très intéressant que vous le pointiez. Oui, je suis consciente des dérives, mais en même temps je crois que c'est important d'essayer d'oser parler de ça.

Philippe Jeammet : Sûrement.

Michel Lemay : C'est sûr que le bébé peut être la page d'un Rorschach, et le fœtus aussi, mais en même temps c'est une réalité. Il est toujours la page d'un Rorschach et l'enfant aussi, et si nous ne projetions pas des intentions et des désirs et des croyances, alors l'enfant ne se confierait pas. J'aimerais vous entendre sur à la fois cette réalité que nous pouvons projeter beaucoup de choses sur un petit enfant, y compris un fœtus, mais qu'en même temps si nous ne projetons rien, nous nous mettons dans une position mortifère.

Catherine Dolto : Bien sûr. Alors c'est vrai, par exemple, ce qui est embêtant quand une femme fige parce qu'elle n'est pas consciente de son enfant, souvent elle projette qu'il ne bouge pas parce qu'il lui en veut, parce qu'elle est mauvaise mère. Il y a aussi derrière tout ça ce que nous faisons c'est que nous permettons à l'enfant de se profiler, ça ne l'empêche pas d'être une page de Rorschach et ça le rend participant. Ce que je n'ai pas pu bien développer, c'est de montrer à quel point l'enfant très tôt propose, et ça ce n'est pas du tout imaginaire, c'est extrêmement facile à sentir avec certitude. C'est-à-dire que dès qu'on est en contact avec lui et que ce contact lui convient, il va se mettre par exemple à se balancer d'une façon ou d'une autre. Il mémorise les balancements, il nous montre par exemple qu'il n'aime que le seul balancement latéral, et d'autres qui veulent se balancer verticalement, d'autres veulent se balancer sur leur axe, et ce n'est pas du tout imaginaire. C'est vraiment réel. Si on a un doute, on fait poser les mains, l'enfant s'arrête tout de suite et quand on s'allège, il redémarre. C'est-à-dire qu'on sait exactement ce que l'enfant manifeste. On ne sait pas ce que ça signifie, mais nous en tant qu'accompagnant thérapeute, on sait que ça signifie qu'il va bien, parce qu'un enfant qui est malade *in utero* ne fait pas ça. Ça nous permet donc de rassurer la femme dépressive sur le fait que même si elle souffre et qu'elle va mal, elle n'englue pas son enfant là-dedans. Ce qui fait que le Rorschach en est modifié, d'une certaine façon. Je crois quand même que cela est plutôt bénéfique, parce que c'est ce que disent toutes celles qui vont mal : *« C'est terrible parce que je lui transmets tout. Il sent tout ce que je transmets »*. La seule chose que je voulais dire dans ce communiqué, dans le fond, c'est que quand on permet à l'enfant d'avoir une place d'Autre, ça lui permet de ne pas être pris comme ça, de ne pas boire comme à grandes goulées la détresse maternelle, et que c'est rassurant pour les parents de savoir que c'est possible, mais ça n'enlève pas l'enfant imaginaire heureusement.

QUESTIONS DU PUBLIC

Vincent Edelson, Pédopsychiatre : Vous semblez éluder la question de la génération au-dessus, c'est-à-dire de la transmission générationnelle…

Catherine Dolto : Je l'élude par manque de temps. Elle est tout à fait présente dans mon texte qui est plus long. Vous voyez, même en si peu de temps, je n'ai pas dit assez « non ». Le non est essentiel quand un couple et un enfant sont dans nos bureaux. Il y a autour de nous, sans qu'on les voie, une foule d'ancêtres qui sont là et avec lesquels il faut bien travailler le non. C'est très important bien sûr.

Claude Bureau, Psychologue Clinicienne en Essonne et Haptothérapeute : Je me permets de témoigner dans ce congrès par rapport ce qui a été dit précédemment par le Professeur Lemay, qui signalait combien la femme enceinte pouvait être victime. J'ai beaucoup aimé votre notion de femme enceinte victime de carence affective, et si effectivement malgré ma formation psychanalytique, je me suis orientée vers l'haptonomie, je dis bien « malgré » parce que les résistances de la psychanalyse à l'haptonomie sont connues et fréquentes, et cependant je crois qu'aujourd'hui nous avons à dépasser ces conflits historiques parce qu'en tant qu'hapnothérapeute en Essonne, je peux m'inscrire dans un réseau de prévention, puisque c'est le cadre aujourd'hui de notre colloque. Vous avez souligné ce matin l'importance de nommer les difficultés dans un accompagnement haptothérapeutique, que ce soit au moment d'une grossesse ou ultérieurement à une grossesse. Il y a justement ce fait d'oser nommer les difficultés. Vous avez souligné ce matin ,et je crois que c'est essentiel de le dire dans le monde de l'haptonomie, qu'il n'y a pas de complicité, il n'y a pas de rivalité. C'est justement pour ça que ça me paraît tout à fait essentiel, en tout cas pour moi, d'être ici présente parce que ce colloque souligne combien du début de la vie jusqu'à la fin de la vie, il va falloir soutenir les forces vivantes chez les uns et chez les autres. Il y a tout un travail de réseau qui peut se faire avec nos autres collègues qui vont travailler dans la Protection Maternelle Infantile et dans la prévention des troubles graves ultérieurs. C'était juste un témoignage. Je vous remercie de la qualité de vos interventions.

Anne Aubert : Catherine, je voulais te demander si tu ne pouvais pas mieux nous montrer comment, sur cette base que tu nous as très bien fait comprendre, comment, malgré tous les traumatismes, favoriser leur mise en histoire ? Pour que l'enfant puisse trouver sa place à lui, qu'il ne soit pas dans la confusion de l'histoire antérieure mais qu'il puisse faire des liens, c'est-à-dire une façon qu'il puisse réintroduire l'importance des mots non seulement pour désigner, mais aussi pour construire une histoire.

Catherine Dolto : Oui, bien sûr, tu as raison. Je reçois énormément de femmes qui ont des grossesses tragiques à cause de ma double formation, on parle toujours des difficultés et déjà là on s'adresse à l'enfant, et éventuellement l'enfant qui va vers une IMG. Quand je revois un enfant, je lui parle pour la première fois, je lui raconte comment moi j'ai vécu sa grossesse et ce qui s'est passé pendant qu'on était là. Quand je le revois à trois mois, à un an, quelques fois plus tard, parce que souvent quand il dysfonctionne et demande à venir me voir, à trois ans, à quatre ans, à quinze ans, je reprends mes notes et je lui raconte la première fois que je l'ai vu après sa naissance. Et comme je prends des notes très précises, c'est très amusant parce que ça les étonne, et souvent des choses qui ont été dites à trois semaines s'actualisent à quinze, seize ans.

Philippe Jeammet : Juste quelques mots – je sais que l'heure avance : l'heure de la pause approche. Comme le disait Claude tout à l'heure, c'est une occasion assez particulière aujourd'hui de saluer la complémentarité des deux exposés que nous venons d'entendre. Et ce qui me paraît tout à fait remarquable, c'est la place de la prévention. Comment faire la prévention, sinon par plus de compréhension ? Je crois que l'exposé de M. Lemay nous a montré un exemple magnifique de compréhension, d'empathie compréhensive, de lucidité très profonde de ces interrelations. Et c'est le mot qui me fait rebondir sur ce que disait Catherine Dolto quand elle parle de l'indémaillable. J'aime bien son expression parce que c'est vrai que dans l'étude des interrelations précoces entre mère et bébé, sur lesquelles j'ai travaillé autrefois, une des choses qui m'a frappée c'est qu'en effet il est indécidable de savoir lequel des deux, de la mère ou du bébé – ou du père – a engendré ou bien un cercle vicieux, ou bien au contraire un cercle bienveillant et bénéfique. Ce que l'on peut dire, c'est que la complémentarité de vos deux exposés, je la vois dans le sens où vous avez beaucoup parlé de discontinuités, trop nombreuses chez les personnes ayant des difficultés. La première discontinuité est nécessaire, c'est celle de la naissance. Par conséquent, tout le problème se concentre sur la naissance et sur les aspects de la naissance qui peuvent être traumatiques, si cette naissance n'est pas suffisamment bien accompagnée, et par conséquent cet accompagnement doit commencer bien avant la naissance. Et Catherine Dolto nous a montré des exemples, et ce qu'elle montre, je crois, c'est la naissance plus précoce de l'altérité. En quelque sorte, on n'attend pas que le bébé soit déjà là, en dehors de la femme, pour faire connaissance avec lui, mais faire connaissance de façon très concrète et très réelle. C'est la naissance de l'altérité et de la réciprocité. L'altérité et la réciprocité étant, je crois, les mamelles du développement psychoaffectif.

Approche clinique comparative des dépressions pré- et postnatales

Claude de Tychey, Elisabeth Spitz, Serge Briançon, Joëlle Lighezzolo, Françoise Girvan, Aurore Rosati, Audrey Thockler, Stéphanie Vincent

1. PROBLÉMATIQUE THÉORICO-CLINIQUE

Un constat : il n'y a à notre connaissance que très peu d'études longitudinales, même sur une période courte (Manzano & al 1997, Matthey & al 2000) de la prévalence, de l'incidence et de l'évolution de la dépression sur les périodes pré- et postnatales, alors que cet intervalle temporel correspond pourtant à un risque de morbidité psychiatrique majeur pour la femme (Sharp 1996).

Les objectifs poursuivis dans cet exposé sont pluriels :

- repérer comparativement à d'autres pays européens (Suisse, Écosse) la prévalence en France de la dépression prénatale de la 25ème semaine à la 35ème semaine de grossesse et de la dépression postnatale des deux premiers mois, en nous interrogeant sur la continuité ou la non-continuité entre ces deux formes de dépression ;
- approcher les facteurs de risque et styles de coping générateurs de dépression prénatale et/ou postnatale ;
- évaluer le retentissement de la dépression postnatale sur les différentes dimensions de la qualité de vie ;
- poser les jalons d'une démarche préventive face à un problème majeur de santé publique.

La dépression postnatale a fait l'objet de nombreuses études convergentes synthétisées dans la littérature (Manzano & al 1997, Bastien & al 1999, de Tychey & Dollander 2002). Elle constitue un problème majeur de santé publique, en raison de sa prévalence importante : 8 à 19 % selon les études dans la population générale des parturientes, et des conséquences très dommageables qu'elle génère, si elle n'est pas diagnostiquée et prise en charge. Les variations dans les taux enregistrés (même s'ils demeurent élevés dans tous les cas), sont imputables aux différences dans les outils d'évaluation utilisés par les chercheurs et surtout dans le moment temporel postpartum durant lequel l'investigation a été réalisée. En effet, la prévalence de ce trouble de l'humeur fluctue de manière conséquente durant toute la première année suivant la naissance de l'enfant (Matthey & al. 2000).

Peu d'études par contre se sont centrées sur le risque de dépression durant la période prénatale, alors que cette période est tout autant une période de morbidité psychiatrique majeure pour la femme (Sharp 1996). Quelques études empiriques soulignent l'importance de cet intervalle temporel. Elles montrent (Killingsworth & al. 1999, Ritter & al. 2000, Hoffman & Hatch 2000) les liens étroit entre stress et dépression ainsi qu'entre stress, dépression et avatars de la gestation, ce qui suggère l'intérêt d'évaluer les stratégies de coping de la parturiente durant cette période.

Les facteurs générateurs de souffrance dépressive durant la grossesse et après l'accouchement ont été bien décrits. Pour aller à l'essentiel et les résumer nous distinguerons :

- les déterminants reliés à l'histoire infantile passée de la mère, qui peuvent avoir un potentiel « *dépressiogène* ». Nous placerons ici les mandats inter- et intra-générationnels négatifs dont a pu hériter la jeune parturiente, reliés au parcours procréatif antérieur de sa propre mère et grand-mère (Rousseau 1998). On peut aussi penser que l'imago (c'est-à-dire la représentation intériorisée imaginaire) que la jeune femme a construite de sa mère (ou de son substitut) et de la fonction maternelle joue un grand rôle dans sa propre capacité à assumer sa maternité sans déprimer ;

- sur un autre plan, les avatars liés à la dynamique de couple actuelle entre les deux futurs parents, bouleversée par l'arrivée d'un tiers et le contexte existentiel et social dans lequel la conception de l'enfant s'insère, peuvent générer une décompensation dépressive chez la mère. Outre l'étayage apporté par le partenaire dans cette nouvelle situation pendant la grossesse et après l'accouchement, il nous semble que le soutien en provenance de l'environnement familial, médical et social plus large, peut contribuer à favoriser l'adaptation à la maternité sans plongée dépressive. Cette dernière peut aussi être mise à mal par les bouleversements de l'image du corps, de l'enveloppe corporelle et de l'identité de la future mère, du fait de l'incertitude inévitable sur la gestation engagée et l'angoisse de ne pas la mener à terme. Des affects de déplaisir intenses, renvoyant à la fois à l'angoisse, à la dépression et aux émotions négatives comme la colère, le ressentiment, touchent inévitablement toute femme enceinte. Nous renvoyons ici le lecteur à l'excellent article de Sirol (1999) sur les vingt et une raisons qu'une future mère a de « *haïr* » son fœtus...! Nous pensons que leur non-élaboration maximisera le risque dépressif durant cette période. Ils peuvent à la naissance être accentués par la confrontation à un bébé réel difficile par exemple, très éloigné du bébé imaginaire fantasmé durant la grossesse. La reprise du travail, si elle engendre « *un conflit entre fonction utérine et fonction professionnelle* » (Cramer 1999), peut également générer une plongée dépressive.

- dans ce contexte de bouleversements, on peut également faire l'hypothèse (H1) que les stratégies de coping mises en place durant la grossesse et après l'accouchement jouent un rôle dans l'adaptation à la maternité. Selon Lazarus et Folkman (1984), les processus de coping désignent *« l'ensemble des efforts cognitifs et comportementaux destinés à maîtriser, réduire ou tolérer les exigences internes ou externes qui menacent ou dépassent les ressources d'une personne ».* Ils suggèrent que certaines modalités de coping sont plus adaptatives que d'autres pour faire face aux situations stressantes (la grossesse en constitue une par excellence !) Ainsi nous avancerons que certaines modalités de coping plus adaptatives doivent différencier nettement les femmes non-dépressives de leurs homologues touchées par la dépression (coping actif, centré sur la planification, sur la recherche de soutien instrumental, sur la réinterprétation positive, sur l'acceptation ou sur l'humour). Par contre, les jeunes femmes présentant une dépression périnatale devraient utiliser plus souvent des stratégies de coping peu fonctionnelles comparativement à leurs collègues non déprimées, tel que le coping centré sur la recherche de soutien émotionnel, sur le déni, sur l'expression des sentiments, sur le blâme, sur la distraction cognitive, sur l'utilisation de substances et sur le désengagement comportemental ;
- on peut aussi faire l'hypothèse (H2) que la survenue d'une dépression postnatale, outre l'impact qu'elle aura sur l'interaction avec le bébé, devrait altérer significativement les différentes dimensions de la qualité de vie de la mère dépressive.

2. MÉTHODE

A. Échantillon de femmes enceintes :

Nous avons suivi un échantillon de 277 femmes enceintes (211 en provenance de Lorraine et 66 en provenance de deux autres régions françaises : la Côte-d'Or et la Normandie). Elles ont été suivies en période prénatale entre la 26ème et la 35eme semaine de gestation (évaluation prénatale T1) et en phase postnatale entre la 4ème et la 8ème semaine ayant suivi l'accouchement (évaluation postnatale T2). Elles sont âgées de 19 et 40 ans, avec une moyenne d'âge de 29 ans (écart-type : 5 ans). Ces femmes ont été divisées en 3 groupes (déprimées sévères, modérées et non-déprimées en période pré- et/ou postnatale) en fonction de leur résultat à l'échelle EPDS de Cox (1987). Il faut préciser dès maintenant que certaines variables dont on peut supposer, à partir de revues antérieures (Bastien & al. 1999), qu'elles sont liées à la survenue d'une dépression périnatale, ont fait l'objet d'un contrôle. En effet, les différences de dépression observées entre les trois groupes ne sont pas attribuables à des différences d'âge, de statut socio-économique ou de nombre moyen de grossesses antérieures.

Le statut matrimonial n'a pu faire l'objet d'un contrôle total. En effet, il ne différencie plus les trois sous-groupes en période postnatale. Durant la phase prénatale, on trouve par contre un nombre significativement plus élevé de femmes déprimées chez les femmes ayant un statut de célibataire ou de vie maritale sans être mariées officiellement. Nous tenterons de fournir une explication à cette différence lors de la discussion des résultats consacrée à l'influence des caractéristiques associées au statut matrimonial.

B. Outils utilisés

• **En phase prénatale**, trois échelles ont été proposées aux femmes enceintes. L'échelle de dépression (EPDS, Edinburgh Postnatal Depression Scale) de Cox, Holden & Sagovsky [1987] dans sa version prénatale [Evans 2001] où la consigne « *vous venez d'avoir un bébé...* » (qui est la consigne propre à l'évaluation postnatale), est simplement remplacée par la formulation « *vous attendez un bébé...* » – la nature, le nombre et la cotation des dix items de cette échelle étant inchangés. Dans la mesure où il n'existe pas, contrairement à la forme postnatale (Guedeney & al,1995) de validation sur une population française de la forme prénatale, nous avons pris la précaution de recourir à une validation externe de cette échelle en lui adjoignant le GHQ 12 (General Health Questionnaire) de Goldberg. La corrélation entre les résultats à ces deux échelles est très significative sur notre population (.73) donnant une preuve de la validité externe de l'EPDS dans sa forme prénatale appliquée à la population française. Puis l'échelle de coping de Carver (BriefCOPE, 1997), dans sa forme française validée récemment par Muller & Spitz (2003), a permis d'approcher 14 stratégies distinctes de coping prenant en compte la façon particulière des personnes à faire face à une situation stressante spécifique : 1) le coping actif, 2) la planification, 3) la recherche de soutien social instrumental, 4) la recherche de soutien social émotionnel, 5) l'expression des sentiments, 6) le désengagement comportemental, 7) l'autodistraction, 8) le blâme, 9) la réinterprétation positive, 10) l'humour, 11) le déni, 12) l'acceptation, 13) la religion et 14) l'utilisation de substances. Chacune de ces 14 sous-échelles comprend 2 items (28 items au total). Cet inventaire est construit à partir de modèles théoriques reconnus : modèle transactionnel du stress de Lazarus (1984), modèle de l'autorégulation du comportement de Carver et Scheier (1981). Il nous a permis d'approcher les différentes dimensions du coping ayant servi de fondement à notre première hypothèse. Ces trois outils ont été utilisés en ajoutant un entretien semi-directif permettant d'évaluer l'existence d'un épisode dépressif majeur selon les critères du DSM 4.

• **En phase postnatale**, nous avons utilisé le même entretien semi-directif en associant à cet outil le questionnaire de coping Brief Cope, l'EPDS dans sa version postnatale et le questionnaire de qualité de vie S.F. 36. La Qualité de la vie a été mesurée avec un questionnaire générique : la forme abrégée de 36 items du questionnaire de santé Medical Outcome Study (SF-36, Ware & al 1998).

La version française du SF-36 est un instrument validé (Perneger & al. 1995, Leplege & al. 1998). Il comprend 36 questions et explore 8 dimensions de santé à travers 8 échelles multi-items : Fonctionnement physique, Rôle physique, Santé mentale, Rôle émotionnel, Fonctionnement social, Vitalité et Santé générale. Nous avons aussi des scores résumés standardisés physique et mental (Ware & al 1994) d'après les normes américaines qui permettent des comparaisons internationales. Les moyennes théoriques et écart-type sont égaux à 50 et 10 points, respectivement.

C. Procédure

Chaque femme a été rencontrée individuellement lors d'un entretien semi-directif. Suite à cet entretien, les échelles retenues ont été proposées. Chaque femme a signé un formulaire de consentement éclairé et un entretien avec la psychologue de la maternité a été proposé à chacune de celles présentant un score significatif de dépression pré- ou postnatale. Les personnes qui ont effectué le traitement statistique des résultats étaient différentes de celles qui ont procédé au recueil des données.

D. Traitement statistique des données

Le logiciel SAS version 8.2 a été utilisé, permettant le calcul de Chi2 et une analyse de la variance, ainsi que le calcul de corrélations a été utilisé.

3. RÉSULTATS

A. Prévalence de la dépression prénatale et postnatale

Tableau des fréquences de dépression en phase prénatale (n=277) et postnatale (n=225) avec analyse statistique :

centre	Frequency Col Pct	Lorraine	Hors Lorraine	Total
Prénatal	Non dépressive %	114 54.03	46 69.70	160
	Dépression modérée %	55 26.07	9 13.64	64
	Dépression marquée %	42 19.91	11 16.67	53
	Total	211	66	277
Postnatal	Non dépressive %	122 70.93	32 60.38	154
	Dépression modérée %	31 18.02	15 28.30	46
	Dépression marquée %	19 11.05	6 11.32	25
	Total	172	53	225

Statistics for Table of centre by clcox1

Statistic	DF	Value	Prob
Chi-Square	2	5.7743	0.0557
Likelihood Ratio Chi-Square	2	6.1064	0.0472
Mantel-Haenszel Chi-Square	1	2.8895	0.0892
Phi Coefficient		0.1444	
Contingency Coefficient		0.1429	
Cramer's V		0.1444	
Sample Size = 277			

Statistics for Table of clcox2 by centre

Statistic	DF	Value	Prob
Chi-Square	2	2.7557	0.2521
Likelihood Ratio Chi-Square	2	2.6227	0.2695
Mantel-Haenszel Chi-Square	1	1.0128	0.3142
Phi Coefficient		0.1107	
Contingency Coefficient		0.1100	
Cramer's V		0.1107	

En phase prénatale (n=277), le pourcentage de femmes enceintes présentant des symptômes dépressifs marqués est légèrement différent quand on compare les femmes testées en Lorraine à leurs homologues hors Lorraine (19,9 % contre 16,7% ; Chi 2= 5,77 ; p=.06). Cette différence peut être imputable en partie à la taille différente des deux cohortes. Elle est plus élevée que dans l'échantillon suivi par Evans (2001) en Écosse (taux de 13,5%) mais très proche des pourcentages enregistrés par Manzano & al. (1997) en Suisse, dans le canton de Genève (taux de 19, 8%).

Il s'est produit, entre la phase pré- et postnatale, une déperdition de 52 sujets sur la cohorte de 277 femmes suivies initialement, soit 18,7 %. Ce taux peut être considéré comme acceptable sachant qu'il n'y a pas de différence significative au niveau de l'échantillon examiné en phase postnatale entre le statut de ces femmes (dépressives ou non) lors de la phase prénatale.

Quatre constats peuvent être formulés à partir de l'évolution des taux de dépression de la phase prénatale à la phase postnatale :

- les taux de dépression postnatale sont beaucoup plus faibles dans toutes les régions mais demeurent préoccupants (entre 10,2 et 11,3 % de la population générale des accouchées). Ils ne différencient plus ici significativement les femmes évaluées en Lorraine de leurs homologues hors Lorraine. Ils sont moins élevés que ceux enregistrés avec le même outil d'évaluation entre 1998 et 2003 en Australie (18% dans la cohorte de Maloney 2003 et 14% dans celle de Buist & al. 2002) ou au Canada (16% dans la recherche de Da Costa & al. 2000) ;

- on peut avancer un argument en faveur d'une continuité entre les deux formes de dépression : 52 % des femmes déprimées en période prénatale le demeurent en période postnatale ;

- mais la position inverse en faveur d'une discontinuité est tout aussi défendable : 48% des femmes déprimées en période postnatale ne l'étaient pas en période prénatale !

- nos données viennent confirmer l'effet antidépresseur de la venue au monde d'un bébé normal : les 2/3 des femmes en dépression prénatale cessent de l'être en période postnatale (ce qui rejoint les résultats de Manzano & al. 1997).

B. Relations entre stratégies de coping en phase pré- et postnatale et survenue de la dépression

• L'analyse des stratégies de coping qui différencient significativement sur le plan statistique les femmes déprimées de leurs homologues non-déprimées en période prénatale est révélatrice. Elle permet de mettre en évidence des stratégies qui constituent manifestement des facteurs de risque, alors que d'autres manières de faire face à la situation ont visiblement une fonction de protection face au risque de plongée dépressive. Même si toutes les stratégies de coping que nous avions posés comme ayant une valeur adaptative ou « *dépressiogène* » pour la femme enceinte et la mère ne reçoivent pas une confirmation empirique et statistique, notre première hypothèse est assez largement vérifiée. En effet, les stratégies de coping à valence adaptative qu'on retrouve beaucoup plus souvent chez les femmes non-déprimées sont le coping centré sur l'acceptation de la situation (F= 5,1, p.006) et l'humour (F=2,6, p.08). Ces derniers permettent très probablement un meilleur dégagement par rapport à la pulsionnalité agressive immanquablement réactivée par la situation de grossesse. Les stratégies de coping associées plus fréquemment à la dépression sont le désengagement (F= 4,7, p.01), le déni (F=5,8, p.003), le blâme (F=12, p.001) et l'utilisation de substances (F= 7,5, p.001). On peut en déduire que la femme enceinte à risque dépressif a tendance plus souvent à ne pas affronter les problèmes relatifs à sa situation (cf. désengagement), à les dénier (cf. déni), à être submergée par la culpabilité (cf. score de blâme) et à privilégier un moyen artificiel (cf. score d'utilisation de substances) pour faire face à ses difficultés.

• L'analyse des stratégies de coping en période postnatale est également particulièrement informative. On peut en effet repérer que deux styles de coping, déjà *« dépressiogènes »* en période prénatale, ont une valeur particulièrement négative et différencient bien les deux échantillons de mères. Il s'agit du coping centré sur le blâme (F=12,2, p.001) et du coping centré sur l'utilisation de substances (F=3, p.05). On peut donc faire l'hypothèse que les mères qui soit n'arrivent pas à se dégager de la culpabilité déjà présente en période prénatale, soit générée ou accentuée par l'arrivée du bébé, et qui utilisent des moyens artificiels pour faire face à leurs problèmes, sont à risque de dépression postnatale beaucoup plus important. On ne retrouve pas par contre de styles de coping protecteurs en période postnatale, contrairement à ce que nous avions mis en évidence en période prénatale. Nous en concluons que les facteurs de protection face au risque dépressif en période postnatale doivent être cherchés ailleurs…

C. Impact de la dépression postnatale sur la qualité de vie

Notre deuxième hypothèse est complètement vérifiée au vu du traitement statistique des données.

Si on examine le niveau de qualité de vie durant la phase postnatale en fonction du degré de dépression durant la période prénatale, on s'aperçoit que sept des dimensions qui la composent au questionnaire S.F.36 de Ware (1998) sont significativement touchées chez les mères dépressives, à savoir leur activité physique (F=3,1, p.047), les limitations induites par leur état physique (F= 3,5, p.031). Les douleurs physiques sont beaucoup plus importantes chez elles (F=3,8, p.024) et la santé psychique perçue moins bonne (F=5,4, p.005). Il y a chez elles une tendance à mettre en avant des limitations dues à leur état psychique (F= 2,4, p.092). On retrouve aussi une moindre vie de relations avec les autres (F= 3,1, p.048) ainsi qu'une santé générale perçue comme moins bonne.

Si on considère maintenant la qualité de vie postnatale en fonction de l'existence d'une dépression durant cette période, on constate une accentuation de la détérioration de la qualité de vie qui devient inquiétante. D'une part, les écarts de moyenne entre les trois groupes de mères (déprimées sévèrement, légèrement déprimées, non-déprimées) s'accroissent. D'autre part, les neuf dimensions de la qualité de vie mesurées par le questionnaire démarquent significativement les sous-groupes comparés. Il en va ainsi pour l'activité physique (F= 3,1, p.045). Davantage de limitations dues à l'état physique sont mises en avant chez elles (F= 8,3, p.001) ainsi que de douleurs physiques (F= 5,6, p.004) et de limitations dues à l'état psychique (F=15,7, p.001). La santé psychique est perçue comme moins bonne (F=53,4, p.001). La vie et la relation avec les autres est altérée (F=22,7, p.001), de même que leur santé générale perçue (F=6,4, p.002). Deux dimensions qui ne démarquaient pas les groupes en les considérant de façon rétrospective, en fonction de leur degré de dépression durant la période prénatale, sont considérablement effondrées en phase postnatale. L'altération du score de vitalité chez les mères déprimées après la naissance de leur enfant est impressionnante (F=22,8, p.001), de même que l'évolution de leur santé perçue (F= 6,9, p.002). À titre indicatif, la moyenne des scores de vitalité des femmes présentant une dépression postnatale est plus faible que celles des malades somatiques en chimiothérapie suite à une atteinte cancéreuse, si on considère les distributions obtenues dans d'autres recherches (Leplège & al. 1998)…

4. DISCUSSION

Le premier point à discuter est celui de la prévalence et de l'incidence des dépressions périnatales. La prévalence est manifestement plus élevée en période prénatale, puisqu'elle touche près de 20% des femmes enceintes, ce qui vient confirmer à notre époque la difficulté grandissante pour beaucoup de femmes de l'accès à la maternité et à la parentalité. Des taux similaires avec des méthodologies voisines de la nôtre ont en effet été obtenus en Suisse dans une recherche antérieure (Manzano & al. 1997). La fiabilité de la mesure de la dépression enregistrée ne peut selon nous être remise en cause du fait que nous avons utilisé deux instruments (EPDS et échelle de dépression du GHQ 12) dont les résultats convergent. La corrélation entre ces deux instruments est en effet hautement significative (.73). Il faut ajouter qu'un pourcentage relativement restreint de ces femmes (moins de 5%) avaient connu des problèmes psychologiques antérieurement. Pour approcher cette dimension, nous avions inclus dans notre questionnaire semi-structuré un item leur demandant si elles avaient dans le passé déjà consulté un psychologue, psychanalyste ou psychiatre pour un problème psychologique.

Il convient d'ajouter également que des variables telles que l'âge de la mère, le nombre de grossesses antérieures et le statut socio-économique de cette dernière, n'expliquent nullement les différences en matière de degré de dépression des mères rencontrées. Il faut noter par contre que le statut matrimonial n'a pu être contrôlé dans cette recherche et a influencé au moins partiellement les différences de distribution entre femmes enceintes. Celles qui sont mariées présentent significativement plus souvent une absence de dépression que leurs homologues non-mariées et que le petit nombre de femmes enceintes célibataires. Nous interprétons ce résultat comme l'expression d'un lien de couple plus fort chez les couples ayant choisi de se marier comparativement à ceux qui n'ont pas pris cette option.

Les fréquences de distribution obtenues à propos de la dépression postnatale, même si elles sont plus réduites qu'en phase prénatale, demeurent conséquentes (11%). Ce résultat est assez proche de celui obtenu dans d'autres recherches menées en Europe, notamment en Suisse (Manzano & al. 1997) et en Écosse (Evans & al. 2001). Même si nous avons perdu au cours de ce suivi 52 sujets par rapport à l'effectif initial composé de 277 femmes, cette déperdition (18,7%) a été sensiblement égale dans chaque sous-groupe et ne peut rendre compte de la diminution du pourcentage de femmes déprimées. Elle a été, au vu des éléments d'entretien en notre possession, imputable soit à des déménagements, soit à un refus de poursuivre la recherche, le manque de disponibilité temporelle étant le facteur le plus souvent invoqué. L'incidence *stricto sensu* de la dépression postnatale, si on considère le sous-groupe des femmes n'ayant jamais présenté une dépression avant ou pendant la phase prénatale, est d'un peu plus de 5%.

Il faut noter par ailleurs qu'un pourcentage sensiblement équivalent de femmes étaient soit déjà déprimées en phase prénatale, soit non-déprimées à cette période, ce qui suggère des gradients de causalités dans la genèse de ces deux formes de dépression en partie identiques et en partie différents.

L'analyse longitudinale des résultats obtenus par l'investigation conduite à l'aide du questionnaire de coping Briefcope de Carver (1997), dans son adaptation française (Muller & Spitz 2003), se révèle sur ce plan richement informative. En effet, le fait que deux modalités de coping non-adaptatives se retrouvent plus fréquemment chez les femmes déprimées aux deux périodes, nous fournit un éclairage pour essayer d'expliquer la continuité de la dépression chez une même femme au cours de la période périnatale. Les risques de dépression sont en effet significativement plus fréquents si la femme utilise un coping centré sur le blâme et consomme des substances psychoactives à ces deux périodes. On peut en déduire que faire face à la grossesse et à la naissance de l'enfant sans pouvoir se dégager de la culpabilité, que celle-ci soit structurée avant la naissance de l'enfant ou consécutive à sa survenue et aux premières interactions, expose de façon dommageable à la dépression. Faire face à une situation devenue problématique en recourant systématiquement à des substances (psychotropes, alcool) constitue pour la femme enceinte, comme pour la jeune mère, un autre choix exposant davantage à la plongée dépressive.

Si l'on considère maintenant la seule période prénatale prise isolément, force nous est de constater que d'autres stratégies de coping peuvent exercer un effet soit protecteur soit pathogène. Du côté des facteurs de risque, on peut citer les copings centrés sur le désengagement et le déni, autrement dit le refus chez la femme enceinte de faire face de manière active aux problèmes et aux souffrances réactivées par la gestation, voire leur négation. Par contre, les stratégies de coping centrés sur l'humour et l'acceptation de la situation ont tendance à exercer un effet protecteur en période prénatale. Peut-être permettent-ils de meilleurs dégagement défensifs face aux inévitables affects de déplaisir réactivés par cette période.

En revanche, l'examen de la période postnatale ne permet pas de mettre en évidence une stratégie de coping à valence protectrice qui différencierait le groupe des mères déprimées de leurs homologues qui ne le sont pas. Il faut dès lors, selon nous, envisager de chercher les facteurs de protection à cette étape ailleurs, avec des méthodologies cliniques complémentaires à celles présentées dans cet exposé. C'est précisément le choix que nous avons effectué en associant aux questionnaires un guide semi-structuré d'entretien d'orientation psychodynamique et des épreuves projectives. Les résultats obtenus feront l'objet d'une publication ultérieure. Nous mentionnerons simplement ici, au vu de nos données, le rôle différenciateur joué en période postnatale à la fois par des caractéristiques en lien direct avec les composantes de l'étayage du partenaire, la nature de l'imago maternelle intériorisée, le caractère plus ou moins traumatique de l'accouchement, et le caractère perçu comme plus ou moins difficile du bébé rendant l'ajustement maternel plus ou moins malaisé. Toutes ces variables contribuent en effet à asseoir en partie la spécificité du déterminisme de l'adaptation de la mère à son enfant ou certaines formes de bascule dépressive.

Pour clore cette section consacrée à la dépression postnatale, nous nous devons d'ajouter qu'il serait judicieux, au niveau des recherches futures et du prolongement de ce travail, d'entreprendre un suivi longitudinal plus long, couvrant au moins toute l'année suivant la naissance de l'enfant, car la recherche conduite par Matthey & al. (2000) suggère que les fréquences de dépression postnatale peuvent fluctuer de manière conséquente en fonction de l'intervalle temporel privilégié durant cette période. Cette dernière mérite une attention d'autant plus grande qu'en moyenne les dépressions postnatales semblent plus sévères que les dépressions prénatales. En effet, nous avons retrouvé à leur propos une corrélation significative, même si elle n'est pas élevée (.35) entre le score EPDS indicateur de dépression et les critères d'épisode dépressif majeur au DSM4. Ce résultat va dans le même sens que les données obtenues récemment par Vega-Dienstmaïer & al. (2002) lors de la validation espagnole de l'EPDS au Pérou. Ces auteurs retrouvent en effet une corrélation statistiquement significative entre une dépression à l'EPDS et les critères d'épisode dépressif majeur au DSM4.

Ce dernier constat est peut-être à même de mieux nous permettre de comprendre l'impact dévastateur de cette forme de dépression sur la qualité de vie de la jeune mère. En effet, l'analyse des caractéristiques de la qualité de vie en phase postnatale en fonction, respectivement, du degré de dépression durant les périodes prénatales et postnatales, est particulièrement informatif sur ce plan. Le questionnaire S.F. 36 de Ware & al. (1998) utilisé dans sa validation française (Leplege & al. 2001) met clairement en évidence l'effondrement de plus en plus marqué de cette qualité de vie en phase postnatale chez les femmes dépressives durant cette période. Toutes les dimensions servant à la spécifier différencient significativement les mères déprimées de leurs homologues qui ne le sont pas.

Ce résultat va dans le même sens obtenu récemment en Angleterre par Waterstone & al. (2003) qui, utilisant également l'EPDS et le SF 36, montrent que l'altération de cette qualité de vie se prolonge dans le temps. Leur évaluation, faite plus tard que la nôtre, soit à 6 et 12 mois de postpartum, montre que la qualité de vie est significativement plus altérée chez les mères dépressives. On pourra nous objecter de ne pas avoir effectué de mesure de la qualité de vie en période prénatale. Une telle étude gagnerait effectivement à être entreprise ultérieurement, car nous ne disposons ici que de mesures réalisées après l'accouchement pour des femmes qui étaient soit déjà déprimées en période prénatale, soit qui le sont devenues après l'accouchement. Nous pouvons cependant faire remarquer au public qu'une telle étude, utilisant le BDI de Beck (1988) et le SF36, a été déjà réalisée aux U.S.A. en période prénatale par McKee & al. (2001). Les données obtenues confirment l'altération conséquente de la qualité de vie des femmes enceintes déprimées. Il serait également pertinent de retenir cet indicateur et son évolution en fonction de la prise en charge psychologique (ou du refus de prise en charge psychologique) chez les femmes diagnostiquées comme dépressives au vu de leur scores EPDS et GHQ 12.

Ce constat nous introduit au dernier volet de notre recherche : l'urgence de mettre en place en périnatalité une démarche de prévention primaire, secondaire et tertiaire.

Nous énoncerons d'abord quelques réflexions à propos des deux dernières formes de prévention avant de nous centrer sur la prévention primaire, qui nous semble la plus importante à développer au niveau des pistes de recherches futures.

La prévention tertiaire est la prévention de la rechute chez une femme ayant déjà présenté une dépression lors d'un accouchement précédent. Il convient de rajouter que dans ce contexte, les risques de rechute sont estimés entre 30 et 50%. D'où la nécessité de proposer dès le début de la grossesse une prise en charge afin de prévenir la rechute. Nous soutenons ici une proposition de prise en charge psychothérapique et de rejet de toute chimiothérapie antidépressive, car il a été montré (Wisner & al. 2001) qu'un traitement prophylactique à base d'antidépresseurs ne réduisait pas le risque de rechute. Nous défendrons d'ailleurs la même position de non-recours à la chimiothérapie dans le cadre d'une prévention primaire et secondaire pour trois raisons :

- la dominante intrapsychique ou relationnelle de la souffrance dépressive générée, qui justifie le fait de privilégier une prise en charge psychothérapique (Knop & al. 2001, Spinelli & al. 2003) ;

- les effets iatrogènes possibles du traitement médicamenteux sur le développement du fœtus et l'allaitement, même si les antidépresseurs tricycliques faiblement dosés semblent avoir moins d'effets secondaires (Quinn 2000) ;

- l'absence d'efficacité du traitement hormonal à base de progestérone, si l'on se réfère à la revue de travaux conduite par Granger & Underwood (2001), à propos de son effet sur la dépression postnatale.

La prévention secondaire est celle mise en œuvre face à l'épisode dépressif après la naissance de l'enfant, afin d'y remédier et de prévenir le risque de conséquences négatives sur l'interaction mère-bébé et la vie de couple future. Les trop rares travaux réalisés dans ce champ convergent pour montrer l'intérêt d'une intervention de ce type. Pour un certain nombre d'auteurs, un soutien social et des informations pratiques utiles aux mères sur le plan cognitif, apportées par des visites à domicile, permettent de mieux repérer les femmes en souffrance et de les aider rapidement. Ce système de prévention existe au Royaume-Uni à un niveau général, mais pas en France... Une étude d'Armstrong & al. (1999) menée en Australie avait pour objectif d'évaluer l'impact d'un programme de visite à domicile. À six semaines en postpartum, on observe une baisse conséquente des scores de dépression des femmes ayant bénéficié du programme. En outre, les interactions mère-enfant étaient significativement plus positives. L'efficacité des programmes d'aide sous forme d'intervention de groupe (ou de manuel de conseils) semblent conduire à des résultats plus mitigés, positifs pour certains (Meager-Milgrom 1996, Morgan & al. 1997), négatifs pour d'autres. En effet, l'investigation de Reid & al. (2002) conduite en Écosse, démontre l'absence d'effets des sessions de soutien de groupe et des manuels d'auto-conseils. Le groupe de mères dépressives au départ ayant bénéficié, dès la deuxième semaine de postpartum, du soutien de groupe une fois par semaine et d'un manuel d'aide, n'améliore ni sa santé psychologique (évaluée par le score de dépression à l'EPDS), ni sa santé physique (mesurée par le score de qualité de vie au SF 36), quand on les compare aux mères n'ayant pas bénéficié de ce type de soutien. Parallèlement, deux des très rares études réalisées en période prénatale portant respectivement sur l'influence du soutien de groupe (Brugha & al. 2000) et du conseil éducatif (Tam & al. 2003) suggèrent que ce type d'intervention n'améliore pas l'état de l'humeur et pas davantage la qualité de vie. Il nous semble que la prise en charge individualisée de ces femmes soit une meilleure option sur le plan thérapeutique. En France, une recherche conduite à Toulouse par l'équipe de Chabrol-Teissedre & al. (2003) et Teissedre-Chabrol & al. (2003) le confirme. Cette équipe a comparé, à partir d'un diagnostic réalisé à l'aide de l'EPDS, l'échelle de Beck (1988) et de Hamilton (1967), l'efficacité de deux programmes de prévention chez des mères déprimées en phase postnatale comparés à un groupe contrôle. Le programme de prévention se présentait sous forme de visites à domicile jusqu'à la douzième semaine du postpartum. Il apparaît qu'une intervention multidimensionnelle, présentant une triple composante psychodynamique et de soutien, éducative, et cognitivo-comportementale, a une efficacité très supérieure à une intervention unidimensionnelle de type non-directive pour réduire les taux de dépression.

Le nombre des recherches réalisées dans une perspective de prévention primaire durant la phase prénatale est réduit. Pourtant, les données disponibles suggèrent l'intérêt de ce type d'approche, la seule selon nous à empêcher l'émergence ou la prolongation durable d'un foyer dépressif chez la mère, ce qui, pour Dolto (2004), est lourd de conséquences sur la sécurité de base du fœtus et de la mère, ainsi que sur la relation d'attachement qu'ils vont construire. Or, quelques données empiriques montrent la pertinence d'une intervention la plus précoce possible pour aider la mère (le couple) à construire sa parentalité. Il nous semble que le premier obstacle à surmonter est ici la non-élaboration de la composante dépressive qui, nous l'avons vu dans cette investigation, touche près de 20% des femmes enceintes… Une politique de santé publique digne de ce nom gagnerait à mettre en place un dispositif d'accompagnement, de préparation psychologique à la parentalité, comme on prépare déjà la mère à un accouchement avec moins de douleurs physiques possible. La prévention de la dépression prénatale doit dans cette perspective devenir un objectif prioritaire. Les quelques recherches déjà réalisées (Hertz 1992, Zlotnick & al. 2001, Matthey & al. 2002) suggèrent que la qualité d'un soutien individuel offert précocement réduit non seulement le risque de dépression, mais également celui de complications obstétricales (Miller 2002). Sur un autre plan, l'étude de Da Costa & al. (2000) suggère que le niveau d'humeur dépressive en période prénatale reste le meilleur (même si ce n'est pas le seul) prédicteur de l'humeur dépressive en phase postnatale.

Les trop rares études à visée longitudinale nous semblent confirmer l'importance d'une prise en charge précoce des mères (et des couples) en difficulté pour construire leur parentalité dès la période prénatale. C'est ce qui ressort de l'étude d'Elliott & al. (2000) réalisée en période prénatale, autant que de celle de

Cooper & al. (2003) conduite en phase postnatale. Cette dernière, élaborée dans l'unité de recherche Winnicott du département de psychologie de l'Université de Read (Grande-Bretagne), suggère comme celle conduite en France par l'équipe de Toulouse (Chabrol-Teissedre & al. 2002, 2003) l'efficacité à court terme d'une intervention précoce courte, mais s'interroge sur son efficacité à long terme. Des quatre groupes de mères déprimées prises en charge (ayant reçu soit des conseils pratiques pour le soin de l'enfant, soit une psychothérapie non-directive, soit une psychothérapie cognitivo-comportementale, soit une prise en charge psychodynamique), ce sont celles qui ont reçu une intervention psychodynamique qui ont des taux de dépression signicativement plus faibles que le groupe contrôle (bien que les autres groupes aient également réduit leur taux de dépression), mais on n'observe plus de différences lors de l'évaluation à 9 mois, 18 mois et 60 mois. Ce qui pose selon nous le problème délicat d'un suivi longitudinal de ce type : réussir à séparer des facteurs étiologiques reliés à l'accession à la maternité de ceux rattachés aux autres éléments du contexte existentiel de la mère (par exemple l'évolution de la relation de couple, les conflits potentiels lors de la reprise de l'activité professionnelle).

Dans ces conditions, les axes de recherche futurs issus de notre travail préliminaire sont tout tracés. Il s'agira de mettre en place, après le dépistage précoce d'une dépression prénatale, un dispositif de prévention visant à tester dès cette période et sur un intervalle couvrant au moins la première année du postpartum, des types d'accompagnement psychologique et de préparation à la parentalité non-évalués actuellement, en particulier d'orientation soit psychanalytique (Dollander & de Tychey 2002), soit haptonomique (Dolto 1998, 2004) pour comparer l'évolution des femmes engagées dans ce programme à celle de leurs homologues qui le refuseraient. Outre l'évolution des scores de dépression, le changement possible des stratégies de coping et de qualité de vie, il nous paraît important de comparer également le nombre de consultations médicales, radiologiques, le nombre de jours d'arrêt de travail, le nombre de complications durant la grossesse et l'accouchement (ainsi que durant la phase postnatale), de même que la qualité des interactions mère-enfant et de l'attachement précoce mère-enfant selon le groupe d'appartenance. Avec l'espoir de démontrer aux hommes politiques de notre pays et de la Communauté Européenne (dans la mesure où nous envisageons son extension à ce niveau...), que le coût économique d'un tel programme est dérisoire par rapport aux bénéfices psychologiques et de santé publique qu'il est à même d'apporter. Il suffira pour s'en convaincre de comparer l'évolution des parturientes s'engageant dans ce programme à celle des femmes ayant décliné une telle proposition d'accompagnement.

BIBLIOGRAPHIE

Armstrong, K.L *et al.* (1999). A randomised, controlled trial of nurse home visiting to vulnerable families with newborns. *Journal of Paediatrics and Child Health,* 35,3, p. 237-244.

Bastien, V ; Braconnier, M ; de Tychey, C (1999). Dépression postnatale : facteurs de risque et modalités de prévention. *L'Évolution Psychiatrique*, 64, p. 289-307.

Beck, A.T. ; Steer, R ; Garbin, M (1988). Psychometric properties of the Beck Depression inventory: twenty-five years of evaluation. *Clin. Psycho.Rev.,* 8, p. 77-100.

Brugha, T.S. *et al.* (2000). Pragmatic randomised trial of antenatal intervention to prevent postnatal depression by reducing psychosocial risk factors. *Psychol. Med.*, 30, 6, p. 1273-1281.

Buist A.E. *et al.* (2002). To screen or not to screen – that is the question in perinatal depression. *Med. J. Aust.,* 7, 177, p. 101-105.

Carver, C.S. (1997). You want to measure coping but protocole's too long : consider the Brief COPE. *International Journal of Behavioral Medecine,* 4 1, p. 92-100.

Carver, C.S. ; Scheier, M.F. (1981). *Attention and self regulation: a control theory approach to human behavior.* New-York : Springer.

Chabrol, H. *et al.* (2003). Prévention et traitement des dépressions du post-partum : une étude contrôlée. *Devenir,* 1, p. 5-25.

Cooper P.J. *et al.* (2003). Controlled trial of the short and long term effect of psychological treatment of postpartum depression. Impact on maternal mood. *Br. J. Psychiatry,* 182, 5, p. 412-419.

Cox, JL. ; Holden, JM. ; Sagovsky, R. (1987). Detection of postnatal depression. Development of the 10-item Edinburgh postnatal depression scale. *Br. J. Psychiatry,* 150, p. 782-786.

Cramer, B. (1999). *Que deviendront nos bébés ?* Paris : Odile Jacob.

Da Costa, D *et al.* (2000). Psychosocial correlates of prepartum and postpartum depressed mood. *J Affect Disord.,* 59, 1, p. 31-40.

Dollander, M. ; de Tychey, C. (2002). *La Santé psychologique de l'enfant – fragilités et prévention.* Paris : Dunod.

Dolto, C. (1998). Le sentiment de sécurité de base. In de Tychey, C (Dir.) *Psychologie Clinique et prévention.* Paris : Éditions et applications psychologiques, p. 77-117.

Dolto, C. (2004). Impact de la dépression maternelle sur le développement de l'enfant avant et après la naissance. In de Tychey, C (Dir.). *La Prévention des dépressions.* Paris : L'Harmattan.

Elliott S.A. *et al.* (2000). Promoting mental health after childbirth: a controlled trial to primary prevention of postnatal depression, *Br. J. Clin. Psychol.,* 39, 3, p. 223-241.

Evans, J. *et al.* (2001). Cohort study of depressed mood during pregnancy and after childbirth. *B.M.J.,*4, 323, p. 257-260.

Granger, A.C. ; Underwood, M.R. (2001). Review of the role of progesterone in the management of postnatal mood disorders. *Journal of Psychosomatic Obstetrical and Gynaecology*, 22, 1, p. 49-55.

Guedeney, A *et al.* (1995). Premiers résultats de la traduction de l'Edinburgh Postnatal Depression Scale sur une population parisienne. *Devenir*, 2, p. 69-92.

Hamilton, M (1967). Development of a rating scale for primary depressive illness, *Brit. J. Soc. Clin. Psychol.*, 6, p. 278-296

Hertz, E.K (1992). *Prediction, recognition and prevention. Postpartum psychiatric illness: a picture puzzle.* Philadelphia : University of Pennsylvania Press.

Hoffman, S ; Hatch, M (2000). Depressive symptomatology during pregnancy: evidence for an association with Deceased Fetal Growth in pregnancies of Lower social Class Women, *Health Psychology,* 19, 6, p. 535-543.

Killingsworth, C. *et al.* (1999). Psychological adaptation and birth outomes: the role of personal resources, stress and sociocultural context in pregnancy. *Health Psychology,* 18, 4, p. 333-345.

Knop, J ; Osterberg-Larsen, B (2001). Psychological intervention during pregnancy. A multidisciplinary hospital network, *Ugeskr laeger*, 163, 37, p. 5018-5022.

Lazarus, R.S ; Folkman, S (1984). *Stress, appraisal and coping.* New-York : Springer.

Leplège, A. *et al.* (1998). The French SF-36 Health survey: translation, cultural adaptation and preliminary psychometric evaluation. *J Clin Epidemiol*, 51, 11, p. 1013-1023.

Leplege, A *et al.* (2001). *Le questionnaire MOS SF36*. Paris : Estem.

Manzano, J ; Righetti, M ; Conne-Perreard, E (1997). Le syndrome de dépression du pré-partum. Résultats d'une recherche sur les signes précurseurs de la dépression du post-partum. *La Psychiatrie de l'Enfant,* XL, p. 553-572.

Maeger, I ; Milgrom, J (1996). Group treatment for postpartum depression: a pilot study. *Aus.N. Zeal.J. Psychiatry,* 30, p. 852-860.

Maloney, D.M (1998). Postnatal depression: a study of mothers in the metropolitan of Perth, Western Australia. *Aus. Coll. Midwiwes Inc. J.,* 11, 2, p. 18-23.

McKee, M.D *et al.* (2001). Health-related functional status in pregnancy: relationship to depression and social support in multi-ethnic population, *Obstet. Gynecol.*, 97, 6, p. 988-993.

Matthey, S ; Barnett, B ; Ungerer, J *et al.* (2000). Paternal and maternal mood during the transition to parenthood. *J. Affect.Disord.*, 60, p. 75-85.

Miller, L.J (2002). Postpartum depression, *JAMA,* 287, 6, p. 762-765.

Morgan, M ; Matthey, S ; Barnett, B ; *et al.* (1997). A group program for postnatally distressed women and their partners, *J. Adv. Nursing,* 26, p. 913-920.

Muller, L. ; Spitz, E (2003). Évaluation multidimensionnelle du coping : validation du Brief Cope sur une population française, *L'Encéphale* (à paraître).

Perneger, TV ; Leplège, A ; Etter, JF *et al.* (1995). Validation of a french-language version of the mos 36-item short form health survey (SF-36) in young healthy adults, *J Clin Epidemiol,* 488, p. 1051-1060.

Quinn, D (2000). Use of psychoactive medication during pregnancy and possible effects on the foetus and newborn, *American Academy of Pediatrics,* 105, 4, p. 880-887.

Reid, M ; Glazener, C ; Murray, G.D *et al.* (2002). A two centred pragmatic randomised trial of two interventions in postnatal support, *BJOG.,* 109, 10, p. 1164-1170.

Ritter, C ; Hobfoll, S ; Cameron, R *et al.* (2000). Stress, psychosocial resources, and depressive symptomatology during pregnancy in low income, Inner-City women, *Health Psychology*, 19, 6, p. 576-585.

Rousseau, P (1998). Deuil périnatal : abord transgénérationnel, *Devenir*, 1, p. 35-65.

Sharp, D (1996). The prevention of postnatal depression. In Kendrick, T ; Tyler, A ; Frelling, P (Eds), *The prevention of mental illness in primary care,* New-York : Cambridge University Press, p. 57-73.

Sirol, F (1999). La haine de la femme enceinte pour son fœtus. *Devenir*, 11, 2, p. 25-34.

Spinelli, M.G ; Endicott, J (2003). Controlled clinical trial of interpersonal psychotherapy versus parenting education problem, *The American Journal of Psychiatry*, 160, 3, p. 555-562.

Tam, W.H ; Lee, D.T ; Chiu, H.F *et al.* (2003). A randomised controlled trial of educational counselling on the management of women who have suffered suboptimal outcome in pregnancy, *BJOG,* 110, 9, p. 853-859.

Teissedre, F ; Chabrol, H (2003). Les dépressions du postpartum : étude comparative de deux programmes de dépistage, de prévention et de traitement chez 450 femmes. In *Communication at the Third International Congress of Depression Prevention*, University Nancy 2, (France).

Vega-Dienstmaier, J.M ; Mazzotti-Suarez, G ; Campos-Sanchez, M (2002). Validation of a Spanish version of the Edinburgh Postnatal Depression Scale, *Actas Esp. Psiquiatr.*, 30, 2, p. 106-111.

Ware, JE ; Gandek, B (1998). Overview of the SF-36 Health Survey and the international Quality of Life Assessment (IQOLA) project, *J Clin Epidemiol.*, 51, 11, p. 903-913.

Ware, JE ; Kosinski, M ; Keller, SD (1994). SF-36, *Physical & Mental Health Summary Scales: a user's manual*, Boston.

Waterstone, M ; Wolfe, C ; Hooper, R *et al.* (2003). Postnatal morbidity after childbirth and severe obstetric morbidity, *BJOG.,* 110, 2, p. 128-133.

Wisner, K.L ; Perel, J.S ; Peindl, K.S. *et al.* (2001). Prevention of recurrent postpartum depression, *Journal of Clinical Psychiatry,* 62, p. 82-86.

Zlotnick, C ; Johnson, S.L ; Miller, I.W *et al.* (2001). Postpartum depression in women receiving public assistance: a pilot study of an interpersonal therapy oriented group intervention, *American Journal of Psychiatry,* 158, 4, p. 638-640.

Discussion de l'exposé de de Tychey *et al.*

M. Lemay : Merci de cette étude particulièrement complète. Elle a duré combien de temps au total ?

C. de Tychey : Elle a démarré il y a deux ans pour constituer l'échantillon, et elle va se prolonger maintenant encore deux ans.

M. Lemay : Alors évidemment la question que j'aimerais vous poser est la suivante : Au niveau des facteurs de risque, avez vous pu apprécier quelles pouvaient être les répercussions sur le développement du bébé, ou cette dimension n'est pas encore… ?

C. de Tychey : Alors cette dimension n'a pas pu être étudiée dans la première phase, mais elle le sera dans la seconde, puisqu'on va comparer un groupe de mères ayant accepté le suivi à un groupe de mères n'ayant pas accepté le suivi, qui par ailleurs seront suivies en consultations médicales, donc il sera possible de faire une comparaison à ce moment-là. Donc dans deux ans. Vous allez devoir patienter un petit peu…

M. Lemay : Il y a un autre aspect important… Vous parlez de dépression pour l'ensemble de ces femmes, et à un moment donné, par contre, vous avez parlé de facteurs de risque de *« souffrance dépressive »*, et j'aimerais bien que vous nous situiez votre opinion sur ceci : est-ce qu'il s'agit véritablement de dépression dans tous les cas, est-ce qu'il s'agit de désarroi, d'état anxieux avec souffrance dépressive, en particulier ce chiffre de 19% des éléments avant la grossesse, parce que cela ferait penser à quelque chose de l'ordre de l'anxiété, de l'angoisse, ce 19% qui est plus élevé que le 11%, alors qu'on pourrait s'attendre précisément à avoir, compte-tenu des *« blues »*, un plus grand pourcentage de dépressions post-natales.

C. de Tychey : Par rapport au *« blues »*, je pense qu'un grand nombre de femmes le font, mais il s'arrête assez rapidement pour la plupart d'entre elles. Alors, différences… Je pense qu'effectivement il y a une dimension anxieuse qui est probablement plus marquée et intriquée à la dimension dépressive, mais que les deux sont présentes. On avait deux outils, dont l'un était le questionnaire de Cox, qui est quand même celui qui est le plus utilisé dans le monde actuellement pour faire ce travail de repérage de la dépression, même si dans ce questionnaire il y a des questions qui sont reliées plus à l'angoisse qu'à la dépression mais il y a les deux. C'est un mixage des deux, je crois. Ce qui m'a surtout frappé, cliniquement et par l'approche questionnaire, c'est le degré de gravité qui est manifestement beaucoup plus important des dépressions post-natales. Là, il est légitime de parler de dépression telle que l'entendent les psychiatres si on prend les critères du DSM-IV, puisqu'on retrouve une corrélation avec les critères du DSM-IV, qu'on n'a pas en *« pré-natal »*, donc le degré de gravité est manifestement beaucoup plus important et Serge Briançon vous l'a montré aussi à travers les scores de qualité de vie qui sont beaucoup plus altérés encore, ils sont déjà altérés en *« pré-natal »*, mais alors ils sont altérés de manière encore beaucoup plus significative en *« post-natal »*.

M. Lemay : On peut peut-être ouvrir la discussion avec la salle, qui voudrait réagir ? Est-ce que vous avez des hypothèses explicatives pour nous donner un certain nombre de facteurs, de situations en nous disant comment psychodynamiquement, tout cela peut se mettre ensemble?

C. de Tychey : Psychodynamiquement, par rapport à tout ce qui est dépression post-natale, j'ai été très sensible, en regardant les données d'entretien clinique que nous n'avons pas exposées ici, au poids des paramètres en lien avec la faillite de l'étayage du partenaire. Je crois que c'est Bydlowski qui disait que pour pouvoir à la fois procréer et être une mère suffisamment bonne, il faut avoir une fonction maternelle suffisamment positivement intériorisée. Je serais tout à fait d'accord avec ces propos au vu des paramètres qui différencient la perception, l'image, même si c'est à un niveau imaginaire, qu'ont ces jeunes mères de leur propre mère. Parallèlement, je crois que quand il y a une défaillance de ce côté-là, le fait d'avoir un partenaire très étayant qui assure à ce moment-là, dans certaines conditions, presqu'une fonction maternelle de substitution, je crois que cela peut permettre tout à fait de trouver un point d'ancrage pour réussir finalement à construire sa parentalité et sa maternité. Pour ce qui est par contre du *« pré-natal »*, le poids de l'imago maternelle nous est apparu moindre au vu des données que nous avons obtenues (et que nous n'avons pas présentées ici...). Si on essaye maintenant de lire nos résultats dans une continuité dynamique en comparant période prénatale et période postnatale, je vous rappellerai qu'Élisabeth Spitz nous a dit qu'en fait un des seuls paramètres communs, si on prend les styles de coping, que j'essayerai pour ma part de lire d'un point de vue psychodynamique, est le coping centré sur le blâme, qui est beaucoup plus important chez les femmes déprimées aux deux périodes. D'un point de vue psychodynamique, je trouve que le fait d'avoir de l'auto-accusation très élevée en *« pré- »* et en *« post-natal »* montre bien en définitive qu'une des tâches centrales, un des problèmes centraux à réguler pour toute femme enceinte et pour toute jeune mère, c'est l'élaboration de la culpabilité, et cette culpabilité, je pense qu'elle a des racines différentes quand vous portez, vous *« gestez »* votre bébé, quand vous êtes enceinte, et quand vous êtes en face d'un bébé réel qui peut pleurer, qui peut ne pas s'alimenter, ne pas être un bébé facile. Je pense que quand une femme est *« en échec »,* que ce soit en *« pré-natal »* ou en *« post-natal »*, en échec d'élaboration de cette culpabilité, qu'elle peut essayer de dénier par des moyens artificiels comme l'utilisation de substances (qui, on le voit aussi dans nos résultats, est un autre paramètre différenciateur), je crois que cette femme-là est exposée de manière tout à fait majeure au risque dépressif. Donc si on voulait en tirer une conclusion en terme de prévention, je crois que de la part du soignant, il faut absolument être à l'écoute de manière beaucoup plus centrale, de mon point de vue, à la fois durant le suivi de la grossesse et lors du suivi post-natal de cette dimension-là.

Voilà ce que je pourrais vous restituer comme interprétation si vous voulez une lecture plus psychodynamique de nos résultats, à partir d'une convergence de méthodes qui ont leur richesse. J'ai moi-même un credo psychanalytique, mais je trouve tout à fait passionnant de mettre en relation des référents théoriques et des outils différents, et ensuite d'essayer effectivement de proposer une conceptualisation à partir d'une référence théorique ou de plusieurs, d'ailleurs...

Question dans la salle : Quel serait votre positionnement sur le plan éthique ?

C. de Tychey : Alors là, vous posez une question essentielle qui est la question de l'éthique du clinicien engagé dans un travail de recherche sur une souffrance majeure. Moi, je crois qu'on ne peut pas concevoir de la recherche pure quand on travaille sur une dimension autant saturée de souffrance. Je pense qu'il faut opter pour un modèle qui est beaucoup plus le modèle de la recherche-action, c'est-à-dire que toutes ces femmes effectivement ont eu un entretien qui a suivi la phase d'évaluation et celles qui étaient en état de dépression, on leur a proposé de voir le psychologue du service, ou la psychologue du service dans lequel elles étaient venues en consultation, mais en consultation médicale. Alors le vrai problème se situe au niveau de la prévention, car sur l'ensemble des femmes à qui on a donné cette information et à qui on a fait cette proposition, il y en a eu un certain pourcentage qui ont refusé le suivi et on a eu une déperdition, Serge Briançon vous le disait, on a eu une petite déperdition entre l'évaluation pré-natale et post-natale et cela, c'est un vaste problème. Je ne peux pas vous répondre par rapport à cette question-là mais simplement, je pense qu'on va l'étudier aussi parce que je dirais que quand on a une optique de prévention il faut aussi s'atteler à cette question du refus de l'aide, du refus de l'accompagnement, qui ne se pose pas seulement dans les dépressions pré- et post-natales, mais qui existe dans beaucoup de configurations psychopathologiques.

M. Lemay : Je vais passer la parole, mais je voudrais quand même souligner, puisque à l'hôpital Sainte-Justine où je suis, il y a un psychiatre à mi-temps et un psychologue à plein temps dans le service de gynéco-obstétrique, que le pourcentage d'acceptation dépend incroyablement de l'accord ou du désaccord entre l'obstétricien et les intervenants-psy. Nous avons eu un temps de résistances et de difficultés et à ce moment-là, les demandes chutaient beaucoup. Et à partir du moment où il y a eu un accord réel de la plupart des obstétriciens avec ces interventions, la dédramatisation de la demande s'est faite.

C. de Tychey : Moi, je partage tout à fait votre propos pour avoir vécu également ce genre de situation. Cela dit, je pense qu'il y a quand même un autre paramètre qui va jouer qui est, je dirais, la qualité de l'alliance thérapeutique qui va s'établir, la qualité du lien si on veut parler dans un langage non-analytique, qui va s'établir au cours du premier entretien, l'entretien de restitution où on va voir ces femmes et je crois que là, on ne peut jamais prédire ce qui va se passer, quel que soit le degré d'empathie du psychologue clinicien ou du pédopsychiatre à ce moment-là, qui est en face de la mère en souffrance.

M. Lemay : J'aurais voulu demander si, au niveau des éléments d'anamnèse, il était fait mention chez ces jeunes femmes d'éléments dépressifs à une autre période de crise qui est l'adolescence.

C. de Tychey : Non, on avait simplement une question : *« Avez-vous déjà consulté un psy antérieurement ? »*, mais on n'a pas précisément ciblé le moment de la consultation. Effectivement, on devrait peut-être trouver un mode d'investigation plus précis...

F. Precelle : Une autre période aussi de remaniement sur le plan psychique, si cela avait aussi occasionné ce type de symptomatologie... ?

C. de Tychey : Je précise aussi que ces femmes avaient 28 ans 9 mois en moyenne, et que 28 ans 9 mois actuellement c'est l'âge moyen – vous avez encore le temps mesdemoiselles –, c'est l'âge moyen actuellement en France de l'accès à la maternité. Donc on avait quand même un groupe tout à fait représentatif de la population française.

F. Precelle : Alors peut-être autre chose concernant le rôle du partenaire, du conjoint qui semble vraiment surinvesti dans sa fonction d'étayage – car il me semble plus qu'investi. Alors dans un premier temps, ça peut en effet aider fortement la jeune maman mais on peut se demander si, à moyen ou à long terme, ça ne peut pas venir déséquilibrer le couple, si cette sollicitation excessive de cette fonction d'étayage chez le conjoint ne peut pas avoir une incidence.

C. de Tychey : C'est-à-dire qu'on n'a pas pu les suivre à long terme mais dans la représentation que j'ai du *« partenaire suffisamment bon »,* si je veux utiliser ce terme-là, il me semble que ce *« partenaire suffisamment bon »* doit être capable de jouer sur deux registres. Le registre d'une fonction de pare-excitation contenante, aux tous premiers temps de l'arrivée du bébé, et puis après évidemment une fonction de séparation qui est différente, et c'est important qu'il puisse jouer sur les deux registres, s'il ne peut jouer que sur un seul de ces deux registres, on risque d'avoir d'autres problèmes, d'un autre ordre, mais après...

F. Precelle : Oui, mais si la maman n'est pas aidée justement et si l'on se dit OK, cet élément-là marche bien, on le voit, mais qu'il n'y a pas un relais à un moment donné, est-ce qu'elle sera capable elle aussi d'entrer dans ce processus de séparation, est-ce qu'il ne va pas y avoir une sollicitation permanente de cette fonction-là, en fonction aussi des contraintes de l'enfant qui grandit, parfois d'un enfant difficile à élever, qui peut peut-être à plus long terme déséquilibrer, d'où l'intérêt d'un travail à long terme avec la maman pour qu'elle puisse peut-être acquérir une plus grande solidité personnelle.

C. de Tychey : Bon, ça c'est une question de fond sur ce qui permet à la maman de structurer finalement un attachement sécurisant aussi par rapport à son bébé. Alors une mère, Michel Lemay l'a très bien montré ce matin, une mère, une jeune femme qui n'a pas eu d'attachement sécurisant à sa mère, va être beaucoup plus mal lotie pour construire un attachement sécurisant à son bébé, mais je suivrais quand même assez Cyrulnik là-dessus, parce que je crois qu'il y a un système de poly-attachement. Je pense qu'une jeune femme qui a un partenaire très sécurisant et très étayant peut reconstruire à travers sa relation avec son partenaire un attachement plus sécurisant et ensuite peut transférer cet attachement sécurisant sur la relation qu'elle a à son bébé. Je ne pense pas qu'on soit inévitablement pré-déterminé et inévitablement prisonnier d'un marquage linéaire d'une première relation d'attachement défectueuse. Je crois que c'est une conception trop pessimiste...

Les dépressions du post-partum : étude comparative de deux programmes de dépistage, de prévention et de traitement chez 450 femmes.

Frédérique Teissedre, Henri Chabrol

1. INTRODUCTION

La dépression maternelle est un trouble qui touche 10 à 20% des mères qui viennent de donner naissance à un enfant (Beck, 2001). Elle peut apparaître après un délai variant de 15 jours à 6 semaines après l'accouchement et durer de 3 à 12 mois ou plus. Des auteurs constatent une fréquence élevée de survenue de dépression du post-partum à la suite d'un post-partum blues intense et durable au-delà de 10 jours ou commençant à partir du dixième jour du post-partum (Fossey, Papiernik, Bydlowski 1997). Les conséquences de la dépression du post-partum sont graves, avec notamment des répercussions sur les relations mère-bébé et le développement de l'enfant (Murray, Sinclair, Cooper et coll. 1999). Ces résultats soulignent l'importance du premier diagnostic et la mise en place de programmes de prévention et de traitement (Armstrong, Fraser, Dadds, Morris 1999, Chabrol, Teissedre, Saint-Jean et al. 2002). Des études (Boath, Henshaw 2001) ont montré que seulement la moitié de ces dépressions sont reconnues par le médecin généraliste ou par les autres professionnels de la santé, et que parmi les mères diagnostiquées, environ un tiers ne suit pas le traitement proposé (Appleby, Warner, Whitton, Fairagher 1997). Il existe des moyens simples de dépistage des mères à risque dont le principal instrument est l'échelle de dépression postnatale d'Edinburgh (Cox, Holden, Sagowsky 1987). Cette échelle qui a été traduite et validée en français par Guedeney et Fermanian (1998) peut être utilisée dès la première semaine du post-partum afin d'évaluer l'humeur de la mère de manière précoce. Des moyens simples de prévention demeurent, qui se situent dans un continuum de la simple observance surveillance, jusqu'à la mise en place d'un traitement médicamenteux préventif. Concernant les études de prévention secondaires, à savoir en post-partum immédiat, ces dernières sont rares et nous notons l'absence d'études contrôlées. Ces dernières années, des études ont mis en place des modes d'interventions psychothérapiques, pour toute dépression, et des thérapies spécifiques à ce trouble avec des modules intervenant notamment sur la relation mère-bébé. Elles consistent en séances individuelles de courtes durées, réalisées au domicile des mères ou en consultation. Les taux de rémission allaient toujours à l'avantage des interventions psychothérapiques. Ainsi, nous pouvons constater un certain nombre d'études qui mettent en place des moyens de dépistage, de prévention et de traitement. Il reste à poursuivre des études comparant en termes d'efficacité des interventions de dépistage, de prévention et de traitement psychothérapique et cela, tout en essayant de réduire le taux élevé de refus de propositions thérapeutiques et d'abandon précoce en cours de traitement. Toutefois, nous devons tenir compte de la complexité que soulève l'évaluation des effets d'une psychothérapie et cela, aussi bien d'un point de vue méthodologique que d'un point de vue éthique. En effet, les recherches en psychothérapie nécessitent l'élaboration de groupes de contrôle ou dits « en attente ». Néanmoins, leur utilisation clinique pose des problèmes éthiques. Deux solutions apparaissent : elles consistent à trouver des sujets comparables non-traités ou alors, de créer un groupe de sujets comparables recevant un autre traitement, ce que nous avons décidé de faire.

Nous proposons ici les résultats d'une étude randomisée qui présente l'évaluation et l'acceptabilité de deux programmes de dépistage, de prévention et de traitement chez 450 mères en clinique obstétricale.

2. MÉTHODE

A. Participants

Cette population concerne 501 femmes (âge moyen = 29,99 ans ; DS = 4,60 ; min = 18 ans ; max = 44 ans) rencontrées au 3ème jour après leur accouchement dans une clinique obstétricale de Toulouse, d'octobre 2000 à juillet 2002. Néanmoins, 51 de ces femmes ne correspondaient pas aux critères d'inclusion de l'étude. À partir de la littérature et de nos recherches antérieures, nous avons retenu un certain nombre de critères d'exclusion chez la mère et l'enfant : étaient exclues de l'étude les femmes traitées par antidépresseurs ou par thymorégulateurs ; en psychothérapie ; vivant un délire puerpéral ; parlant mal le français ; se droguant ou alcooliques ; et celles victimes d'un évènement de vie grave pendant la grossesse. Puis, les femmes dont le bébé était atteint d'une pathologie néonatale ; pesant moins de 2kg ; atteint de malformations physiques ; ayant des problèmes moteurs ou sensoriels. À partir des ces différents critères d'exclusion, 450 mères ont été retenues.

B. Procédures

Pendant leur séjour à la clinique, au 3ème jour après leur accouchement, 450 mères ont répondu à l'EPDS (Edinburgh Postnatal Depression Scale, Cox, 1987) afin d'évaluer l'intensité de la symptomatologie du post-partum blues qui prédit un risque dépressif ultérieur. Le seuil de 9 à cette échelle a été retenu pour le dépistage des mères à risque (Chabrol, Teissedre, Saint-Jean et al. 2002). La randomisation a permis de répartir dans deux groupes, de manière aléatoire, chaque mère dont le score EPDS était supérieur ou égal à 9. 131 mères ont bénéficié de ces interventions, 71 femmes ont reçu une intervention de type 1 multidimensionnel avec guide d'entretien semi-directif et 60 femmes une intervention neutre de soutien. Ces 131 femmes ont toutes accepté ces interventions suite à la signature d'un consentement éclairé et à la présentation brève de l'étude. Il a été remis aux 450 mères un 2ème EPDS à remplir et à renvoyer par courrier à partir de la 6ème semaine du post-partum pour surveiller l'évolution de toutes les mères et notamment celles à risque. Les mères qui présentaient un score EPDS supérieur ou égal à 12 ont été contactées par téléphone pour décider d'une visite d'évaluation utilisant le module d'évaluation des dépressions par l'inventaire de dépression de Beck à 13 items (Beck, Steer, Garbin 1988). Il s'agit d'une échelle brève, valide et facile à remplir, qui mesure l'intensité de la dépression. L'adaptation française du guide d'entretien structuré de Williams (1988) pour la HDRS (Échelle d'Évaluation de la Dépression de Hamilton) a également été utilisée. Ces évaluations ont été réalisées par une autre intervenante psychologue. Des interventions au domicile ont été proposées à toutes les mères dont les scores EPDS indiquaient une dépression. Soit 45 femmes (âge moyen = 28,73 ; DS = 5,43) qui présentaient une dépression majeure indiquée par les échelles BDI et HDRS : elles ont toutes accepté le suivi. En fonction de la randomisation initiale, 21 femmes ont bénéficié d'un suivi au domicile de type multidimensionnel et 24 mères ont bénéficié d'un suivi au domicile de type neutre, non-directif. À la fin des suivis, soit à partir de la 14ème semaine du post-partum, les mères ayant bénéficié des interventions au domicile ont été à nouveau évaluées avec le module d'évaluation de la dépression.

C. Les composantes psychothérapiques

Nous avons choisi de comparer deux modes d'interventions psychothérapiques, en prévention lorsque la mère présente la symptomatologie du post-partum blues et en traitement lorsqu'il y a dépression maternelle. Nous comparons, dans cette étude en prévention, une intervention multidimensionnelle qui s'appuie sur un guide d'entretien semi-directif, à un entretien de soutien non-directif. Les deux interventions durent entre 45 minutes et 1 heure.

D. Prévention de type « multidimensionnel » avec guide d'entretien semi-directif

L'intervention de prévention de type multidimensionnel avec guide d'entretien semi-directif consistait en un entretien unique à la clinique, réalisé par une psychologue. Cette intervention intégrait trois composantes :

1/ Une composante éducative qui propose une discussion sur les difficultés de la parentalité, des informations sur le post-partum blues, la dépression maternelle et sur les problèmes habituels rencontrés avec les bébés et les possibilités de solution.

2/ Une composante de soutien utilisant l'écoute empathique, l'encouragement de l'expression des sentiments négatifs, l'aide à la prise de conscience et à l'acceptation de l'ambivalence maternelle, et une tentative de diminuer les sentiments d'insuffisance, d'incompétence ou de culpabilité, en présentant à la mère certaines réactions affectives ou comportementales comme « habituelles » et « normales ».

3/ Une composante cognitive-comportementale visant notamment la réduction des obligations liées au devoir d'être une mère parfaite et à promouvoir la résolution de problèmes.

Le guide est constitué de différents modules comprenant des questions possibles et des informations recouvrant différents domaines (le blues, la dépression maternelle, l'expérience de l'accouchement, les problèmes normaux du développement du bébé comme les pleurs, le sommeil, les évènements du passé susceptibles d'interférer avec la maternité, les relations du sujet avec sa propre mère, sa belle-mère, le support social, l'ajustement du rôle conjugal, familial et social, le travail et les activités de loisir, les préoccupations concernant le corps, la sexualité). Le guide est utilisé de manière souple de façon à s'ajuster aux particularités et aux besoins de chaque cas.

E. Traitement de type 1 « multidimensionnel »

Ces interventions reprennent en les développant les trois composantes d'éducation, de soutien et cognitive-comportementale en y rajoutant une composante psychodynamique. Elles consistent en 8 visites hebdomadaires de 1 h à 1h 30 minutes, réalisées par la même personne ayant assuré la prévention. Les objectifs consistent à établir une relation de confiance avec la mère, à mettre en place une guidance pour les problèmes de comportement du bébé, à faire émerger et à renforcer la confiance en soi et l'estime de soi. Les objectifs de la composante cognitive-comportementale sont : de développer des habilités cognitives à repérer, évaluer et modifier les cognitions dysfonctionnelles ; de promouvoir les auto-encouragements et les auto-verbalisations positives ; de développer les habilités de résolutions de problèmes en montrant comment appliquer les auto-instructions structurant l'identification des problèmes, l'évaluation des solutions possibles, le choix d'une solution, sa mise à l'épreuve et l'évaluation des résultats. La composante psychodynamique se centre sur la reconnaissance, l'exploration et l'élaboration de l'ambivalence à l'égard du bébé et de ses relations avec les conflits internes et externes. Les conflits dynamiques centraux des dépressions du post-partum incluent le refoulement ou le déni de l'agressivité envers le bébé. L'objectif étant d'aider le sujet à reconnaître son ambivalence et à la lier à son histoire personnelle.

F. La prévention non-directive de soutien

Cette intervention est dite « neutre », non-directive. L'objectif de ce module est de créer un espace d'écoute et de parole où la mère peut verbaliser ses craintes, ses difficultés. Le thérapeute s'appuie sur l'empathie, le non-jugement, en ne donnant aucune information, ni conseil, mais en proposant une écoute passive afin de marquer l'intérêt et renforcer la verbalisation. Puis une écoute active, avec une vérification du contenu, pour s'assurer de la bonne compréhension des propos de la mère.

G. Les interventions non-directives au domicile

Ces interventions au domicile des mères consistent en 8 visites hebdomadaires réalisées par la personne ayant assuré la prévention, d'une durée d'1 h à 1 h 30 minutes. Ces interventions reprennent le mode non-directif de soutien.

3. RÉSULTATS

A. Évaluation de l'efficacité des interventions de prévention chez 131 femmes

Avant les interventions de prévention, nous n'observons pas de différence entre les deux groupes (scores EPDS au 3eme jour gpe 1[1]= 12,49 ; gpe 2[2] = 11,85 ; t = 1,31 ; p = 0,17). Nous n'observons pas de différence socio-économique et clinique entre les deux groupes. À partir de la 6ème semaine après l'accouchement, 17 mères dans le groupe 1 (23,94%) ont des scores EPDS supérieurs ou égaux à 12, et 24 (40%) dans le groupe 2 (X^2 = 70,57 ; df = 24 ; p = 0,0001). Les résultats montrent une différence très significative entre les deux groupes en faveur de l'intervention de prévention de type 1. L'analyse de la variance pour mesures répétées montre également une différence significative en faveur de l'intervention de prévention de type 1 ($F_{1,131}$ = 15,89 ; p < 0,0001).

B. Évaluation de l'efficacité des traitements de la dépression chez 45 femmes

Les scores moyens aux différentes échelles d'évaluation de la dépression EPDS, BDI et HDRS à partir de la 6ème semaine du post-partum, soit avant les suivis au domicile, n'indiquent pas de différence entre les deux groupes. À la fin des suivis au domicile, soit à partir de la 14eme semaine après l'accouchement, 12 mères présentent des scores EPDS supérieurs ou égaux à 12, 1 femme dans le groupe 1 (4,27%) et 11 femmes dans le groupe 2 (45,83%). L'intensité de la symptomatologie dépressive mesurée par l'EPDS, la BDI et l'HDRS est significativement plus importante dans le groupe 2 (score EPDS à partir de la 14eme semaine ; gpe 1= 5,15 ; gpe 2=11,22 ; t = 9,36 ; p < 0,0001). L'analyse de la variance pour mesures répétées montre également une différence significative entre les deux groupes en faveur du traitement de type 1 : EPDS ($F_{1,45}$ = 87,73 ;

1 Groupe bénéficiant de la prévention de type 1 « multidimensionnel » avec guide d'entretien semi-directif.

2 Groupe bénéficiant de la prévention de type 2 neutre.

p < 0,0001) ; BDI ($F_{1,45} = 47{,}64$; $p < 0{,}0001$) ; HDRS ($F_{1,45} = 55{,}53$; $p < 0{,}0001$). Nous obtenons 80,95% de rémission dans le groupe 1 contre 0% dans le groupe 2 (pour un score BDI < 4).

C. Acceptabilité des interventions de dépistage, de prévention et de traitement

En ce qui concerne le dépistage précoce au 3ème jour après l'accouchement, nous pouvons observer qu'aucune mère n'a refusé de remplir le questionnaire EPDS. Seulement deux mères (1,5%) ont refusé l'intervention de prévention à la clinique – par contre, ces deux mères présentaient des scores EPDS indiquant une dépression à partir de la 6ème semaine après leur accouchement et elles ont accepté, à ce moment-là, les suivis au domicile. Nous n'observons pas de refus de suivis au domicile, ni d'abandon de suivis.

4. DISCUSSION

Cette étude montre l'intérêt en termes d'efficacité et d'acceptabilité d'un programme de dépistage, de prévention et de traitement de type multidimensionnel chez des mères souffrant de dépression du post-partum. Nous insistons sur l'intérêt de la prévention qui, dans un premier temps, réduit la fréquence des évolutions dépressives de manière conséquente, comparée à une intervention neutre non-directive, mais aussi, facilite l'acceptation d'une prise en charge ultérieure en raison de l'alliance thérapeutique établie dès le moment du dépistage et de la prévention. Cette intervention précoce peut contribuer à réduire le taux élevé de refus thérapeutique. Cette étude montre également toute l'importance du dépistage avec l'échelle EPDS qui est un questionnaire court, simple, facilement coté qui permet à la fois le dépistage des mères à risque d'évolution dépressive et le dépistage systématique de la dépression maternelle. Cette échelle facilite le dialogue entre les mères et les professionnels, libère les sentiments négatifs souvent contenus et réprimés par les mères en post-partum immédiat.

Pour conclure, nous pouvons ajouter qu'il reste à comparer notre programme en termes de généralisation des résultats, ce que nous sommes en train de mettre en œuvre. Nous nous interrogeons également sur les effets à moyen et à long termes de ces interventions brèves dont les résultats sont satisfaisants au niveau de la réduction des symptômes et en termes d'amélioration des capacités maternelles.

BIBLIOGRAPHIE

Appleby, L ; Warner, R ; Whitton, A *et al.* (1997). Attitudes toward motherhood in postnatal depression : development of the maternal attitudes questionnaire, *Journal of psychosomatic Research, 43, (4),* p. 351-358.

Armstrong, KL ; Fraser, JA ; Dadds, MR *et al.* (1999). A randomized, controlled trial nurse home visiting to vulnerable families newborns, *Journal Paediatric. Child Health*, 35, p. 237-244.

Beck, CT (2001). Predictors of postpartum depression : an update, *Nursing Research. School of nursing*, 50, p. 275-85.

Beck, AT ; Steer, R ; Garbin, M (1988). Psychometric properties of the Beck Depression Inventory : Twenty-five years of evaluation, *Clin Psychol Rev.*, 8, p.77-100.

Boath, E ; Henshaw, C (2001). The treatment of postnatal depression : a comprehensive literature review, *Journal Reproduct inf Psychol*, 19, p. 215-248.

Chabrol, H ; Teissedre, F ; Saint-Jean, M *et al.* (2002). Prevention and treatment of postpartum depression: a controlled randomized study on women at risk, *Psychol Med*, 32, p. 1039-1047.

Cox, J.L ; Holden, J.M ; Sagowsky, R (1987). Direction of post-natal depression, development of the 10 item Edinburgh post-natal depression scale, *British journal of psychiatry*, 150, p. 782-786.

Fossey, L ; Papiernik, E ; Bydlowski, M (1997). Postpartum blues : a clinical syndrome and predictor of post-natal depression ?, *J. Psychosom. Obstet. Gynecol.* 18, p. 17-21.

Guedeney, N ; Fermanian, J (1998). Validation study of the French version of the Edinburgh Postnatal Depression Scale (EPDS) : new results about use and psychometric properties, *Eur Psychiatric,* 13, p. 83-90.

Murray, L ; Sinclair, D ; Cooper, P *et coll.* (1999). The socioemotional development of 5-year-old children of postnatally depressed mothers, *J Child Psycho Psychiat.*, 40, p. 1259-1271.

Williams, JBW (1988). A structured interview guide for The Hamilton Depression Rating Scale, *Arch Gen Psychiatry*, 45, p. 742-7.

Problématique dépréssive – première grossesse – menace d'accouchement prématuré

Françoise Precelle

1. INTRODUCTION – OBJECTIFS

Dans la vie d'une femme, une première grossesse représente toujours un bouleversement. En effet, la grossesse rend effectifs des mécanismes biologiques restés jusque-là à l'état potentiel. De surcroît, par son caractère irréversible, la grossesse implique, pour la femme, l'accès à un statut nouveau soumis à des normes sociales. La prise de ce rôle nouveau va modifier le mode de vie de la future mère, la gestion de ses relations interpersonnelles et donc, évidemment, la perception qu'elle a d'elle-même.

La grossesse constitue un temps particulier de la vie d'une femme : à la fois inscrite dans le présent, la grossesse anticipe un futur tout en renvoyant la future mère à son passé. Dans ce sens, la grossesse constitue une phase critique du développement de l'identité féminine tout comme le sont également l'adolescence et la ménopause. Les difficultés inhérentes à cette crise maturative contiennent un risque important de dépression.

Outre des changements physiologiques importants, le processus de la grossesse implique des réaménagements profonds sur le plan psychique. Il s'agit d'un véritable travail psychique où confluent fantasmes personnels et représentations collectives, issus de l'actuel, de la qualité de la relation au conjoint mais aussi et surtout, de la propre histoire de la future mère.

Au cours de ce processus, plus ou moins désiré ou craint, la femme se verra confirmée dans ses potentialités, ses capacités créatrices ou, en revanche, se verra fragilisée, voire gravement déstabilisée par l'émergence de certaines failles.

En effet, être confrontée à une expérience corporelle intense qui renvoie aux étapes antérieures du développement psychique – étapes restées, le cas échéant, très conflictuelles – représente, pour certaines femmes, une épreuve révélatrice de fragilités telles que le cours normal de la grossesse s'en trouve compromis.

Une menace d'accouchement prématuré (MAP)[1] peut surgir à un moment bien précis, où événements biologiques et représentations psychiques s'entrecroisent.

Dans cette optique, la MAP idiopathique, c'est-à-dire sans étiologie médicale, pourrait-elle prendre valeur d'expression somatique comme moyen d'agir la conflictualité ?

L'étude présentée ici a été réalisée avec la collaboration de 5 services de maternité de la région de Mons.

Nous nous sommes demandées si les futures mères présentant une MAP avaient un profil de personnalité spécifique, si ce « dysfonctionnement corporel » traduisait une difficulté psychique particulière. Nous nous sommes, en outre, interrogées à propos du vécu de leur grossesse et du poids des relations aux images parentales, tout particulièrement à l'image maternelle. Nous avons enfin exploré deux autres dimensions : d'une part, l'image de soi et le rapport au corps, et d'autre part, les capacités d'élaboration de la position dépressive.

2. ASPECTS MÉTHODOLOGIQUES

Notre étude compte 10 sujets MAP et 10 sujets non-MAP (nullipares, en couple, âgées de 20 à 35 ans, grossesses spontanées et désirées par arrêt de la contraception, MAP de 28 à 35 semaines, hospitalisation pour traitement intraveineux). Nous avons utilisé l'entretien semi-directif, le Rorschach et le TAT.

3. ANALYSE DES RÉSULTATS

Les tendances qui ressortent de ces études de cas s'expriment bien sûr de manière plus ou moins marquée selon les sujets parmi les femmes du groupe MAP. Certaines de ces caractéristiques peuvent également se retrouver dans le groupe non-MAP mais s'expriment alors à très bas bruit.

A. Axe de la relation à l'image féminine et/ou maternelle

a. Une relation complexe

Les modalités de la relation à la mère occupent une place centrale. Or, comme le souligne Racamier (1984), *« l'amour maternel n'est nullement le*

1 La MAP se situe aux environs de la 28ème semaine de la grossesse et se caractérise par des contractions rapprochées (plus d'1/10 min.) et une modification du statut du col de l'utérus. Ce syndrome fait l'objet d'une recherche systématique lors des consultations prénatales, car il représente toujours un risque de naissance prématurée avec le danger de handicap, voire de mort de l'enfant.

corps pur et idéal, le sentiment simple sans mélanges, ni conflits, que l'on se plaît à imaginer ». Cette relation peut, en effet, être marquée par le manque d'affection. Dans le groupe MAP comme dans le groupe non-MAP, l'entretien et les méthodes projectives mettent en évidence cette complexité de la relation à l'image maternelle ; toutefois, les difficultés les plus prégnantes se rencontrent principalement dans le groupe MAP.

La grossesse peut être l'occasion d'un rapprochement entre mère et fille, ce qui a pour effet d'apaiser les conflits, de sorte que la future mère ne se trouve pas seule aux prises avec un passé qui la rattrape. Ce rapprochement est peu fréquent dans le groupe MAP, alors que dans le groupe non-MAP, la grossesse a permis, dans tous les cas, un rapprochement avec la mère.

Cette forme d'indulgence envers la mère peut être considérée comme la conséquence de l'indispensable représentation de la mère faible dont parle M. Bydlowski (1998). La grossesse favorise le rapprochement avec la mère chez les sujets non-MAP, au point qu'elle soit souvent la première, après le père de l'enfant, à qui la grossesse est annoncée, et au point d'envisager de lui confier le bébé dans la plupart des cas. Ces caractéristiques sont peu présentes dans le groupe MAP. *« C'est quelqu'un à qui je ne confierais jamais mon enfant, elle le sait »* (P.). *« J'aurais peur qu'elle lui fasse quelque chose de mal, même si ce n'est pas intentionnel ; c'est terrible de ne pas oser confier son enfant à sa mère »* (N.). Selon M. Bydlowski, la seule femme à qui une future mère ou une jeune mère puisse confier son propre enfant sans arrière-pensée est sa propre mère, à condition qu'elle ait pu être idéalisée. Selon l'auteur, cette idéalisation maternelle en forme de trêve, même si elle s'avère passagère, paraît indispensable pour qu'une maternité puisse être menée à bien.

Il arrive parfois également que la mère, personne de référence, fasse défaut notamment en cas de décès, ce qui peut laisser la future mère face à un vide : « *On a besoin d'une femme repère à qui poser des questions* » (P, MAP)

Toutefois, développer un sentiment positif à l'égard de la mère s'avère tout à fait inconcevable, insupportable pour certaines femmes du groupe MAP : *« Je ne la supporte pas, j'ai trop de haine contre elle. Sa chance, elle l'a eue, maintenant c'est trop tard, c'est fini »* (T), *« Je ne m'en porte pas plus mal, c'est mieux comme ça, je n'ai rien perdu, ça ne me fait rien, c'est comme si elle était étrangère pour moi »* (K.).

b. Entre rupture et rapprochement : une ambivalence difficile à assumer

Dans certains cas, l'appel à la mère s'exprime de manière pressante : *« J'aimerais que ma maman me téléphone ; je ne sais pas comment elle fait pour supporter ça, parce que des fois, ça me prend là »* (en montrant sa gorge). Mais la mère n'ose pas toujours se risquer à prendre le chemin de la réconciliation. *« Je pense qu'elle sait peut-être qu'elle a fait beaucoup d'erreurs et n'ose pas se l'avouer ; elle ne veut pas montrer ses faiblesses »* (N., MAP). En entretien, l'ambivalence à l'égard de la mère s'exprime chez ces mêmes sujets qui tentaient de nier l'impact de la rupture avec la mère : *« Je ne dis pas que je suis en pierre, ça me fait mal »* (T.), *« Elle ne me regarde même pas »* (K.). Segueilla et Mamelle (1996), tout comme De Muylder (1989), ont souligné tout particulièrement dans le cas des MAP idiopathiques une perturbation de la relation entre la future mère et sa propre mère, qui se traduit par une dépendance excessive, de l'hostilité marquée, de l'agressivité allant de pair avec une figure paternelle peu prégnante. À ce propos, dans le groupe MAP, il apparaît que la plupart du temps, le père de la future mère n'a pas joué le rôle de tiers.

Selon Garnier-Petit (1999), un certain nombre de grossesses débouchent sur une MAP dans des situations où il n'y a même plus d'ambivalence vis-à-vis de la mère. L'amour semble alors s'être définitivement retourné en haine féroce, en mépris, en rejet, autant de réponses à ce qui a été vécu comme une violence ou un abandon maternel. L'ambivalence et les doutes par rapport à leurs propres capacités maternelles apparaissent clairement chez les femmes du groupe MAP. La difficulté de s'identifier à l'image maternelle se traduit, en entretien, chez certains sujets du groupe MAP, par un doute à propos de leurs capacités à être une mère suffisamment bonne pour l'enfant. *« Vais-je être une bonne maman, vais-je m'entendre avec elle ? »* (P.). Notons que cette caractéristique n'apparaît pas dans le groupe non-MAP.

c. La MAP, appel au secours, seul moyen de mise à jour du conflit.

La mère représente pour la fille la première rencontre avec le féminin et le maternel. Les résultats indiquent que sur ce plan, les sujets du groupe MAP se démarquent des sujets du groupe non-MAP.

Au TAT, l'image maternelle est plus souvent mise à distance dans le groupe des sujets en MAP que dans l'autre groupe. Cette distance peut être interprétée comme une défense face à la représentation de la rivalité féminine. En effet, devenir mère c'est devenir l'égale de sa propre mère, c'est-à-dire à la fois comme elle et pourtant différente ; ce qui relance la rivalité féminine liée à une réactivation de la problématique œdipienne. Ces femmes montrent donc plus souvent que les autres des conflits psychiques non résolus en lien avec l'image maternelle. Dès lors, la seule voie d'identification féminine et maternelle possible pour elles se construit en réaction à une image maternelle soit défaillante – les empêchant de se penser comme mères suffisamment bonnes (Segueilla, Mamelle, 1996) – soit étouffante et écrasante, en l'absence d'une figure paternelle signifiante (Blau, 1965). Le rôle du père dans le développement de l'enfant et de l'adolescent n'est plus à démontrer. À ce propos, Fua (1995) dit : *« Son regard d'homme féminisant sa fille doit avoir une importance aussi grande que le regard de la mère identifiant celui-ci »*. Il semblerait même que ces conflits non-résolus avec la mère ont un effet plus néfaste que les conflits conjugaux (Cohen, 1979).

Le conflit non-élaboré avec la mère peut être ravivé pendant la grossesse dans un lien de dépendance (Broussous-Lazarus, 1991).

Cette dépendance vis-à-vis de la mère peut être vécue positivement, c'est-à-dire sur un mode totalement idéalisé ou au contraire négativement, c'est-à-dire sur un mode totalement dénigré, la mère devenant alors un anti-modèle maternel.

Si une difficulté, d'intensité relative selon les cas, à s'identifier à une image féminine apparaît dans les deux groupes au Rorschach, nous constatons toutefois que l'identification sexuée et la relation à l'autre s'expriment de manière beaucoup plus problématique dans le groupe MAP.

On peut se poser la question de la qualité des assises narcissiques, c'est-à-dire de la capacité à s'investir positivement et à assumer son image, ce qui constitue également une difficulté pour les sujets du groupe MAP. Ces assises narcissiques renvoient directement à l'investissement maternel. Or, parmi les mères des sujets du groupe MAP, nombreuses sont celles qui ont exprimé au cours de leur vie des « fragilités » : alcoolisme, dépression, que l'on ne retrouve pas chez les mères des sujets du groupe non-MAP. Dans le même ordre d'idée, la littérature mentionne que les patientes ayant accouché prématurément ont été plus souvent négligées ou délaissées par leur mère (Gunther, 1963).

Par la régression narcissique qu'elle entraîne, la grossesse favorise le retour à des états archaïques (Bergeret, Amselek 1997). Ceci expliquerait la mise en évidence, au T.A.T. chez plusieurs sujets du groupe MAP, d'une problématique prégénitale confirmant l'intériorisation de défaillances maternelles dans la fonction contenante.

Dans le cas de la dépression maternelle, le désinvestissement de la mère représente une « catastrophe psychique » pour le présent et pour le futur de l'enfant. Une des conséquences se situera, selon Green (1983), dans la perturbation de l'élaboration de la position dépressive et dans une confrontation précoce à l'épreuve de réalité. Dans ce cas, l'apparente maturité de l'enfant risque de lui faire occuper une place d'adulte comme soutien du parent : «*J'ai été la mère de ma mère* » (P). Cette caractéristique n'apparaît que dans le groupe MAP.

B. Axe de la position dépressive.

Les entretiens comme les méthodes projectives font fréquemment apparaître des éléments dépressifs dans le groupe MAP, contrairement au groupe non-MAP.

Le groupe MAP présente une plus grande tendance à avoir vécu douloureusement des pertes, des deuils pendant l'enfance ou l'adolescence. Ajoutons à ces difficultés liées au passé, une accumulation d'événements dits stressants pendant la grossesse. On peut penser que ces événements externes viennent réveiller des fragilités internes qui compromettent dès lors les capacités de ces femmes à résister aux difficultés de la vie. Dans ce cas, le risque majeur est l'installation d'un épisode dépressif.

Parmi les sujets du groupe MAP s'expriment 2 tendances qui répondent à une difficulté à élaborer la position dépressive, à penser et à vivre l'absence. La première tendance consiste en un appel très fréquent à l'objet d'étayage : *« Seule entre quatre murs, je suis pendue au téléphone, j'ai besoin d'être entourée »* (M.). La deuxième tendance se traduit par un besoin de maîtrise et le recours à des défenses maniaques comme lutte anti-dépressive : *« Je ne sais pas rester assise, je bouge tout le temps, je dois toujours faire quelques chose, sinon je déprime »* (N), *« Couchée sans aucun contrôle ; c'est la seule chose de ma vie que je ne saurai jamais maîtriser »* (T.), *« L'inactivité me fait déprimer, je ne peux pas avoir mon cerveau qui pense, je dois constamment produire »* (P.). On peut comprendre l'expression somatique qu'est la MAP comme un équivalent dépressif. Notons à ce propos, dans le groupe MAP uniquement, la présence d'une tendance antérieure à exprimer par voie somatique des conflits non-résolus sur le plan psychique, le plus fréquemment à l'adolescence sous forme de troubles alimentaires comme l'anorexie mentale.

4. PROPOSITION DE DÉMARCHE PRÉVENTIVE

Au vu de ces tendances comportant un haut risque dépressif, on pourrait axer une démarche préventive selon trois étapes, allant du désir d'enfant aux premières semaines de vie du bébé. Cette optique de prévention vise un travail à deux niveaux : d'une part auprès des futures mères et d'autre part, en direction de l'équipe soignante.

A. Le travail avec les futures mères.

En hôpital général, nous pouvons regrouper les possibilités d'intervention du psychologue avec les futures mères en trois étapes essentielles allant du désir d'enfant aux premières semaines de vie de l'enfant : la période préconceptionnelle (consultation de stérilité, PMA...), la période prénatale (toutes hospitalisations en cours de grossesse, grossesse après un deuil d'enfant, mère séropositive, non-désir de grossesse, grossesse à l'adolescence, interruption thérapeutique de grossesse...), la période post-natale (accouchement prématuré, deuil prénatal, maladies du bébé, difficultés dans l'établissement de la relation précoce, accouchement traumatisant...).

En maternité, l'intervention du psychologue ne se limite pas aux situations graves, ni à une liste exhaustive, car ce serait faire l'impasse sur la multitude des réactions individuelles qui font la singularité de chaque grossesse. En effet, face à la nouveauté, l'inattendu, la difficulté, voire la catastrophe, certaines futures mamans pourraient bénéficier d'un soutien psychologique car la maternité, au sens large, n'est pas seulement une affaire de technique médicale. En effet, la technique, aussi performante soit-elle, ne pourra jamais aider une femme à « naître mère ».

Écouter une femme enceinte de 3 mois, de 6 mois, ou près du terme de l'accouchement, ce n'est ni la même histoire, ni la même écoute, qu'il s'agisse ou pas de la même femme.

Le psychologue doit donc faire preuve d'une grande souplesse pour s'adapter à ces situations.

Lorsque la MAP survient, l'hospitalisation qui s'impose, entraînant la médicalisation de la grossesse, peut être vécue par la femme comme un échec personnel et donc comme une blessure narcissique. Les soins médicaux, certes nécessaires, peuvent générer de l'angoisse chez la femme qui se sent alors dépossédée de sa grossesse. Or, il est impératif que la future mère se réapproprie tout le processus de la grossesse, car la qualité des relations précoces avec son enfant vont en dépendre. N'oublions pas que la prévention passe obligatoirement par le bien-être psychique de la mère.

Cette réappropriation doit donc rester au cœur des préoccupations de l'équipe soignante. Le psychologue peut travailler avec l'équipe dans ce sens.

Ce temps d'hospitalisation peut aussi devenir une occasion pour la femme de s'arrêter un temps pour panser/penser ces anciennes blessures.

En aidant la future mère à donner du sens à des souvenirs forts, voire violents, à tels fantasmes invasifs, le psychologue, par une écoute clinique, aidera la femme à reprendre contact autrement avec son histoire, ce qui lui permettra d'atténuer les charges émotionnelles qui la submergent.

B. Le travail avec l'équipe médicale

Le travail avec les intervenants de première ligne est un préalable à toute prise en charge des patientes, afin de soutenir l'équipe dans un rôle de contenant auprès de la future mère et, le cas échéant, de la famille. Dans cette optique, le psychologue intervient sur demande spécifique de la future mère et/ou des soignants.

Pour qu'une collaboration efficace s'établisse entre l'équipe soignante et le psychologue, il faut que les soignants ne se sentent pas disqualifiés dans leur rôle par une intervention psy qui serait vécue comme intrusive ; il faut toutefois que le psychologue crée avec les soignants une relation suffisamment étroite pour pouvoir vraiment partager leurs préoccupations et leurs angoisses.

N'oublions pas que les différents professionnels ont des formations, des activités et des sensibilités différentes.

La rencontre psychologue-soignants a pour but d'enrichir la compréhension de chacun à propos de la future mère, et ainsi d'optimaliser l'aide proposée grâce à cette approche plus globale.

Le psy doit, entre autres, être sensible à l'angoisse latente des professionnels. Un lieu de parole s'impose, qui serve d'exutoire aux émotions et aux projections des différents professionnels.

Des situations vécues peuvent mettre à jour le besoin de formation complémentaire.

Dans ce sens, une sensibilisation aux mécanismes psychiques impliqués dans l'adaptation normale de la grossesse et dans l'installation des premiers liens mère-nourrisson nous paraît une étape de base.

Les jeux de rôles peuvent aider les membres de l'équipe à prendre conscience des mécanismes de transfert/contre-transfert dans lesquels ils se trouvent inévitablement pris.

Nous pensons que les formations ne devraient pas être réservées exclusivement aux intervenants en maternité, mais s'adresser à tout professionnel impliqué dans la période pré- et post-natale, par exemple les consultations de nourrissons.

5. POUR CONCLURE

Malgré la petite taille de l'échantillon, les tendances mises en évidence laissent entrevoir un lien entre la MAP idiopathique et une problématique non-résolue avec l'image maternelle d'une part, et des difficultés, voire une impossibilité d'élaborer la position dépressive, d'autre part. Cette dernière tendance se traduit principalement par une incapacité à supporter la solitude, un appel à l'objet d'étayage, la présence d'événements de vie vécus douloureusement (pertes) et un non-dépassement de la position dépressive.

La transparence psychique et les réajustements que nécessite la grossesse constituent une occasion pour la femme de comprendre un passé difficile, conflictuel, parfois très douloureux, « mis de côté ». La grossesse est également un moment privilégié et propice à l'instauration d'une alliance entre le psychologue et le narcissisme de la future mère.

Cette épreuve peut s'avérer organisatrice (ou pas) pour le psychisme de la future mère selon qu'elle sera (ou non) soutenue, comprise et accompagnée valablement pour entreprendre cet itinéraire. Ce passage d'une rive à l'autre, si difficile pour certaines, nécessite un accompagnement psychologique individuel, mais aussi un véritable travail de collaboration entre le psychologue et l'équipe soignante. La prévention implique également d'intégrer le père de l'enfant à la démarche, via une écoute et un soutien du couple.

La future mère pourrait ainsi se libérer de projections et de répétitions dont le bébé, véritable buvard des émotions maternelles serait le malheureux destinataire.

BIBLIOGRAPHIE

André, J (1995). La perte d'amour *Psychologie Clinique et Projective. Problématique du féminin*, 2.

Audras de la Bastie, M (1984). Recherche des facteurs psychologiques dans l'étiologie de la prématurité, *Psychanalyse à l'Université*, 9.

Benhaïm, M (1998). La folie des mères, *J'ai tué mon enfant,* Paris : Imago.

Bergeret-Amselek, C (1997). *Le mystère des mères.* Paris : Desclée de Brouwer.

Berkowitz, G.S ; Kasl, S.V (1983). The role of psychological factors in spontaneous preterm delivery, *Journal of Psychosomatic Research.*

Broussous-Lazarus, S (1991). La menace d'accouchement prématuré : ses aspects psychologiques, *Contraception – Fertilité – Sexualité*, 19.

Bydlowski, M (1998). La dette de vie, *Itinéraire psychanalytique de la maternité,* Paris : P.U.F.

Bydlowski, M (2000). Je rêve un enfant, *L'expérience intérieure de la maternité,* Paris : Odile Jacob.

Candeloric, C (1999). L'IRMAG, un instrument pour explorer les représentations pendant la grossesse, *Maternité et grossesse,* Paris : P.U.F.

Chabert, C (1995). Contribution des méthodes projectives dans la recherche en psychologie clinique et en psychopathologie, *La recherche clinique en psychopathologie*, Paris : P.U.F., p. 93-110.

Ciccone, A ; Lhopital, M (1994). *Naissance à la vie psychique.* Paris : Dunod.

Claveriole, I ; Jalenques, I (1992). Les perturbations de l'équilibre psychique maternel au cours des grossesses à risque, *Psychologie médicale,* 24.

Couchard, F (1995). Le fantôme de la mère morte, un exemple de problématique du deuil à l'adolescence, *Psychologie Clinique et Projective,* Féminin et Maternel, 1.

Debray, R (1996). *Clinique de l'expression somatique.* Paris : Delachaux et Niestlé.

Delaisi, G (1997). *La part de la mère.* Paris : Odile Jacob.

Delassus, J.-M (1995). *Le sens de la maternité.* Paris : Dunod.

Delassus, J.-M (1998). *Devenir mère.* Paris : Dunod.

De Muylder, X. (1989). Profil psychologique en cas de menace d'accouchement prématuré, *Contraception – Fertilité – Sexualité*, 3.

de Tychey, C. Les modes d'expression de l'angoisse au test de Rorschach dans les organisations 'névrotiques', 'limites' et 'psychotiques' de la personnalité, *Bulletin de Psychologie*, Tome XXXIX, n° 376, p. 671-678.

de Tychey, C (1994). *L'approche des dépressions à travers le test de Rorschach. Point de vue théorique, diagnostique et thérapeutique.* Ed. EAP.

Dugnat, M ; Roure, M.-Th (1998). Collaboration entre les pays et les équipes obstétricales, *Psychiatrie périnatale Parents et Bébés : du projet d'enfant aux premiers mois de la vie,* Paris : P.U.F.

Fua, D (1995). Féminité, maternité : fils rouges, continent noir », *Psychologie Clinique et Projective*. Féminin, maternel, 1.

Fua, D (1997). Le féminin au risque du maternel, *Bulletin de Psychologie,* 428.

Garnier-Petit, C (1999). *Mal de mère, mal d'enfant : Angoisse et bonheur de la maternité*. Paris : Albin Michel.

Gauthier, Y. Du projet d'enfant aux premières semaines de la vie, Perspective psychanalytique, *Psychiatrie périnatale. Parents et bébés : du projet d'enfant aux premiers mois de vie*, Paris : P.U.F.

Godfrind, J (2000). Du corps à la symbolisation, *L'archaïque au cœur du corps,* Psychorps, 5.

Godfrind, J (2001). *Comment la féminité vient aux femmes.* Paris : P.U.F.

Golse, B (1999). *Du corps à la pensée*. Paris : P.U.F.

Green, A (1983). La mère morte, *Narcissisme de vie, Narcissisme de mort.* Paris : Ed. de Minuit.

Lebovici, S (1994). *Le nourrisson, la mère et le psychanalyste. Les interactions précoces.* Paris : Bayard.

Legros, J.-P (1991). De la grossesse menacée à la grossesse menaçante, *Les dossiers de l'obstétrique,* 190.

Levaguerese, L (1983). Le symptôme prématurité, *Les cahiers du nouveau-né,* Paris : Stock, p. 69-76.

Marcos-Sigal, H (1984). *La signification de la naissance du premier enfant.* Paris : Privat.

Mc Dougall, J (1989). *Théâtres du corps*. Paris : Gallimard.

Murray, L. L'impact de la dépression du post-partum sur le développement de l'enfant, *Psychiatrie périnatale. Parents et bébés : du projet d'enfant aux premiers mois de la vie*, Paris : P.U.F.

Naouri, A (1998). *Les filles et leurs mères*. Paris : Odile Jacob.

Stern, D ; Bruschweiler-Stern, N (1998). *La naissance d'une mère.* Paris : Odile Jacob.

Szejer, M (1997). *Des mots pour naître, l'écoute psychanalytique en maternité*. Paris : Gallimard.

Terninck, C (2001). *L'épreuve du féminin à l'adolescence.* Paris : Dunod.

Zäh, A (1998). Le lien fragile ou la relation corps-psyché dans la menace d'accouchement prématuré, *Psychanalyse à l'Université*, 13.

Mort périnatale et transmissions intergénérationnelles : les deuils parentaux non-résolus sont-ils un facteur de risque ?

Valérie Touvenot

Je propose de commencer mon intervention par la présentation d'une vignette clinique, qui met en exergue la vulnérabilité parentale précédent une mort fœtale. Je voudrais m'appuyer sur cet exemple pour pointer des aspects qui me semblent importants pour essayer de comprendre un peu mieux ce qui est souvent présenté comme une fatalité dans ce genre de circonstances. Ce qui me frappe toujours lorsque je rencontre des couples qui viennent de perdre un enfant en période périnatale, c'est leur description quasi-systématique d'une suite d'événements douloureux, comme si ce drame venait s'inscrire dans une sorte d'acharnement du destin tragique. Lorsque l'on étudie de plus près le parcours de vie et l'histoire de ces familles, on met très souvent en évidence une absence totale de construction de sécurité de base, qui ne peut que fragiliser l'enfant et la mère. Des facteurs de risques pourraient sans doute être beaucoup mieux repérés afin de mettre en œuvre une véritable politique de prévention contribuant à désamorcer des transmissions pathogènes.

Je rencontre le couple L. à la maternité. Pour respecter l'anonymat de cette famille, nous nommerons ici le monsieur Florent et sa femme Isabelle. Ils ont environ vingt-cinq ans et se sont mariés un an auparavant. Pendant leur voyage de noces, ils ont conçu leur premier enfant. Tout semble aller pour le mieux, mais si le couple se retrouve ce jour-là à la maternité, ce n'est pas pour une naissance, mais parce que leur fils vient de mourir subitement dans le giron de sa mère, à huit mois de grossesse. L'accouchement est évidemment un cauchemar.

Le lendemain, je passe un long moment avec ce couple. Les premières paroles de la jeune femme seront : « *Le malheur continue. Ça ne s'arrêtera donc jamais. On ne sera jamais heureux...* » Je l'interroge à ce sujet et elle poursuit en m'expliquant que l'an passé, son mari a perdu son grand-père, qu'il aimait beaucoup, et que depuis sa grand-mère est atteinte de la maladie d'Alzheimer. De son côté, elle a perdu son père deux ans auparavant. Elle me dit qu'elle n'a pas arrêté de « *galérer* » depuis qu'elle est née, comme si le destin s'acharnait sur elle. Il n'y a que depuis leur mariage que la vie semblait leur sourire. Ils souhaitaient pouvoir oublier tout cela en fondant une famille, qu'ils voulaient nombreuse. Ils ont à présent le sentiment de ne jamais pouvoir s'en sortir, puisqu'un malheur chasse l'autre.

Florent reste sans voix, comme tétanisé par le choc.

Aussitôt Isabelle affirme que la seule issue pour sortir de sa souffrance, serait de se retrouver au plus vite enceinte. Mais ce sera pour elle une véritable obsession pendant six mois, jusqu'à ce qu'effectivement, après un traitement de stimulation ovarienne, un nouveau bébé se profile. La conception a lieu un an après celle du premier, à deux semaines près. Ce sera également un garçon. Un prénom lui sera attribué rapidement, de consonance très différente du premier.

La première grossesse a été difficile. Isabelle a failli faire une fausse-couche vers deux mois, avant même de savoir qu'elle était enceinte. Son médecin n'a d'ailleurs pas voulu déclarer la grossesse à ce moment-là, persuadé qu'elle allait s'interrompre très vite. Finalement, le bébé se développe plutôt bien, jusqu'à ce qu'une échographie révèle un problème à la colonne vertébrale, laissant craindre un handicap. Le couple voulant un enfant coûte que coûte décide de ne pas interrompre la grossesse. Ce diagnostic était sans doute une erreur puisqu'à l'échographie suivante, tout semble rentré dans l'ordre. Mais ce bébé meurt subitement à huit mois de gestation. Isabelle ne s'en est pas aperçue tout de suite, elle a consulté son médecin seulement deux jours après la mort du bébé. La culpabilité de n'avoir rien senti et d'avoir « *laissé mourir son fils sans rien faire* » sera énorme pour elle.

L'autopsie n'apportera aucun éclairage. Ce qui s'est passé ressemble à une mort subite du nourrisson. L'enfant n'était atteint d'aucune malformation. Il semble que ce bébé ait manqué subitement d'apport sanguin maternel, sans que le cordon soit endommagé.

J'accompagne ce couple pour son travail de deuil et l'accueil de l'enfant suivant. Les deux parents viennent ensemble dans un premier temps, puis Isabelle vient seule une fois par semaine, tandis que Florent prend contact avec moi de façon irrégulière, lorsqu'il déprime trop. Il parle très peu, ne pleure pas mais a surtout besoin de (re-)trouver sa sécurité affective. Avec Isabelle, les premières séances tournent à la fois autour de son insupportable culpabilité et de son immense désir d'avoir au plus vite un autre enfant. Elle se défend de tomber dans le piège de l'attente d'un enfant de remplacement, mais assure que la conception d'un bébé est vitale pour elle. On a vraiment l'impression que sa propre existence et consistance ne peuvent reposer que sur le statut de mère, comme si sa propre vie n'avait aucun sens dans le cas inverse. Elle se vit sans valeur et dit bien que ses parents ont largement contribué au développement de ce sentiment. Je la laisse exprimer toute cette souffrance et cette attente en essayant de la sécuriser affectivement par des séances d'haptonomie. Elle y adhère très vite, mais je la sens extrêmement démunie, dans une détresse de toute petite fille. Ses facultés perceptives du contact sont totalement atrophiées, non-développées. Elle a besoin d'être littéralement portée – au sens du *holding* de Winnicott (1960). Je comprends mieux qu'elle n'ait pas senti tout de suite son premier bébé mort dans son giron.

Dans un deuxième temps, je l'invite à exprimer ses sentiments vis-à-vis de son père et de sa disparition, lui expliquant qu'un deuil réveille toujours les précédents. Elle est extrêmement défensive et je dois être très prudente pour l'aider à cheminer à ce niveau, en respectant son rythme.

L'angoisse l'envahit et il faudra attendre la période de « transparence psychique » de sa deuxième grossesse, pour qu'elle puisse s'ouvrir à ce sujet. Mais contrairement à ses attentes, elle constate que cet événement tant attendu ne l'apaise pas totalement. Elle a terriblement peur pour cet enfant. Elle est très déprimée, n'a plus envie de rien et surtout pas de préparer quoi que ce soit pour son bébé. Le temps passe, son ventre s'arrondit beaucoup, mais elle a beaucoup de mal à sentir son bébé bouger. À plusieurs reprises, elle vient me voir en pleurs, en me disant que son enfant est peut-être mort et qu'elle n'en sait rien.

Au cours d'une séance avec moi, elle me dit qu'elle n'a toujours pas réussi à retourner dans la chambre de leur premier bébé. Cela semble totalement insupportable pour elle, comme une véritable torture. Je l'encourage à chercher à comprendre ce qui se cache derrière cette terrible appréhension. Là, elle commence à me parler vraiment de son père. Elle me dit que c'était un homme très tourmenté et violent. Elle est sûre qu'il ne l'a jamais aimée. Sa mère l'a quitté lorsque Isabelle avait une dizaine d'années. Elle se souvient n'avoir jamais eu de contact chaleureux avec lui, et pas beaucoup plus d'ailleurs avec sa mère, très prise par son travail.

Le père d'Isabelle est mort seul dans son appartement (dans une autre région) et son corps n'a été découvert que trois semaines plus tard. Isabelle a été convoquée par la Justice quelques jours après pour se rendre dans l'appartement de son père et faire l'inventaire de ses affaires. Ce fut pour elle un véritable calvaire et elle a dû être hospitalisée pendant plusieurs jours à son retour, tellement elle avait été choquée. Chez lui, elle a retrouvé de la drogue. Elle sait qu'il était atteint de graves troubles psychiatriques et elle s'est beaucoup inquiétée de savoir ce qu'elle en avait hérité et ce qu'elle pouvait transmettre à ses enfants. Elle est prise par le paradoxe de désirer fonder une famille nombreuse, et l'immense inquiétude que ses enfants ressemblent à leur grand-père.

D'autre part, Isabelle est parfois envahie par le sentiment presque délirant que son père est encore vivant et revienne un jour la voir pour lui faire du mal, car le corps retrouvé dans son appartement n'a jamais été formellement identifié. Isabelle n'a bénéficié d'aucun accompagnement pour cette épreuve. Sa mère, remariée, est restée très distante. Il a fallu qu'elle perde un enfant pour qu'un réseau d'aide et de soutien s'organise autour d'elle.

Le récit de cet épisode, bien que très pénible, lui a permis les jours suivants de franchir le seuil de la chambre d'enfant et de faire un premier rangement.

Il est enfin très frappant de noter qu'Isabelle s'est renseignée sur le cap à franchir dans la gestation pour qu'un enfant soit viable hors de l'utérus de sa mère. Très tôt au cours de sa grossesse, intérieurement, elle souhaite que l'on fasse naître son bébé au plus vite pour qu'il termine sa maturation en couveuse. Elle est persuadée que son enfant serait mieux, et plus en sécurité entre les mains des soignants que dans son giron. On mesure l'ampleur de sa détresse et des pulsions agressives qui l'envahissent.

Florent est visiblement un conjoint très aimant, mais il a lui-même grandi avec une très grande vulnérabilité. Son père l'a toujours plus ou moins rejeté, car il doute de sa paternité à son égard. L'accès au statut de parent pour Florent est de ce fait très problématique, malgré un désir conscient évident. Il ne peut pas s'appuyer naturellement et simplement sur sa relation à son propre père et semble fixé à son adolescence.

Isabelle appelle et voit son gynécologue quasiment toutes les semaines. Nous travaillons d'ailleurs en étroite collaboration. Les échanges réguliers entre son obstétricien et moi me semblent indispensables car, comme beaucoup de femmes ayant vécu un tel drame, elle a changé de médecin après la mort de son premier enfant. Le risque était très grand pour que cette femme, qui demande sans cesse de l'aide, exaspère et « épuise » son médecin, qui connaît peu de choses de son parcours.

Des visites bihebdomadaires d'une sage-femme ont pu être organisées dès le cinquième mois de la grossesse. Parallèlement, je conseille au couple de suivre un accompagnement haptonomique prénatal auprès d'une puéricultrice, afin de ne pas s'occuper uniquement de l'aspect organique de la grossesse. Il accepte et cela s'avère très bénéfique. Isabelle aiguise sa sensibilité proprioceptive (même si cela est laborieux pour elle) et le bébé répond très bien aussi aux invitations de son père. Enfin, Isabelle est hospitalisée à la maternité, à sa demande, à partir du septième mois, où l'on pratique deux fois par jour des monitoring. Elle est à peine rassurée, mais le bébé se porte bien. (Au moment où je rédige ce document, elle est toujours hospitalisée, et arrive à trente-trois semaines de grossesse).

Je pense que ce travail en équipe a permis de lui proposer un soutien humain fondamental pour elle, son mari et leur enfant. De plus, cette organisation est plus « légère » et plus gérable pour chacun, car des relais sont possibles. Nul ne sait comment ce deuxième enfant, conçu aussi rapidement, se serait installé dans la vie sans ce réseau humain d'accompagnement.

Cet exemple clinique, qui rejoint des constats fréquents chez des familles touchées par ce type de drame, m'amène à poser les hypothèses suivantes :

• un deuil parental compliqué et non-élaboré juste avant la grossesse est un facteur de risque de mort fœtale :

- l'absence de sécurité intérieure maternelle joue probablement un rôle important, du fait de sa transmission directe à l'enfant, via son giron ;

- les pulsions agressives de la mère contrarient sans doute aussi l'élan vital de l'enfant ;

• une absence de soutien du conjoint devrait accentuer l'insécurité de la mère et rendre encore plus problématique le destin des pulsions agressives non-élaborées ;

• on peut se demander si l'identification à l'objet parental mort n'est pas présente dans ce contexte, avec un risque de déplacement de l'agressivité à son endroit.

Je pense qu'il est nécessaire de bien distinguer la viabilité (qui ne repose que sur le côté organique) de la vitalité (qui est nourrie et soutenue beaucoup plus par ce qui fait l'essence de la vie affective). Comme l'a rappelé Catherine Dolto (1998), « *tout être vivant cherche à se sentir en sécurité, sans cela il ne peut pas exister. Déjà dans le giron maternel l'enfant cherche sécurité et protection à travers les éléments qui constituent son univers. (...) La vie est un apprentissage incessant et l'enfant se construit d'expérience en expérience et en écho aux émotions, angoisses ou affects que celles-ci produisent chez sa mère et son père.* »

Il semble que dans bon nombre d'arrêts brutaux de la vie chez les enfants *in utero*, leur mère manquait cruellement de sécurité intérieure bien avant ce drame. Tout se passe comme si ces enfants avaient été eux-mêmes coupés dans leur élan vital.

La question des transmissions intergénérationnelles est incontournable dans ce contexte. On voit bien que l'angoisse et la vulnérabilité héritées du passé de la famille ne sont pas seulement « dans la tête », mais qu'elles sont ressenties au plus profond de l'être. Pour que la vie soit transmisse et soutenue, il faut sans doute un minimum de sécurité affective, ancrée dans la corporalité. Les connaissances scientifiques progressent à ce niveau. Des chercheurs, comme l'Américain Michael Gershon (1999), avancent l'idée de l'existence d'un « cerveau » dans notre ventre, appelé du coup « cerveau entérique ». Il s'agit d'un « deuxième cerveau », fonctionnant de façon totalement autonome et émettant beaucoup de signaux et d'informations concernant l'état vital vers le système nerveux central. Le « cerveau entérique » joue un rôle important et déterminant dans tous les vécus de plaisir et de souffrance. Il s'avère que beaucoup plus d'informations sont transmises du système nerveux entérique vers le système nerveux central qu'inversement. Elles jouent un rôle déterminant pour notre bien-être et pour la conservation de soi. Ce chercheur insiste aussi beaucoup sur le fait que très tôt après la conception, pour l'enfant dans le giron de sa mère, son système nerveux entérique doit être stimulé et apprendre, dans la phase prénatale et dans la petite enfance, à découvrir et régler l'épanouissement du soi et de la survie. Qu'en est-il alors lorsque l'enfant se trouve dans le giron d'une mère très angoissée et déprimée ?

Je voudrais enfin insister sur l'importance de la démarche préventive à ce niveau. Il me semble que si la grossesse pouvait se dérouler dans un accompagnement humain sécurisant affectivement pour le couple et l'enfant, on réduirait de façon importante le risque d'arrêt tragique de la vie de l'enfant. Cela permettrait également d'aiguiser la sensibilité somesthésique des mères, qui pourraient ainsi être alertées beaucoup plus vite d'une souffrance chez leur bébé, et donc avant qu'il ne soit trop tard. Dans bon nombre de cas, elles doutent de leur ressenti et tardent à consulter.

Il me semble urgent d'apprendre à repérer les signes cliniques de dépistage du mal-être, de la dépression prénatale en lien avec les événements de vie passés et présents. On est à une époque et dans une société où la parentalité et *a fortiori* la maternité se vivent de plus en plus dans un grand isolement. La médecine a prévu et organisé un suivi de la grossesse remarquable sur le plan « technique », mais souvent au détriment de l'accompagnement humain. On peut même craindre que l'accent mis uniquement sur l'aspect organique de la grossesse et du développement de l'enfant *in utero* ne devienne lui-même pathogène si on se coupe du pôle psychoaffectif de la vie de chacun.

De ce fait, la sensibilisation des somaticiens aux traumatismes précédant la grossesse, au contexte dans lequel elle s'est déclenchée, à l'histoire familiale passée de la parturiente, apparaît indispensable. Le travail en équipe, ou même déjà en binôme médecin-psychologue, s'avère souvent très porteur.

Quand le soignant est persuadé que les risques somatiques seront moindres si les parents peuvent être accompagnés par un psychologue, on observe très souvent un apaisement notable de ces troubles.

Je ne pense pas que ces tragédies soient totalement mystérieuses et imprévisibles.

BIBLIOGRAPHIE

Dolto, C (1998). La prévention en pré- et périnatalité. In de Tychey, C (dir.) *Psychologie clinique et prévention*, Éditions d'Applications psychologiques.

Gershon, M.D (1999). *The Enteric Nervous System: a second brain*, Hospital Practice, Colombia University.

Winnicott, D.W (1989). La théorie de la relation parent-nourrisson (1960). In *De la Pédiatrie à la psychanalyse*, Paris : Payot.

L'allaitement prolongé comme modalité anti-dépressive

Mathilde Dublineau, Pascal Roman

1. INTRODUCTION

L'allaitement est une question qui préoccupe de nouveau les psychologues après avoir été quelque peu oubliée. S'il a été longuement théorisé, pensé du point de vue du développement psychique de l'enfant, l'allaitement se trouve nouvellement interrogé dans ce qu'il convoque une double dimension érotique et maternelle pour la femme.

Mais toujours à la croisée des chemins entre psychanalyse, ethnopsychiatrie, religion et point de vue médical, il continue de mobiliser bien des passions et se trouve aujourd'hui porté par un mouvement militantiste qui compte bien le réhabiliter dans nos maternités dont il avait quasiment disparu depuis plusieurs décennies.

L'intérêt pour ce mouvement pro-allaitement a fait l'objet d'une précédente recherche (M. Dublineau, 1998) auprès de femmes françaises allaitant au-delà de 6 mois, et ce travail se poursuit actuellement dans un élargissement du champ de la recherche.

La première étude avait permis de mettre en évidence de graves faillites identitaires du côté de certaines de ces mères, et une perturbation du lien mère-enfant occasionné par un investissement peu différencié de l'enfant. À partir de là, l'hypothèse selon laquelle l'allaitement prolongé aurait une fonction de réparation au regard d'un traumatisme transmis dans le lien générationnel, et qu'il constituerait une tentative de symboliser un éprouvé marqué par la négativité, a été mise au travail[1].

---

1 Roman P., Dublineau M. (1999), Allaitement prolongé et constitution du lien générationnel - L'apport de l'épreuve du Rorschach, Communication au XVIème Congrès International de la Société du Rorschach et des Méthodes Projectives, Amsterdam, juillet 1999.

Le travail de thèse tente de comprendre le fonctionnement familial tel qu'il se met en place lorsque la mère allaite son enfant au-delà de 6 mois. La population de cette recherche a été définie en fonction de la durée de l'allaitement maternel et de l'appartenance de la mère à une association militant en faveur de l'allaitement maternel.

Les premiers résultats permettent d'appréhender l'allaitement prolongé comme un impossible sevrage rendant compte du versant phallique-narcissique de la relation à l'enfant.

Mais, au-delà d'une problématique de séparation, est apparue dans certaines situations cliniques la question de la dépendance à l'allaitement. L'enfant ne devient alors qu'un moyen nécessairement indispensable à la poursuite d'une lactation dont la mère ne parvient pas à se sevrer.

Nous formulons aujourd'hui l'hypothèse que l'allaitement aurait une fonction défensive au regard d'une fragilité psychique dans le registre dépressif, fragilité exacerbée au moment de la naissance de l'enfant.

À propos de l'accouchement, des auteurs tels que M. Soulé (1982) ont insisté sur le vécu de castration de la femme à la naissance, et H. Parat (1999) inscrit l'allaitement comme permettant *« une atténuation de cette blessure, une compensation à cette perte fantasmatique que l'enfant réel ne peut totalement effacer, que l'allaitement permet de retrouver 'au dehors' quelque chose qui existait 'au dedans'* », dans une configuration que nous avons nous-mêmes développée avec la notion de « *cordon lacté* ».

La valeur traumatique de l'accouchement est connue depuis toujours : traumatisme de la naissance qui est avant tout celui de la mère, comme l'ont bien mis en évidence M. Soulé (1982) ou M. Bydlowski (1978).

Dans les réactions dépressives qui suivent la naissance d'un enfant, réactions répertoriées par des auteurs tels que S. Stoléru et P. Mazet (1988), sont définis, outre le post-partum blues, trois aspects des dépressions post-partum. Les accès dépressifs majeurs, les états dépressifs modérés et « *les dépressions masquées involontairement ou délibérément par la mère à son entourage comme à elle-même sous le prétexte qu'une naissance ne peut qu'être heureuse* ».

On pourrait alors penser la modalité défensive de l'allaitement prolongé dans le champ des dépressions masquées, notamment à partir des descriptions cliniques des perturbations des interactions mère-enfant. Dans ce contexte, S. Stoléru et P. Mazet (1988) ont souligné l'attitude de mères favorisant un accrochage physique du bébé à elles-mêmes.

La présentation d'une situation clinique d'allaitement prolongé, dans ses implications familiales, proposera un support pour penser les modalités du lien dépressif.

2) ILLUSTRATION CLINIQUE

La famille M., rencontrée dans le cadre de la recherche, apparaît en position d'exemplarité quant à la place de l'allaitement dans sa fonction anti-dépressive.

La famille M., composée du couple de Martine et Roberto (43 et 47 ans) et de leurs trois enfants, Pablo (12 ans), Isis (10 ans) et Luigi (20 mois), est rencontrée à son domicile, dans le cadre du protocole de la recherche : entretien individuel et passation d'épreuves projectives pour chacun, adultes et enfants, puis entretien final de restitution.

On peut remarquer que le dispositif de rencontre « à domicile », mis en œuvre pour des raisons techniques dans ce travail de recherche, mobilise des enjeux particuliers, qui viennent, d'une certaine manière, en écho de la problématique propre à la thématique de recherche : la rencontre de l'intimité de la famille tend en effet à exacerber la fragilité des limites différenciatrices intrapsychiques et intersubjectives, elle favorise à cet égard une expression de modalités défensives primaires, que l'on rencontrera ici tout particulièrement au regard des expériences de perte et de séparation.

C'est bien sûr plus particulièrement Martine, la mère, qui évoquera le choix de l'allaitement, et qui l'inscrira d'emblée dans une double démarche : un choix de type intellectuel de l'allaitement qui précède la naissance de son aîné, Pablo, la nécessité de ce lien à la naissance de Pablo dans une dimension réparatrice au regard d'un accouchement vécu comme une rupture traumatique. L'allaitement est alors présenté par Martine comme l'occasion de se réapproprier activement une histoire qui lui avait échappé, vécue entre passivité et angoisse de mort : travail inefficace pendant 24 heures, suivi d'une césarienne avec anesthésie qui la dessaisit, avant même la naissance, du lien à son enfant.

La naissance de son aîné mobilise une figure, déjà décrite dans un précédent travail, que l'on peut nommer autour du *fantasme de kidnapping* (M. Dublineau, 1998) : ce fantasme tente de lier le vécu traumatique d'arrachement à la naissance, en en proposant un scénario projectif (c'est l'autre qui est à l'origine de la séparation) qui vient en substitution de l'expérience intime de la séparation. L'allaitement de Pablo est présenté de manière très ambivalente par Martine, entre souffrance et engagement militant inscrit dans le sentiment de sa nécessité ; on peut certainement ici reconnaître la recherche de continuité, dans un déni de la séparation de la naissance, entre cordon ombilical et « *cordon lacté* ».

Le sevrage de Pablo est décrit par Martine comme intervenant de manière subite, porté par son propre choix, sans mention d'une préoccupation des besoins et/ou ressentis de Pablo, dans le souci *« de me réserver pour le deuxième »*, puisque Martine souhaite un second enfant.

La naissance d'Isis, née prématurée à 7 mois, sera moins éprouvante que celle de son frère aîné, et ne nécessitera pas le recours à une césarienne. L'allaitement s'impose, dans la continuité de l'allaitement de Pablo, et Martine y mettra fin, non sans culpabilité, là encore de manière brutale, après qu'Isis ait mordu le sein de sa mère.

Puis la naissance de Luigi se présente dans un contexte dramatisé : une hystérectomie est pratiquée à l'occasion de la césarienne, trois semaines avant le terme, du fait d'une éventration survenue pendant la grossesse d'Isis. Luigi est sevré à 9 mois, de façon subite sur l'initiative de sa mère, après que celui-ci l'ait mordu à deux reprises : au-delà de sa propre décision de mettre fin à l'allaitement, Martine présente cet arrêt de l'allaitement comme étant dicté par la position de ses aînés qui supportaient mal ce lien privilégié.

Dans l'entretien, Martine se montre dans une importante fragilité dépressive (les épreuves projectives confirmeront le contexte de failles identitaires graves, avec les marques d'une menace de l'intégrité corporelle). De son histoire, Martine insistera sur la place des décès au sein de sa famille, décès de sa grand-mère alors qu'elle est âgée de 15 jours (mettant fin à son propre allaitement par sa mère), décès de sa mère deux ans avant la naissance de Pablo, décès de son père à la naissance de Luigi, et l'on peut mesurer l'intrication de ces évocations de deuils et de ses expériences de la maternité et de l'allaitement.

Roberto, quant à lui, mettra en avant des éléments de l'ordre du déracinement culturel, présentés dans une forme de redoublement : un premier déracinement le conduira de son pays d'origine, pays du sud de l'Europe, à un pays africain, dans le temps de son enfance, en lien avec l'activité professionnelle de son père ; cette période est décrite comme difficile, dans un contexte de guerre. Un second déracinement le conduira à venir en France afin d'y poursuivre des études supérieures.

La dynamique familiale semble s'organiser autour du partage des éprouvés dépressifs, peu verbalisés, voire pris dans un interdit de parole[2]. On pourrait alors proposer qu'au-delà de ces manifestations dépressives, qui s'expriment de manière aiguë sur le versant de l'humeur dépressive (Martine, mais aussi Roberto, ainsi qu'Isis, s'effondreront en larmes à différents moments de la rencontre), voire dans des stratégies contra-dépressives (intellectualisation et rigidité défensive chez Pablo, déploiement d'une activité peu liée chez Luigi), les liens au sein du groupe familial s'organisent au travers de ce que l'on peut nommer comme un *lien dépressif*.

Le lien dépressif à l'intérieur de la famille, que nous avons proposé d'identifier en termes *de figure de la confusion de la position dépressive familiale* (P. Roman, 1999), se déploie en forme de co-étayage indifférencié, dans un abrasement des instances de différenciation, qu'elles soient inter-

2 La prégnance de la dimension dépressive au sein de cette famille conduira d'ailleurs le chercheur à évoquer l'opportunité d'un accompagnement psychologique, alors même que cette famille avait simplement, par l'intermédiaire de Martine, répondu à une sollicitation à participer à une recherche universitaire (on peut interroger à cet endroit la dimension de demande masquée qui s'exprime dans la réponse à une telle offre...).

sexuelles ou inter-générationnelles. Les éléments issus des épreuves projectives (Rorschach et T.A.T pour les parents, Patte-Noire pour Pablo et Isis, Mallette Projective Premier Âge pour Luigi[3]) confirment la précarité de l'inscription dans une conflictualité secondaire, et mettent l'accent sur l'importance de la recherche de contenance et sur la quête de support d'étayage.

L'enchaînement des naissances au sein de la famille, la nécessité que puisse se construire une place différenciée de chacun (fille et garçon, adulte et enfant) confronte chacun des parents à l'élaboration de sa propre place et aux ruptures traumatiques non-élaborées qui les constituent. Ce qui se transmet – se transfère – des uns aux autres, des parents à leurs enfants, pourrait être identifié autour du non-symbolisé des expériences de perte et de séparation, inscrivant la dépression (au double sens du processus dépressif et de la pathologie dépressive) comme modalité fondatrice du lien.

Ainsi peut-on penser que l'allaitement prolongé, en ce qu'il autorise le maintien d'une illusion d'indifférenciation bien au-delà de la sortie de la préoccupation maternelle primaire (D.-W. Winnicott, 1956), est investi en place de choix au regard de la précarité des aménagements psychiques de chacun des parents : l'impossibilité pour Martine de pouvoir s'appuyer sur Roberto, lui-même aux prises avec un risque d'effondrement dépressif dans la réactivation de l'infantile qui accompagne son engagement dans une position paternelle, la conduit à privilégier un lien sûr, référé au biologique (Martine insiste sur une appartenance à la famille des mammifères), en deçà même d'une différenciation entre humain et non-humain.

On pourrait dire qu'au sein du groupe familial, le lien dépressif serait investi, dans une intrication des enjeux du sujet et du groupe, au prix de la lutte contre l'émergence des affects dépressifs et des représentations qui l'accompagnent.

3. DISCUSSION

Les mouvements paranoïdes repérables lors du séjour de Martine à la maternité paraissent être un des indices qui concourent à poser l'hypothèse d'une projection massive de l'expérience de séparation.

De manière générale, le vécu traumatique d'un accouchement souvent difficile semble alors empêcher la mère de faire ce nécessaire travail de deuil de la grossesse.

Bien que l'allaitement puisse apparaître comme une modalité possible de restauration narcissique pour la mère, il peut également s'inscrire comme mode d'expression d'angoisses plus archaïques.

---

3 La Mallette Projective Premier Âge (P. Roman, 1997) est un matériel projectif à destination des jeunes enfants (6mois-4ans), actuellement en cours de validation, et se proposant comme une épreuve de jeu, dans une conception et une pratique que l'on peut référer au Scéno-test.

D. Wilgowics (1991), empruntant l'expression de H. Deutch (1945) de *« cordon ombilical psychique »*, évoque plus spécifiquement les silences des modes d'identification vampiriques de la relation mère-enfant pour en dire les impasses mortifères et déjouer la logique morbide des vases communicants la référant à un « *temps hors temps* » d'une grossesse atemporelle. H. Parat, en appui sur cette idée, considère alors que l'allaitement *« peut être précisément l'incarnation d'un tel fantasme, la modalité paradoxale d'une lutte contre ces angoisses spécifiques qu'il fait renaître »*, soulignant la nécessaire référence à la dimension transgénérationnelle de la parenté entre les dépressions post-natales et la problématique vampirique.

L'indifférenciation n'est pas tant celle de la mère et de l'enfant que celle entre la mère elle-même et ses ascendants « *dans un écrasement de la différence des générations qui fait porter à chacun le fardeau de deuils préalablement impossibles »* et qui rentre également en résonance avec la problématique paternelle. Le travail psychique de séparation semble alors remis à plus tard et lors de l'autonomisation du dernier enfant, c'est l'ensemble de l'équilibre familial construit autour de l'utilisation défensive de l'allaitement qui vacille. La mère paraît utiliser toute son énergie psychique à lutter contre la séparation d'avec son enfant, en déplaçant cette question sur une figure persécutrice (médecin, sage-femme, puéricultrice).

Il apparaît à ce stade de la recherche que la possibilité de repérer ces facteurs de risque afin d'intervenir auprès d'une mère souvent en demande (impression d'être lâchée, d'être incomprise dans ses demandes, d'être seule) pourrait autoriser les mouvements ambivalents sans risquer une atteinte narcissique mettant en péril ses capacités maternantes, et permettre ainsi à l'allaitement de s'inscrire dans une dynamique de lien véritable à l'enfant.

Il nous est possible à ce jour de différencier les dépressions du sevrage, décrites jusqu'alors, des dépressions liées à la perte des modalités défensives que représentait l'allaitement et qui renverrait à ce que l'on pourrait nommer une *« dépression différée »*. Ces modalités défensives seraient repérables à partir de deux axes :

- le premier prend en compte la figure, déjà évoquée, de « *fantasme de kidnapping* » ;

- le second, dans l'absence d'un investissement trop massivement positif de l'allaitement, rendant compte alors d'une dynamique de plénitude, qui mettra plutôt en évidence le versant pulsionnel oral tout autant que phallique-narcissique.

L'approfondissement de ces hypothèses à la faveur d'une autre recherche permettrait d'affiner le diagnostic différentiel et d'appréhender plus spécifiquement les modalités d'intervention auprès de ces mères.

BIBLIOGRAPHIE

Bydlowski, M ; Raoul-Duval, A (1978). Un avatar psychique méconnu de la puerpéralité : la névrose traumatique postobstétricale, *Perspectives psychiatriques*, tome IV, 68, p. 321-328.

Deutsch, H (1945). *La psychologie des femmes*. Paris : P.U.F

Dublineau-Pouvreau, M (1998). *Enjeux et processus de l'allaitement au sein chez les femmes lactantes françaises*, Mémoire de DEA de Psychologie, Université Lumière-Lyon 2. (non publié).

Parat, H (1999). *L'érotique maternelle – Psychanalyse de l'allaitement.* Paris : Dunod

Roman, P (1997). L'absence, le fil et la métapsychologie, *Cahiers de Psychologie Clinique*, n°8, p. 49-61.

Roman, P (1999). La position dépressive familiale : un modèle pour penser la séparation - apport des méthodes projectives, *Psychiatrie de l'Enfant*, XLII, 1, p. 129-172.

Soulé, M (1982). L'enfant dans la tête – l'enfant imaginaire. Sa valeur structurante dans les échanges mère-enfants. In *La dynamique du nourrisson*. Paris : ESF, p. 135-175.

Stoléru, S ; Mazet, P (1988). *Psychopathologie du nourrisson et du jeune enfant*. Paris : Masson.

Winnicott, D.-W (1956). La préoccupation maternelle primaire. In (Trad. fr. 1969) *De la pédiatrie à la psychanalyse*, Paris : Payot, p. 168-174

Wilgowicz, P (1991). *Le vampirisme de la Dame blanche au Golem - Essai sur la pulsion de mort et l'irreprésentable*. Lyon : Césura.

Comprendre (et prévenir) les épisodes dépressifs paternels en période périnatale

Marianne Dollander

1. INTRODUCTION

L'accession à la paternité peut révéler une vulnérabilité particulière en termes de décompensation psychiatrique (Sirol, 2002) ou de plongée dépressive plus ou moins marquée, et ce dans les mois précédant ou suivant la naissance de l'enfant. Sans en être le symétrique, ces états dépressifs paternels restent *« étudiés concurremment à la dépression maternelle »* (Luca et Bydlowski, 2001, p. 28).

Dans un article de 2001, D. Luca et M. Bydlowski développent le concept de « dépression paternelle », terme qui demeure *« un néologisme dans la littérature psychanalytique et psychiatrique de la périnatalité »* (p. 28) et dont elles admettent qu'il puisse surprendre. Mais au-delà de ces questions terminologiques, qu'elle traite de « dépression paternelle » ou d'« état dépressif du père », la littérature fait état de diverses étiologies (parfois non-exclusives les unes des autres) à ces réactions dépressives périnatales.

Ce sont ces éléments de compréhension de la dépression paternelle que je présenterai ici, avant de discuter des dispositions que l'on peut mettre en œuvre pour tenter de la prévenir.

2. ÉTIOLOGIES DES ÉTATS DÉPRESSIFS PATERNELS

A. La réactualisation d'une relation d'objet archaïque

D. Luca et M. Bydlowski (2001) estiment que certaines dépressions du futur père peuvent être liées à la réactualisation d'une relation d'objet archaïque à sa propre mère. La dépression deviendrait alors *« un mécanisme de défense du Moi contre un effondrement psychotique »* (Luca et Bydlowski, 2001, p. 29).

Devenir père implique de se séparer un peu plus d'avec sa propre mère, alors même que la grossesse de sa conjointe réactive des fantasmes de fusion archaïque. Ce lien serait d'autant plus malaisé à abandonner que la mère du jeune père lui aurait fait défaut dans son enfance, ou qu'elle l'aurait entretenu dans une relation anaclitique, voire fusionnelle (R. Teboul, 1994).

B. La réactivation de la conflictualité œdipienne et des problématiques adolescentes

Un autre facteur de la dépression paternelle tiendrait à la réactivation de la conflictualité œdipienne (Luca et Bydlowski, 2001). La première paternité, en particulier, vient réactiver le complexe d'Œdipe et représente l'occasion pour le jeune homme de faire ressurgir un ensemble *« de conflits inconscients en relation directe avec son propre père »* (Boulet, 1997, p. 90). Mais cette confrontation peut parfois se payer de la dépression du jeune père, tant il est vrai que *« l'être déprimé [est] un enfant écrasé par un père tout-puissant »* (Fedida, 2002).

L'accession à la paternité peut également réactiver chez le jeune homme des conflits œdipiens à l'égard de sa mère, *« dans la mesure où la femme enceinte devient la mère et le renvoie directement à sa propre mère »* (Boulet, 1997, p. 89). Le jeune père est mis devant la nécessité de faire le deuil, à la fois de sa position de fils et de *« sa mère en la mère de son enfant »* (Cupa-Perard, Moinet, Chassin et coll., 1994). La complexité de ce renoncement peut engendrer des mouvements dépressifs.

Cette réélaboration du complexe d'Œdipe vient donc en quelque sorte parachever le travail psychique de l'adolescence (Teboul, 1994). Ainsi le futur père présente-t-il parfois les mêmes symptômes dépressifs que ceux d'autrefois : apragmatisme, clinophilie, fatigue, humeur triste, hypersomnie, baisse de la libido, ruminations intérieures ou encore défense maniaque (Teboul, 1994).

C. Les relations de couple

Dans le champ des problématiques génitalisées, il semble que la dépression paternelle exprime parfois une *« identification hystérique de l'homme avec la dépression postnatale de sa compagne »* (Luca et Bydlowski, 2001, p. 31). Dans d'autres cas de figure, *« la dépression ou les défaillances de la mère peuvent déborder le père à son tour et le conduire vers une véritable dépression postnatale »* (Darchis, 2002, p. 90). Cette correspondance entre dépressions paternelle et maternelle a d'ailleurs été récemment vérifiée par S. Mattey, B. Barnett, J. Ungerer et al. (2000), qui ont observé des corrélations significatives, bien que faibles, entre les scores de dépression des pères et mères rencontrés pour leur étude.

Dans un autre ordre d'idées, la dépression du père peut tenir à une dénarcissisation engendrée et/ou renforcée par la difficulté de sa compagne à le conforter dans son amour-propre. Car le père aussi a besoin de gratifications narcissiques dans son travail de paternité. Pour cette raison, les femmes *« non contentes du cadeau d'enfant »* mettent à mal l'équilibre psychique de leur compagnon (Aubert-Godard, 1999, p. 132), et ce d'autant plus que ce dernier possède des assises narcissiques fragiles.

Enfin, la nécessité de sortir de la relation fusionnelle du couple à la naissance de l'enfant ne se fait pas toujours sans aléas et peut, là encore, s'accompagner de phases dépressives (Guyotat, 1988).

D. Les caractéristiques paternelles

Selon S. Mattey, B. Barnett, J. Ungerer et al. (2000), un score élevé de névrosisme (calculé à l'E.P.I. d'Eysenck, 1964), de même qu'une description de sa propre mère ou de son propre père comme surcontrôlant(e) ou surprotecteur(trice), constituent une source consistance de vulnérabilité à la dépression en anténatal et au cours de la première année de post-partum.

D'un point de vue moins descriptif, A. Moreau (2001) estime que la paternité représente un risque subjectif majeur pour les hommes chez qui ont constaté *« une fragilité des assises narcissiques, une identité sexuée insuffisamment stabilisée [et] un défaut des identifications primaires et secondaires »* (p. 12). Ces hommes sont en outre déstabilisés par l'écart important existant entre les représentations de la paternité qu'ils s'étaient forgées depuis l'enfance et leur vécu psychique au moment de l'avènement de leur propre paternité (Moreau, 2002, p. 101).

E. La naissance comme traumatisme

La naissance peut prendre une dimension traumatique et déclencher une décompensation lorsqu'elle vient en elle-même réactiver les traces d'un événement non-symbolisé, tel qu'*« un traumatisme précoce, une situation de danger et d'angoisse, une désorganisation traumatique subie dans sa propre enfance, voire dans l'intergénérationnel »* (Luca et Bydlowski, 2001, p ; 32). Selon D. Luca et D. Bydlowski (2001), le potentiel traumatique de la naissance est renforcé lorsque le père assiste à l'accouchement, car il peut avoir, *« juste avant la phase d'expulsion, [...] la représentation d'une femme munie réellement et transitoirement d'un pénis, d'une mère toute-puissante »* (Luca et Bydlowski, 2001, p. 32).

F. Les aléas du lien à l'enfant

a. Risque narcissique et confrontation à sa propre finitude

A. Aubert-Godard (1999) met en évidence le risque narcissique que représente l'enfant pour son propre père, leur rencontre impliquant dans un premier temps *« des frustrations, des privations, des angoisses dépressives et persécutives »* (Aubert-Godard, 1999, p. 131). Le risque dépressif existe si l'enveloppe narcissique ne peut être maintenue à travers les remaniements de la paternité, si l'homme ne parvient pas à *« transférer une partie du narcissisme attaché à sa personne propre, et notamment à sa puissance génitrice, sur l'enfant qui en résulte »* (Aubert-Godard, 1999, p. 132). La tâche du père est donc d'investir son enfant à la fois de manière narcissique et objectale. S'il parvient à l'adopter psychiquement, *« ce lien signifiant de sa castration reconnue est consolateur de sa mortalité »* (Aubert-Godard, 1999, p. 130). Car l'avènement de l'enfant confronte pour la première fois le jeune père à la castration réelle (Aubert-Godard, 1999 a ; Sirol, 2002 ; Darchis, 2002), mais aussi à sa propre finitude.

b. Difficultés dans l'adaptation à l'enfant

D'autre part, le père peut rencontrer des difficultés à s'adapter à l'enfant et à son rôle de père (Darchis, 2002). Insécurisé dans ses identifications, le père peut se dévaloriser, se vivre comme mauvais parent et finir par s'engloutir dans la dépression postnatale (Darchis, 2002).

G. La transmission transgénérationnelle

La dépression paternelle peut être la conséquence de la *« transmission psychique inconsciente d'une absence psychique ou physique »* (Luca et

Bydlowski, 2001, p. 28). Le père dépressif (voire mélancolique) ressentirait des « fantômes » (Fraiberg, Adelson, et Shapiro, 1975) dans son âme, car le bébé représenterait inconsciemment un proche, mort, disparu ou endeuillé (Luca et Bydlowski, 2001). La dépression s'installe alors *« pour protéger le moi contre cet 'autre-en-soi' si mortifère et si aliénant »* (Luca et Bydlowski, 2001, p. 32).

3. PERSPECTIVES PRÉVENTIVES

En préalable à cette discussion sur les dispositifs préventifs existants et envisageables en matière de dépression paternelle, je souhaite souligner qu'il serait certainement dommageable de considérer toute phase dépressive comme pathologique. Je rejoins en cela R. Teboul (1994), qui affirme que si la fatigue que peut éprouver un futur père renvoie à un état dépressif manifeste, cet état est loin d'être toujours pathologique. Il estime même que ces désagréments sont nécessaires au passage de l'état d'homme adulte à celui de père. Mais ne pas « pathologiser » à l'excès les aléas de la construction psychique de la paternité ne signifie pas non plus négliger des difficultés d'ajustement pouvant laisser augurer une paternité à risque. Dans une optique de prévention, il importe de proposer une aide à ces pères, car les symptômes dépressifs qu'ils présentent peuvent être déstructurants pour eux-mêmes, mais également faire peser un poids défavorable sur le tissage du lien père-enfant, voire sur le développement psychoaffectif de ce dernier.

Se pose alors la question du « repérage » de ces pères, étant donné que l'homme fait très rarement *« de lui-même le lien entre son état de malaise et la grossesse »* (Sirol, 2002, p. 107). Un premier travail porterait donc sur l'identification des indices d'une dépression paternelle en période prénatale, de la même manière que, depuis une vingtaine d'années, les équipes de maternité ont appris à repérer des signes avant-coureurs de dépression chez les femmes.

Dans la recherche de ces signes annonciateurs, il semble réducteur de n'évaluer que la dépression chez les futurs parents. Car, affirment S. Matthey, B. Barnett et leurs collaborateurs (2003, p. 141), *« le fait d'ignorer les troubles anxieux mène à sous-estimer significativement le taux de difficultés d'ajustement chez les nouvelles mères et nouveaux pères »*. Ainsi semble-t-il pertinent d'évaluer également l'anxiété, et ce d'autant plus qu'elle pourrait constituer une réaction plus commune que la dépression chez les jeunes pères (Matthey, Barnett, Kavanagh et al., 2001). Si l'on suit les propositions de ces auteurs, on pourrait estimer les troubles de l'ajustement à la paternité en évaluant à la fois la dépression (majeure ou mineure) et les troubles anxieux tels que le trouble panique, un trouble sévère de l'ajustement avec anxiété (critères DSM du trouble anxieux généralisé excepté pour le critère de durée) et la phobie.

Pour en revenir aux dispositifs préventifs, il est bien entendu fondamental de proposer des entretiens spécialisés, en pré- et postnatal, aux pères et aux couples en difficulté dans la mise en place de leur parentalité. Du point de vue des processus psychiques en jeu, *« le travail psychique de l'homme qui attend un enfant repose sur la mise en mots et la mise en récit »* (Sirol, 2002, p. 116). Selon F. Sirol (2002), la prévention de la psychopathologie de la paternité s'étaye sur ces processus, qui *« vont ouvrir l'accès aux représentations puis permettre de tisser le lien entre les éprouvés et les représentations »* (Sirol, 2002, p.116). Ainsi le travail de consultation ou de psychothérapie a-t-il pour objectif de favoriser la fantasmatisation. D'autre part, si l'on considère la dimension transgénérationnelle de la dépression paternelle, il importe de se souvenir que *« c'est le transfert sur l'enfant d'une figure appartenant au passé parental qui fausse sa représentation de son enfant et, partant, sa capacité à bien fonctionner en tant que parent »* (Barrows, 2003, p. 251). Le travail de thérapie aura donc pour objectif de permettre une déliaison dynamique entre représentations passées et réalités actuelles, permettant au parent de percevoir son enfant comme un sujet à part entière (Barrows, 2003).

D'autres dispositifs visant à prévenir les décompensations paternelles peuvent porter leurs fruits. Ainsi peut-on citer (Darchis, 2000) :

- la mise en place de groupes de parole pour les pères ;

- la formation spécifique des équipes soignantes aux caractéristiques psychiques de la construction de la paternité, aux difficultés et aux pathologies qui peuvent y être liées, avant et après la naissance ;

- le partenariat en interne et en externe : partenariat médico-psycho-social dans les équipes et entre les services de maternité et de néonatologie, partenariat avec la pédopsychiatrie pour la prise en charge des troubles graves de la relation précoce.

Bien entendu, toutes sortes d'initiatives sont les bienvenues en matière de prévention, que ce soit dans les maternités en fonction de leurs caractéristiques propres (population, fonctionnement des équipes...), ou en partenariat plus élargi. Par exemple, E. Darchis (2000) cite la participation de nombreux professionnels de la petite enfance à un staff de parentalité mis en place depuis 1998 par le comité de périnatalité des Hauts-de-Seine.

4) CONCLUSION

En conclusion, il semble bien que ce soit à la fois en améliorant notre compréhension théorico-clinique des dépressions du père et en favorisant les programmes de prévention des décompensations paternelles dans les maternités (ces lieux où l'on devient mère... mais père, aussi !) que l'on verra diminuer leur nombre. Cette attention renforcée à l'égard du père ne doit certes pas se restreindre au lien père-enfant, mais englober la triade père-mère-bébé. Car la clinique nous enseigne que c'est bien sur les liens précoces entre père, mère et enfant que l'accompagnement psychologique des pères en difficulté exerce une influence positive (Moreau, 2002).

BIBLIOGRAPHIE

Arelas, M.E.G. ; Kumar, R. ; Barros, H. *et al.* (1996 a). Comparative incidence of depression in women and men during pregnancy and after childbirth. Validation of the Edinburgh Postnatal Depression Scale in Portuguese mothers, *Br. J. Psychiatry*, 169, p. 30-35.

Areias, M.E.G. ; Kumar, R. ; Barros, H. *et al.* (1996 b). Correlates of postnatal depression in mothers and fathers, *Br. J. Psychiatry*, 169, p. 36-41.

Atkinson, A.K. ; Rickel, U. (1984). Postpartum depression in primiparous parents, *J. Abnormal Psychol.*, 93, p. 115-119.

Aubert-Godard, A. (1999). Devenir mère d'un enfant à risque, In Dugnat, M. (Dir.) (1999). *Devenir père, devenir mère.* Ramonville Sainte-Anne : Erès, p. 83-96.

Ballard, C. G. ; Davis, R. ; Cullen, P. C. *et al.* (1994). Prevalence of postnatal psychiatric morbidity in mothers and fathers, *Br. J. Psychiatry*, 164, p. 782-788.

Barrows, P. (2003). La place du père dans les psychothérapies parents-enfants : à la recherche du fantôme dans la chambre d'enfants, *Devenir*, 15 (3), p. 237-261.

Boulet, F.-X. (1997). Un père attend un enfant, *Spirale*, n°6, p. 87-92.

Cramer, B. (1994). Le fonctionnement psychique dans le post-partum et son rôle dans « l'épinglage de l'identité », *Devenir*, vol.6, n°2, p. 15-21.

Cupa-Perard, D. ; Moinet, I. ; Chassin, F. *et al.* (1994). Devenir père ou la grossesse du père, *Revue de médecine psychosomatique*, n°37/38, p. 85-106.

Darchis, E. (2000). Jour 1 – Jour 6. Comment naît la rencontre dans les six premiers jours de la vie. Pour une prévention précoce dans la relation mère-bébé, *Dialogue*, n°147, p. 3-16.

Darchis, E. (2002). Le blues du père. In Guillaumont, C (Dir.). *Les troubles psychiques précoces du post-partum*, Ramonville-Saint-Agne : Erès, p. 79-94.

Dean, C. ; Surtees, P. G. ; Sashidharan, S. P. (1983). Comparison of research diagnostic systems in a Edinburgh community sample, *Br. J. Psychiatry*, 139, p. 128-133.

Eysenck, H.J. ; Eysenck, S.B.G. (1964). *Manual of the Eysenck Personality Inventory*. London : University of London Press.

Fedida, P. (2002). *Des bienfaits de la dépression. Eloge de la dépression.* Paris : Odile Jacob.

Fraiberg, S. ; Adelson, E. ; Shapiro, V. (1975). Ghosts in the nursery : a psychoanalytic approach to the problems of impaired infant-mother relationships. In *Clinical Studies in Infant Mental Health* (1980). London : Tavistock. Fantômes dans la chambre d'enfants, *Psychiatrie de l'enfant*, XXVI, 1, et PUF, Paris (1999) (trad. Nataf-Cooper).

Guyotat, J. (1988). Qu'est-ce qu'être père ?, *Revue française des Affaires Sociales*, nov. 1988, p. 51-57.

Harvey, I. ; Mc Grath, G. (1988). Psychiatric morbidity in spouses of women admitted to a mother and baby unit, *Br. J. Psychiatry*, 152, p. 506-510.

Lovestone, S. Kumar, R. (1993). Postnatal psychiatric illness : the impact on partners, *Br. J. Psychiatry*, 163, p. 210-216.

Luca, D. ; Bydlowski, M. (2001). Dépression paternelle et périnatalité, *Carnet Psy*, 2001, n°67, p. 28-33.

MattheyS. ; Barnett, B., J. Ungerer et al. (2000). Paternal and maternal depressed mood during the transition to parenthood, *Journal of affective disorders*, nov. 2000, vol. 60 (2), p. 75-85.

Matthey, S. ; Barnett, B.; Kavanagh, D.J. *et al.* (2001). Validation of the Edinburgh Postanatal Depression Scale for men, and comparison of item endorsement with their partners, *Journal of affective disorders*, mai 2001, vol. 64 (2-3), p. 175-184.

Matthey, S. ; Barnett, B.; Howie, P. *et al.* (2003). Diagnosing postpartum depression in mothers and fathers : Whatever happened to anxiety ?, *Journal of affective disorders*, avril 2003, vol. 74 (2), p. 139-147.

Moreau, A. (2001). De l'homme au père : un passage à risque. Contribution à la prévention des dysfonctionnements de la parentalité précoce, *Dialogue*, 2001, n°152, p. 9-16.

Moreau, A. (2002). La crise de paternité. In Guillaumont, C (Dir.). *Les troubles psychiques précoces du post-partum*, Ramonville Saint-Agne : Erès, p. 95-105.

Raskin, V. D. ; Richman, J. A. ; Gaines, C. (1990). Patterns of depressive symptoms in expectant and new parents, *Am. J. Psychiatry*, 147, p. 658-660.

Sirol, F. (2002). Interruption du processus de paternité, *in* C. Guillaumont (Dir.) : *Les troubles psychiques précoces du post-partum*, Ramonville Saint-Agne, Erès, p. 107-116.

Teboul, R. (1994). *Neuf mois pour être père*. Paris : Calmann-Lévy.

DEUXIÈME CHAPITRE

PRÉVENTION DES DÉPRESSIONS DANS LE CHAMP DE L'ENFANCE

La dépression existe-t-elle chez l'enfant ?

Marcel Rufo

On a besoin de croire que l'enfant est à l'abri de tous les soucis. Et d'ailleurs, c'est peut-être pour cela que les pédopsychiatres voient autant d'enfants actuellement : pour que les enfants aient une vie heureuse. Les parents amènent les enfants en consultation, c'est l'histoire de cette espèce de culte du bonheur selon lequel on ne peut être qu'heureux, que l'enfant ne peut pas avoir de malheur et ne peut pas être déprimé. C'est souvent un peu cela, le motif de consultation. À une certaine époque, on pensait qu'il ne pouvait pas être fou et qu'il ne pouvait pas souffrir. Et donc, l'enfant, c'était cet âge d'or, cet objet un peu intouchable et sacré. La dépression existe-t-elle chez l'enfant ? Est-ce que vous avez été déprimé lorsque vous étiez enfant ? Je crois qu'il faut retourner la question : « La dépression existe-t-elle chez l'enfant ? », en disant : « Enfant, avez vous été déprimé ? » Je me suis alors posé la question et j'ai trouvé une réponse singulière. Enfin, vous allez voir... Et je vous parle sous le contrôle de Philippe Jeammet, qui va pouvoir ainsi dire tout à fait ce qu'il pense de moi, un peu plus à la fin de cet exposé...

Est-ce que j'ai été un enfant déprimé ? Je me souviens quand même de quelque chose qui n'a peut-être pas à voir avec la dépression mais avec de la tristesse, ce qui n'est pas tout à fait la même chose. Mais il y a malgré tout une gamme dans la dépression chez l'enfant. On n'est pas déprimé. Déprimé, ça mérite un statut. On est déprimé, pourquoi ? Qu'est-ce qu'on a fait ? J'ai un souvenir qui s'est immédiatement imposé à moi, qui est un souvenir tout à la fois triste et tout à la fois gai. C'est peut-être aussi cela la dépression chez l'enfant. Quand j'étais enfant, je fus, pour des raisons familiales, confié très très tôt, très petit, à mes cousines. Je ne dénie pas que l'amnésie infantile existe, au contraire, il y a une reconstruction massive chez le sujet vivant, donc ce que je raconte est peut-être une reconstruction. Ma première idée, c'est donc qu'il y avait contradiction entre mes parents qui me confiaient à des cousines d'Italie et les cousines elles-mêmes. Les cousines disaient que je leur avais été confié à partir d'un an et demi, et ma mère hochait la tête en disant : « Mais non, il avait au moins cinq ans ». Dans le souvenir des adultes, il y avait là une amnésie contradictoire. Et moi, couvert par l'amnésie infantile, je ne sais pas si j'ai été abandonné tôt ou tard, mais en tout cas je me souviens très bien de cette période, de ces périodes où j'étais confié à deux adolescentes adorables qui me servaient de deuxième maman, avec en plus des histoires d'amour auxquelles je participais parce que j'étais l'otage de ces cousines. Je me souviens très bien de leurs rendez-vous avec leurs fiancés, et elles me disant : « Tu ne diras rien à notre père ». Je promettais de conserver les secrets intimes, très érotiques, avec deux cousines vraiment très jolies et très agréables, mais avec lesquelles je dormais et qui avaient parfois des linges qui séchaient à la fenêtre... Enfin il y avait ces thèmes de castration et tout ce qu'on peut imaginer, ce que les psy m'ont par la suite tellement démontré.

Serge Lebovici me dit un jour : « Mais Rufo, la peur des règles, c'est l'homosexualité », et depuis je n'en ai pratiquement pas guéri. Alors l'histoire est belle, donc... Et après plusieurs mois, on revenait me chercher, et là je vivais sans doute une situation un peu particulière de double entrée dans une tristesse ou dans une dépression. La première tristesse, c'était que le retour de ma mère impliquait que je devais la revoir, et parce que je me sentais sans doute abandonné, j'avais des difficultés à la revoir, à la retrouver. La deuxième tristesse, c'était que j'avais quitté mes deux cousines et toutes leurs histoires d'amour, la plage, la recherche de poissons et de petits escargots de mer, les jours de vent d'est. J'allais quitter cet endroit pour retourner dans un lieu moins exotique et une situation plus conventionnelle. J'étais donc dans un double système de perte, de séparation : de séparation de ces tuteurs, de ces filles qui me soutenaient et qui étayaient la séparation avec mes parents, ma mère surtout, et séparation d'avec ces cousines. Et deux mécanismes très particuliers apparaissaient. Au début, j'étais très réticent à revoir ma mère et je partais même à la plage, des micro-fugues sur un tout petit périmètre. Quand on est petit, on ne peut pas fuguer trop loin. Mais fuguer pour un enfant, c'est par exemple aller de l'autre côté de la rue, monter ou descendre d'un étage. Je me réfugiais chez la voisine du deuxième, l'appartement était au troisième donc vous voyez, il y avait ces micro-fugues infantiles qui montraient une réactivité des systèmes de fonctionnement moteur relationnel, avec pour fond un jeu de retrouvailles et de pertes. Il y avait une fidélité envers l'endroit où j'étais placé. L'autre chose était plus compliquée. Je ne parlais pas à ma mère de fuguer, mais je souffrais très profondément. Alors j'exprimais la souffrance de quitter mes cousines. De ces deux filles que j'appelais mes cousines, l'une est devenue, plus tard, pratiquement un équivalent maternel. Je souffrais de quitter ces cousines, mais il y avait deux cousines, l'une avec une grosse instance surmoïque très centrée sur l'honneur, la famille, la patrie, l'Italie, et l'autre plus baroque, quelqu'un d'érotique quoi, donc très passionnante. J'avais le sein, le ça et le Surmoi des deux côtés, avec un Moi qui se fabriquait au milieu. Alors évidemment, dans la souffrance, la perverse polymorphe disait : « Voyez la souffrance », « Écoute, j'ai inventé quelque chose pour que tu ne pleures pas », donc je ne pleurais pas. Elle anticipait le fait que je pleure, alors que je ne pleurais pas. Voilà ce qu'elle faisait, c'était très beau. Il y a en Ligurie des endroits qui s'appellent des « carougies ». Les carougies, ce sont des endroits qui ne mènent nulle part, de petites rues qui ne mènent à rien – on dit des impasses, en français. Mais ce n'est pas tout à fait ça, parce que c'est en contrebas de la plage, et souvent par vent d'Est, le sable est balayé et recouvre parfois ces chemins. Vous rentrez donc chez vous avec du sable de la dernière tempête, vous marchez sur ce sable, il y a une fontaine où vous vous essuyez les pieds et vous montez chez vous. Un peu comme dans une mosquée, les gens se déchaussent, mais cette fois pour ne pas emmener du sable, et non à cause de son caractère impur. Et donc la cousine un peu particulière disait : « Il y a toujours plus de sable là dans ce recoin, alors on va trouver un morceau de vitre, on va y mettre une image, on va l'enterrer, et quand tu reviendras l'année prochaine, on creusera et on retrouvera l'image que tu as cachée ». Et c'est vrai que cette action d'aide m'apportait beaucoup dans la possibilité de rompre avec un moment du passé estival et la perspective d'une revoyure ultérieure en Italie.

Et lorsque j'ai eu ce sujet difficile à traiter, ce souvenir m'est venu à l'esprit. Et je ne pense qu'à évoquer l'idée : quand ai-je été déprimé enfant ? On peut dire qu'il s'agit là d'une manifestation sans doute un peu compliquée, voire exotique d'une dépression chez un enfant qui vit un abandon de la part de sa mère, une retrouvaille avec quelqu'un qui est un substitut, mais aussi une retrouvaille avec sa mère qui revient le chercher. Il me semble que cette histoire-là, on la retrouve très souvent dans les cas d'enfants confiés à l'ASE, dans les cas d'enfants non-adoptables parce qu'il y a encore un lien très tenu qui se maintient avec les parents – même une simple carte postale. Et j'ai retrouvé dans cette histoire beaucoup de choses qui évoquent les enfants que je rencontre ensuite dans ma pratique clinique. Alors la dépression chez l'enfant, dans le fond, peut être expliquée, exprimée par le langage. On a vu avez vu l'épisode du carouge, le comportement, les micro-fugues d'un étage... La dépression, chez l'enfant comme chez l'adulte, peut s'exprimer par la tristesse ou par un manque de goût de vivre, par une apathie ou une aboulie, ça va croissant. Mais dans le fond de tout cela, il s'agit d'affects. Restons un petit moment sur l'affect pour en venir ensuite à davantage d'histoires cliniques ou d'hypothèses thérapeutiques. Comme ma fille me dit toujours : « Lis bien le sujet avant de dire n'importe quoi ». Je dis donc ce que fait ma fille. La dépression existe-t-elle chez l'enfant ? J'écoute donc Alice : la dépression, d'accord, j'ai essayé de la définir chez l'enfant. Chez l'enfant, cela voudrait dire que nous excluons le nourrisson et que je nous excluons l'adolescent, surtout en présence de Philippe Jeammet. Cela voudrait donc dire qu'il y aurait une dépression par secteur : le nourrisson, l'enfant et l'adulte, ou alors une dépression de 0 à 80 ans, comme l'a dit tout à l'heure Catherine Dolto. Je vais essayer de respecter mon sujet tout en faisant de petites incursions chez le nourrisson et chez l'adolescent, pour dans le fond « hypothéser » à la fin : à quoi sert cette question dans les processus de soin psychique qu'on doit apporter aux enfants ? Je crois que la dépression existe chez l'enfant en posant la question de la consultation thérapeutique, de thérapie brève, d'aide au soutien de l'enfant en phase de latence, et c'est vraiment un très beau sujet, pas si difficile que ça finalement, maintenant que j'ai un peu exploré une partie du sujet. « L'affect, disait René Diatkine, est phénoménologique par nature. » C'est une très belle phrase. Comme toujours, Diatkine dit en quelques mots ce que nous mettons des années à comprendre, et c'est une phrase sur laquelle on va s'attarder un peu. Il disait cela dans un travail de 1967, *Du normal au pathologique*. On est toujours bien dans le sujet dans le fond. On pourrait aussi imaginer que les enfants tristes ne sont pas forcément déprimés, qu'il ne faut pas confondre tristesse et dépression, comme anxiété et pathologie. Il y a eu tout un débat, comme vous le savez, dans notre petit monde de la pédopsychiatrie, d'après un rapport de l'Inserm selon lequel un enfant sur huit a des troubles mentaux – à considérer bien sûr que cinq pour cent des enfants sont anxieux. Mais dans la salle, compte tenu de notre discipline, il y en a bien quinze pour cent et ils sont à peu près normaux...

Alors revenons à l'affect selon Diatkine. Existe-t-il des affects dépressifs ? Est-ce la même chose que l'angoisse ? L'enfant qui s'arrête de manger est-il déprimé ? Un enfant, comme le proposent d'autres auteurs, qui est de plus en plus capteur de la mère parce qu'elle est déprimée, est-il déprimé dans le fond ? Est-ce que la dépression ne serait pas tout ? Ne serait-ce pas l'existence même de la construction de soi ? On ne peut pas se construire sans être triste, sans perdre, dans le fond, comme le disait Catherine Dolto tout à l'heure, sans se séparer. Est-ce que la séparation-individuation n'entraîne pas également une tristesse naturelle ? Beaucoup d'auteurs ont travaillé là-dessus. Par exemple Angel, en 1962, parle de retrait dépressif et de préservation au retrait. Le retrait dépressif aide le bébé, dans l'observation on voit que le bébé crie, bouge, a une motricité dans des conditions difficiles, et ensuite il y a une préservation au retrait. Dans le fond, en langage plus adolescent, cela pourrait vouloir dire « Laisse tomber » ou « lâche-moi ». On retrouve des choses identiques à ce que disent les adolescents. « Laisse tomber, je ne lutte plus » : le grand auteur de la pédopsychiatrie, René Spitz, parle bien de la dépression anaclitique. Le bébé hospitalisé lutte, se débat et ensuite s'effondre. À ce niveau, on peut noter les progrès immenses de la pédiatrie et de la puériculture, qui ont vraiment bien compris tout cela. C'est vraiment très rare maintenant, sauf dans les conditions extrêmes, une dépression anaclitique, laquelle se maintient de manière renversée dans des situations moins graves en médecine. Il y a donc une inadéquation entre physiopathologie, gravité d'une maladie et psychopathologie. Par exemple, une hernie linguale va constituer davantage de danger, parce qu'elle s'opère en quarante-huit heures, qu'une leucémie qui va être tout à fait entourée... Parfois, des enfants peuvent être complètement blessés par une hospitalisation, une petite maladie, alors qu'ils peuvent être extraordinairement enrichis par une maladie grave et même mortelle. Tout le monde n'a pas la chance d'avoir une maladie mortelle... ! Je parle de cela en évaluant également un enfant greffé, qui est un événement terrible pour la fratrie. L'enfant greffé est la vedette et les frères et sœurs sont dans une situation horrible de souhaits de mort. Et je ne dis pas la gravité particulière qu'on a actuellement avec les progrès de la médecine, comme le disait tout à l'heure Catherine Dolto, de la greffe de moelle qui fait donner au frère la moelle à sa sœur pour qu'elle survive. Alors qu'il désire la tuer depuis toujours, ce qui est une relation habituelle dans les fratries. Brenner décrit deux affects primaires – j'en reste à l'affect, j'essaie de ne pas être dispersé. Brenner décrit deux affects primaires, l'angoisse et l'affect dépressif. Déjà, il sépare deux choses qui sont très différentes mais qui, vous allez le voir, se métissent beaucoup. Dans le fond, ce serait un peu curieux, et cela constituerait peut-être une vision un peu trop psychiatrique de dire qu'il y a des déprimés et des angoissés. Si on disait dans un premier temps que les deux systèmes sont naturels et normaux chez l'enfant, peut-être qu'on avancerait un peu plus dans l'appréciation du propos que je dois tenir devant vous. Donc, l'angoisse-signal de Freud est transposée à l'affect dépressif. Les signes de dépression sont-ils ou non liés à des expériences antérieures ? Il y a des auteurs qui disent non, car l'enfant qui va être dans une situation à risque de dépression va passer par trois phases. Je parle d'un auteur qui s'appelle Dolprin. Il y a une phase d'évaluation, puis vécu du signal d'affect dépressif et ensuite inhibition. Pour être plus clair dans mon propos, c'est comme s'il y avait un feu rouge : quand vous êtes en danger vous arrivez à un feu rouge, il y a un croisement, on s'arrête. C'est de là que Beck a tiré sa théorie cognitive de la dépression où il dit, je cite : « L'état affectif est la conséquence de la façon directe dont le sujet se perçoit et perçoit l'environnement ». Pour Bowlby, il existe une continuité entre l'anxiété et le désespoir. Bowlby dit, je cite : « Il n'existe aucune donnée systématique permettant d'étayer l'idée que l'identification avec la personne perdue soit centrale au processus de deuil, alors qu'une bonne partie des faits qui ont été interprétés jusqu'ici en ces termes peuvent, à mon avis, être mieux compris en terme de poursuite de l'effort pour récupérer la personne perdue. » C'est quelque chose qui change un peu la donne habituelle. Comment comprendre cela par rapport à la Ligurie ? On y reviendra. Widlöcher parle quant à lui de réponse dépressive, mais immédiatement après il tempère : « Le terme de réponse dépressive est équivoque ». Quand quelqu'un propose un terme et qu'il dit que c'est équivoque, ça va mieux. La réponse est indissociable de l'appréhension de la situation. Il serait donc inexact d'établir une distinction absolue entre réponse de base et psychologie dépressive. Beck reprend la parole et parle d'humeur dépressive qui serait la conséquence logique de la manière dont se constitue le sujet et dont il part à la conquête du monde et de son environnement.

Serge Lebovici conclut ce long débat sur l'affect en disant :« Le nourrisson, en fonction même de son développement, ne saurait échapper à un long processus dépressif qui lui permette d'émerger de l'unité des soins nourriciers d'avec sa mère ». Je trouve que ça va mieux, je comprends mieux. J'espère que vous aussi. Jusqu'à maintenant, je flottais un peu. Je comprends mieux ce que veut dire Lebovici. Il reprend sur le thème de la dyade mère-enfant, avec le papa certes, mais papa, comme on l'a souvent vu, est simplement le « souleveur » de bébé au début. On a même vu une belle image de papa qui jongle avec le bébé. Le bébé, qui n'est pas idiot, à force d'être soulevé en l'air, dit : « C'est papa ». Au bout d'un moment, il a compris que celui qui le soulève, c'est le père. Mais l'idée de Lebovici, c'est : « Comment émerger du sein nourricier de la mère ? », et à ce niveau de propos, j'ai vu, par un hasard heureux – il y a deux jours, juste avant de passer une journée à Marseille avec mes complices habituels et en consultation –, une maman très, très particulière qui me parle, et c'est une maman très étonnante pour moi parce qu'elle allaite ses enfants très longtemps : elle allaite actuellement une enfant de deux ans et demi, alors j'ai été particulièrement attentif, pour une fois que j'en tenais une... Parce qu'elles sont toutes modernes, maintenant, elles travaillent à quatre-vingt pour cent... En fait, maintenant, les femmes allaitent le temps qu'elles peuvent allaiter et quand elles n'allaitent pas ce ne sont pas forcément des mauvaises mamans ! Ce sont même d'excellentes mamans ! Le « syndrome de la Bonne Mère », que l'on connaît bien à Marseille, n'est pas fonction de l'allaitement. On peut être une excellente maman sans allaiter, mais il n'empêche que celle-ci a allaité. Je commence donc à discuter avec elle, et je demande ce qui se passe avec cette petite. Le père était présent à la consultation, et je dis que je suis très, très intéressé par les rapports de séparation, d'individuation et de dépression. Dans le fond, la perte de l'objet aimé, nous sommes bien d'accord, c'est aussi ce qui fonde nos deuils, nos pertes, nos dépressions. Cette petite, qui a toujours sa maman, le corps de sa maman a sa disposition, comment va-t-elle ? Ce n'est pas elle que je vois en consultation. Je voyais l'enfant pour de gros troubles du sommeil, mais ce n'est pas la raison pour laquelle je voyais les parents. J'avais une mère allaitante prolongée qui me disait : « Mais je ne peux pas m'en séparer, elle a l'air contente », et le père soupirait... Alors je lui dis : « Vous monsieur, vous ne pouvez pas être tiers séparateur », et lui me répond : « Pourtant j'essaie, mais je ne peux pas. Elle veut l'allaiter, je ne peux pas.... » Alors je lui dis : « Mais ce sein est le vôtre aussi ! » Je vois d'ici les féministes ! Penser que le sein est le jouet des hommes ! Quel horrible macho du sud ! Sur ce, elle me dit quelque chose de très beau qui va dans le sens du transgénérationnel : « Mais vous savez, monsieur, je n'ai jamais connu ma maman ».

Cette dame me dit qu'elle allaite sa fille et qu'elle ne la lâche plus, mais compense tellement le fait de ne pas avoir eu de maman : cela explique un peu que je recule de mes hypothèses d'évaluation de l'allaitement, pour être plus en syntonie, en empathie sensible avec cette dame qui me fait l'aveu, la confidence de la raison pour laquelle elle ne veut pas lâcher sa fille. Donc je me tais, et je m'occupe du bébé qui ne dort pas, c'est plus utile...

Après cette digression relative et courte... il vaut mieux parler du sujet qui m'est proposé. Alors le premier temps, c'est souffrance dépressive et perte d'objet... Je reviens à Bowlby : « La dépression, en tant qu'humeur ressentie par la plupart les personnes de temps à autre, accompagne inévitablement tout état au cours duquel le comportement se désorganise. C'est vraisemblablement le cas à la suite d'une perte. Tant qu'il existe des échanges actifs entre nous-même et le monde extérieur, que ce soit par la pensée ou l'action, notre vécu subjectif n'est pas celui de la dépression. L'espoir, la peur, la colère, la satisfaction, ou n'importe quelle combinaison de ceci peut être ressenti. C'est quand l'échange cesse que la dépression survient et se poursuit jusqu'au moment ou de nouveaux modèles d'interaction s'organisent par référence à un nouvel objet ou à un but ». Je trouve très intéressant ce que va être la conquête d'objets successifs de la part du bébé, et je vois très bien cela dans le quotidien, dans ce que l'on fait lorsque les mamans – les papas aussi mais surtout les mamans – ont du mal à lâcher les petits. Qu'est-ce qu'on fait ? On prescrit halte-garderie, crèche, et la France prescrit l'école maternelle à cent pour cent ! Toutes les mères adorent leurs enfants. Mais elles veulent surtout s'en séparer par l'école maternelle : « Quand tu seras grand, tu iras à l'école maternelle et tu auras maman dans la tête ». Voilà la clé de ce qu'on nous dit, dans le fond. Ce qu'il faut, c'est d'autres objets extérieurs, pour qu'en perdant un objet, on en retrouve un autre avec lequel on puisse supporter la perte, comme la perte dépressive de ce lien parfait que peut être notre mère allaitante – ou pas. Je viens de mieux comprendre qu'étant abandonné, et trouvant quelqu'un qui était une sorte de préparation à la maternelle, parce que j'étais plus petit, j'avais là quelque chose qui pouvait me soutenir dans une note dépressive. Lebovici dit quelque chose de très beau que tout le monde connaît. C'est une des plus belles formules de Serge Lebovici : « L'objet est investi avant d'être perçu. » Je trouve que c'est vraiment superbe et on retrouve là quelque chose qui est peut-être en harmonie avec ce qu'on a entendu au cours des deux interventions précédentes. Avec des différences, des positions un peu complexes. C'est vrai que le bébé, quand on lui parle, entend la prosodie. Non seulement il entend la prosodie, mais il reconnaît la chanson de la prosodie antérieure, intra-utérine comme l'a montré Carlee. C'est à dire que le petit bébé n'entend pas de mots, n'entend pas une signification qui plus tard se reconstruira dans sa tête : je crois qu'il entend une prosodie, qu'il entend cette tendresse de l'auteur de la voix. Je crois qu'on peut être d'accord là-dessus, en plus des expériences scientifiques prouvées par Carlee, dont la mémorisation de la voix de la mère. Lorsqu'on chante, une chanson peut être entendue par le bébé qui la mémorise de façon plus vive. Il y a quand même une petite différence. Dans la prosodie, l'accent compte plus pour moi que les mots. Je suis un incurable Marseillais ! Cette histoire de fin d'objet, c'est vraiment quelque chose qui va durer toute notre vie, une fois qu'on a un peu émergé de la relation objectale. Vous savez, le deuxième organisateur de René Spitz, le sourire, puis l'angoisse de l'étranger, et puis après le non qui est le troisième organisateur, qui compte moins. Le fait que le petit enfant devienne Sujet, c'est à dire que non seulement il a perçu, mais aussi mieux organisé, mieux construit, mieux inventé sa mère. Le bébé a inventé le monde. La mère lui sert de support pour inventer le monde et il perd donc quelque chose de très archaïque, de très agréable, non seulement de sa vie intra-utérine, mais aussi de sa vie relationnelle aérienne, et d'un coup il va partir à la découverte du monde.

Dans le fond, on peut dire que c'est très beau au plan quasiment philosophique que la perte fonde la connaissance. C'est par ce que l'on perd que l'on peut comprendre. C'est par ce que l'on perd que l'on peut apprendre. C'est par ce que l'on perd que l'on peut découvrir. Perdant cette relation symbiotique avec la maman, le petit bébé qui maintenant est grand va découvrir le monde, et donc va être obligé, par pertes et par pertes successives, d'être déprimé. On le voit très bien avec les bébés expérimentaux des gardes alternées ! Ces bébés expérimentaux, c'est la garantie que les psychiatres ont du travail pour longtemps. C'est une situation expérimentale qu'on n'aurait pas osé programmer. On n'aurait pas dit : « Une moitié de père, une moitié de mère, on va voir ce que ça donne ». Même Zazzo n'aurait pas osé le programmer ! Donc on est là en situation totalement expérimentale et on ne voit que les cas difficiles. Je ne vois pas les cas qui vont bien, par définition je vois les cas pathologiques, et jamais un psychiatre n'a à se mêler de sociologie. Il faut faire attention, un psychiatre raconte sa clinique pathologique, il ne raconte pas la sociologie. Il raconte le pathologique pour essayer de comprendre le normal. Je vois donc des gardes alternées pathologiques, pour moi ça me paraît quelque chose d'un peu curieux, mais bon… Je trouve qu'il y en a beaucoup, les juges bottent souvent en touche. Dès que ça va mal, ils proposent une garde alternée, c'est expérimental. Ça devrait être proposé quand ça va très bien, quand les parents sont intelligents, riches, qu'ils habitent dans le sixième, qu'ils s'aiment tellement qu'ils peuvent se revoir. Ils ne se décomposent pas, puisqu'ils se recomposent immédiatement. C'est décomposition et recomposition immédiate. Mais le juge, fraîchement sorti de l'école de magistrature, se prononce pour la garde quand il voit qu'il y a des disputes, et le bébé est au milieu de ça. Parmi ces bébés que j'observe, dans ces conditions expérimentales, je trouve que certains ont un agrippement un peu plus massif que les autres. Je trouve que ce sont des bébés qui agrippent. Pour le moment, c'est très clinique ce que je dis, ce n'est pas validé par l'évolution. Je ne sais pas ce qu'ils donneront. Peut-être que je me trompe complètement, peut-être que dans dix ans tous ces bébés alternés seront hyper-performants et feront partie des précoces absolus de l'Éducation Nationale. Je veux simplement dire qu'en s'agrippant, le bébé nous montre qu'il perd l'objet et que les objets répétitifs créent chez lui un malaise.

Dépression et séparation : c'est quelque chose d'utile, et encore une fois je vais donner quelque chose de positif dans la dépression. La dépression permet la maintenance de l'objet, c'est quand on souffre de l'objet perdu que l'objet existe. Venons-en à la dépression lourde, dépression et deuil. (Lors d'un deuil, actuellement, on dit par exemple : « Grand-mémé est au ciel », parce que les grands-mères ne meurent plus aujourd'hui, ce sont les arrière-grands-mères qui meurent. Quand un enfant vous dit en consultation : « Ma grand-mère est morte », c'est jamais la vraie. La vraie, elle est attirante, hormonothérapée, liftée, elle est dans la salle d'attente, et vous avez cru qu'il s'agissait de la mère. Vous faites des confusions absolues, « Bonjour madame, vous êtes la mère ? », « Non, la grand-mère », « Oh! Félicitations ! », alors là elle est contente. Il y a des nouvelles grands-mères qui sont très différentes, quand je vois les photos de ma grand-mère, je me dis qu'elle était vieille, alors que maintenant, les grands-mères, quel style ! Je veux donc dire que l'idée que « mémé est au ciel » est une imbécillité, parce que l'enfant vous dit immédiatement : « Pourquoi elle ne me téléphone pas, je lui avais offert un portable ! » Il faut faire attention à la technique, comme tout à l'heure IVF : Intervention Volontaire de Fantasme. Par la description du sexe pendant l'échographie, il y a l'idée que le renoncement, le travail de renoncement, le souffle mortel est intéressant. Je vous raconte une histoire, mais que je dois aller vite, sinon Jeammet va me gronder. Le souffle mortel, c'est une enfant qui vient me voir parce qu'elle a des crises d'asthme répétitives, envoyée par des pneumologues qui n'arrivaient pas à la soigner alors qu'ils sont remarquablement compétents parce que pneumologues, professeurs de pneumologie. Un asthme qui ne guérit pas alors qu'il n'y a pas de causes organiques : on envoie au psychiatre ! L'enfant est gentille, intéressante, intelligente, je vais donc essayer de ne pas aggraver son cas ! Et la mère me raconte une histoire extraordinaire. Elle me dit qu'ils achètent un Zodiac. Ils viennent du centre de la France, ils ne tiennent pas compte du mistral qui est notre vent. Le Zodiac part au large et se renverse. Le malheureux pilote se casse trois côtes et a un hémothorax. Il coule, la mère et lui nagent vers le bord, la mère le soutient, soit elle l'abandonne et il se noie et elle retrouve sa fille qui est avec son ami sur la plage, soit elle se noie avec lui et la fille est orpheline : elle laisse le père se noyer pour aimer sa fille. Vous voyez, je trouve que c'est une belle somatisation d'un deuil. Ce qui est intéressant, j'y reviendrai tout à l'heure, c'est l'idée de construction thérapeutique avec des enfants de neuf, dix ans qui peuvent exprimer avec leur corps ou avec leur problématique psychique des termes de leur vécu familial dépressif pour en faire des signes physiques symptomatiques. Je reviendrai là-dessus. Au niveau du travail de deuil, le père disparu, par exemple, n'est pas un père disparu. Les positions nostalgiques sont des positions très intéressantes au niveau de la construction de la disparition de l'être. Et j'ai même l'idée un peu folle, mais que je vérifie souvent, qu'à perdre son père ou sa mère tôt, on fait un excellent parent. Je ne veux pas conseiller aux gens : perdez vos parents le plus tôt possible ! Mais il entre dans l'histoire de la séparation le fait qu'un deuil précoce va permettre une sublimation très compétente de cet enfant endeuillé dans ce qu'il sera plus tard comme papa ou comme maman. Le travail de deuil donc, la mélancolie qui résulterait de l'échec du travail de deuil : j'en reviens à Freud. C'est toujours l'ombre de l'objet qui rôde, le fantôme. Les textes de Ferenczy, à ce niveau-là, sont splendides : le fantôme qui reste hypothétique, et qui permet l'occlusion de la phase de deuil. Le travail de deuil est donc un peu comme l'histoire de la mère morte de Green, cette mère déprimée qui ne peut pas répondre aux demandes de l'enfant. Une mère qui ne serait pas suffisamment bonne. Qui serait trop effondrée ou trop bonne. Dans les deux cas, je crois que c'est suspect.

Je terminerai par trois exemples très courts de trois vignettes cliniques, de trois suivis très longs, de plus de vingt ans, d'enfants que j'ai suivis. En essayant de déterminer ce qui est la dépression chez l'enfant et ce qui n'est pas la dépression chez l'enfant. Je vois un premier enfant, il y a une vingtaine d'années, de huit ans, très curieux, fils d'inspecteur d'Académie, donc aggravé dans la structure sociale, en quelque sorte. C'est un très bon élève, un trop bon élève, mais qui n'a pas de contact avec le monde. Le père futé, intelligent, avec son épouse, elle-même enseignante, disent : « Il a de trop bons résultats ». Alors moi, dans un premier temps, par agressivité bête, je dis : « On va essayer de dégrader les résultats ». Et je réussis à lui faire avoir seulement quatorze, par injonction un peu paradoxale au niveau de son travail. Mais ce garçon, dans le fond, est un très bon élève pour d'autres raisons, et il va évoluer de manière étrange. À l'adolescence, il va se replier encore, abandonnant le violon où il excellait, et il va entamer une psychose gravissime avec des fonds mélancoliques. Il y avait quelque chose d'étrange chez cet enfant, qui n'était pas une dépression. On disait qu'il était inhibé, qu'il était replié, qu'il paraissait triste, et en fait, il était malade, il avait un noyau psychotique qui s'est affirmé ultérieurement sans que les parents et l'histoire de la famille n'y soient pour quoi que ce soit.

Le deuxième exemple, c'est un enfant terriblement casse pied, adopté par des Italiens, donc la situation me fragilise, et je vais le voir longtemps, sans jamais servir à rien. Quand je le voyais, il s'asseyait un peu comme les enfants dans les instituts médico-éducatifs qui disent : « Tu me prends, tu me prends », et quand on les reçoit, ils ne disent rien. « Tu me prends, tu me prends, viens. » Alors il s'asseyait et je lui disais : « Qu'est-ce qui ne va pas Mikaël ? », « J'sais pas, j'sais pas, psy, tu vois, j'sais pas, j'sais pas mes origines ». Tu cherches ses origines, rien !... Il disait : « J'sais pas » parce qu'il ne savait pas. Et moi, pendant des années, je me suis demandé ce que voulait dire ce « J'sais pas ». Il leur a tout fait à l'adolescence, il a cassé des motos, il les a volé, il se drogue, etc. Les parents tiennent bon, en disant : « Il était tellement malheureux quand il était petit, il n'a pas connu ses parents ». D'accord, d'accord. Je le vois pendant ces périodes terribles et je lui demande : « Pourquoi tu as volé la moto ? » « J'sais pas, j'sais pas ». Puis le temps passe et il disparaît, tant mieux pour moi. Et puis je le vois l'autre jour dans mon service... avec un bébé. Là, je déprime. La dépression existe chez l'enfant, et avec ce que vous savez désormais de mes origines, sur le coup je suis déprimé. Je vais le voir et lui dire : « Bonjour, Mikaël », parce que je suis courtois. Et je demande : « Pourquoi tu viens ? », en espérant qu'il vient voir mon agrégé et pas moi. Il vient en effet voir cet agrégé beaucoup plus compétent avec les bébés. « Ah! C'est un bébé, tu viens voir le Dr François P. et tu verras, il est très bien », c'est tout, je ne veux pas le revoir, et il me dit : « Non, oui, on vient voir ton collaborateur ». « Ah! C'est ton épouse, ton bébé... Je suis content. » Et puis je me dis : « Ces parents deviennent parents parce qu'on est parents quand on adopte et quand on devient grands-parents ». J'ai un émoi, j'ai une sensibilité particulière envers ces parents adoptifs. Et donc à ce moment-là, je lui dis : « Viens un peu parler avec moi », et là je me piège. Alors il vient. Et je lui dis : « Pourquoi tu viens ? ». « J'sais pas. » Je lui dis : « Ah ! Non, maintenant écoute-moi, le bébé ne dort pas, il vomit, il a des somatisations, tu es le papa maintenant tu sais, avant tu ne savais pas, tu étais adopté, maintenant tu sais et tu vas voir P... », et donc il est allé le voir. Donc il ne s'agit pas d'une dépression.

Le troisième exemple, et je terminerai avec lui, est une vraie dépression. Une histoire tragique, je m'excuse de terminer avec ça, mais c'est quelque chose qui me déprime. Je vois une enfant, il y a quelques années, issues de parents sympathiques, mais elle est très laide. Ça vous paraît singulier comme description clinique, mais elle a une sœur ravissante à qui tout réussit, et elle ne réussit rien, et elle est minable. Elle dort avec sa mère jusqu'à l'âge de dix ans. Elle chasse le père pour dormir avec sa mère, dans une relation homosexuelle qu'elle confirme. Les parents me font voir donc voir cette enfant qui me parle de son désarroi esthétique, narcissique, du fait qu'elle ne s'aime pas. Elle n'a pas construit l'objet interne vers l'objet externe, c'est à dire le narcissisme, l'image de soi, la confiance en soi dont je n'ai pas parlé. Elle est suivie, elle est accompagnée, elle est passionnée par Elvis Presley. Elle m'apporte des disques d'Elvis Presley, elle connaît tout de sa vie. Elle commence une relation homosexuelle avec une amie à elle. Moi, j'accompagne cette relation, les parents sont d'accords. Mais à la rupture, elle se met une balle dans la tête. Je demande aux parents de venir nous voir pour l'autopsie psychologique, une sorte de veillée de deuil. Il y a une tradition en Corse qui est très belle et qui je l'espère va continuer. Le fils d'un de mes amis s'est suicidé, il y a quelque temps, et je suis allé à l'enterrement de ce garçon que je connaissais depuis qu'il était né. Et il y a un repas dans la maison de famille, on mange les plats qu'il aimait, on parle de lui. Je trouve que c'est un rite de deuil est extraordinaire. Je convoque donc les parents, un peu sur un rite de deuil. Et la mère me dit : « Elle ne s'est jamais aimée, elle a toujours vu du négatif en elle, pour ne pas réussir à s'aimer en dehors de nous ». Je crois que cette maman explique mieux que moi ce qu'est la dépression chez l'enfant, et le risque qu'elle soit évolutive. Akiskal a raison, mais de manière limitative, pour les maniaco-dépressifs : bien sûr qu'il y a une enfance des maniaco-dépressifs, mais tous les symptômes peuvent apparaîtrent. Les pédopsychiatres ont donc deux missions, je voudrais terminer là-dessus. D'abord, des consultations thérapeutiques : un enfant en phase de latence, muni de mots, d'une interprétation, peut guérir et faire son chemin. Je ne dis pas que la guérison est définitive, je dis que sur le symptôme et sur le moment, on peut l'aider. Winnicott a raison. Pour le cas de l'enfant au souffle mortel, je lui ai expliqué que son père s'était noyé mais que sa mère avait eu raison. Elle me dit : « Je le savais. Pourquoi elle m'en parle pas ? » Donc : secret de famille partagé, secret avoué. Et c'était un secret qui la faisait somatiser… Et troisième exemple, il y a parfois des enfants qui sont tournés vers la mort par non-construction. Et dans le fond, le suicide parfois est une réponse qui paraît illicite et en tout cas, c'est dans le deuil de cet enfant que je voulais dire que la dépression chez l'enfant existe.

Je vous remercie.

Discussion de la conférence de Marcel Rufo

Philippe Jeammet : Bon, les questions sont ouvertes. Voilà, on a un bel exercice de style entre... disons entre la provocation et l'empathie : les capacités d'empathie que l'on voit bien à l'œuvre, et une provocation stimulante parce que tu interroges les certitudes pour montrer que justement, on a beau... C'est vrai qu'on connaît beaucoup plus de choses qu'autrefois, et en même temps, est-ce qu'on ne laisse pas passer quelque chose d'essentiel ? En tout cas, il ne faut pas croire que les connaissances qu'on a dans notre domaine nous donnent des armes aussi efficaces que ça dans l'établissement d'une relation qui reste quelque chose où, tu le montres bien, l'empathie joue un rôle. Et le jeu qu'on peut introduire, le jeu avec son côté vivant, est probablement quelque chose qui demeure essentiel, malgré le poids. Tu termines là-dessus, c'est peut-être une question, puisqu'il m'en faut trouver une, que je vais pouvoir te poser dans les cinq minutes qu'il nous reste... Tu insistais à la fin sur la patiente maniaco-dépressive qui est revenue, c'est à dire sur le poids des facteurs de vulnérabilité, notamment génétiques, le poids des contraintes biologiques. Comment l'appliquer au niveau de l'enfant ? Notamment par rapport à un traitement médicamenteux ? C'est quelque chose qu'il ne faut pas oublier, qu'on a trop laissé de côté, comme si tout devait se résoudre dans la relation. Quel est ton avis là-dessus ? Et par exemple un enfant de neuf, dix ans qui arrive avec des idées de suicide, avec des idées déjà bien ancrées, une personnalité comportant déjà des traits plus ou moins obsessionnels et des ruminations sur le suicide, qu'est-ce que tu ferais ?

Marcel Rufo : Sur la première question, il est sans doute possible que mon avis soit très différent dans quelque temps. Longtemps, j'ai dit que l'honneur de la pédopsychiatrie, c'est de ne pas être prédictive. Quelque part, je le pense fondamentalement. Le pédopsychiatre, quand il voit un enfant, ne peut pas être prédictif, sinon il devient nosographique. Mais en même temps, est-ce que j'ai raison ? Face à ces questions, j'ai immédiatement en tête une dizaine d'enfants que je pensais schizophrènes et je n'ai pas voulu le dire. Des gosses de cinq, six ans avec des phobies étranges, enfin ce n'est pas le sujet, mais il s'agissait d'enfants au sujet desquels je suis sûr d'avoir fait le diagnostic, et j'ai voulu le taire. Et c'est la deuxième partie de ta question, Philippe. Lorsqu'un enfant va mal, faut-il le traiter ? Et je crois que maintenant, je dirais oui. Je crois que je dirais oui, alors que longtemps j'aurais été plus psychopathologiquement correct et psychopathologiquement dangereux. Je crois qu'il faut faire attention à tout ce qui descend de l'adolescence. Tu confirmeras si j'ai tort ou non, je crois que toutes les pathologies graves de l'adolescence descendent en âge. C'est à dire qu'on est anorexique à douze ans, suicidaire à dix, et conduites à risque à neuf. Et donc, dans ces conditions, on est dans une spécialité métisse qui est la tienne, la psychiatrie de l'adolescent, qui doit faire appel certes à tout ce qu'apporte la richesse psychopathologique de la pédopsychiatrie, mais qui doit maîtriser aussi les apports de la psychiatrie de l'adulte et les capacités soignantes qu'elles représentent. Le carrefour, c'est la psychiatrie de l'adolescent, et j'espère que tu vas m'aider à mieux réfléchir parce que je vais devenir seul. Heureusement que tu es là, à côté, tu m'aideras quand je me tromperai, et donc je te remercie déjà de ton soutien... !

Philippe Jeammet : Je n'en doute pas un instant !

Parents séparés et vécu dépressif, qui j'ose aimer ?

Jacqueline Richelle

1. INTRODUCTION : RÉFLEXION THÉORIQUE

Séparation parentale, recomposition familiale, situations devenues plus que fréquentes, parfois gérées sans trop de mal par les adultes, mais cristallisant souvent les conflits antérieurs, exacerbés par les revendications de chacun, que ce soit sur un plan matériel ou sur un plan relationnel où les enfants peuvent constituer à la fois un moyen de chantage, un outil de vengeance et un objet de désir.

Dans ce cas, les liens troubles persistant entre les parents prennent peu en compte la souffrance de l'enfant tout en affirmant, de bonne ou mauvaise foi, que les procédures judiciaires interminables témoignent de leur souci de protéger celui-ci et de lui offrir le milieu de vie le plus épanouissant possible pour son développement.

Des recherches précédentes au moyen de méthodes projectives (Dessins, Rorschach, TAT) m'ont amenée à dégager l'importance de ces troubles en lien avec la persistance de conflits parfois encore très virulents entre les ex-conjoints, chez des enfants entre 7 et 12 ans.

La relation mère-fille notamment, peut conduire à un « ravage », soit sur un mode fusionnel homosexuel, soit dans un vécu de haine. C'est sous l'angle du versant dépressif que je voudrais l'aborder aujourd'hui.

Dans les cas de séparation mal gérée, le deuil de la dynamique familiale antérieure ne peut être surmonté et on observe souvent l'apparition de différents troubles psychiques ou comportementaux. Ce fonctionnement semble rappeler, ou réactiver, une impossibilité à dépasser la position dépressive qui dans le cas présent découle de l'impossibilité de l'enfant à reconnaître en chacun de ses parents à la fois les éléments bons et mauvais.

La prégnance des éléments dépressifs peut s'observer chez nombre d'enfants confrontés à ces situations de conflit interminable.

Ils peuvent se manifester de diverses façons et à travers mes observations, il me semble en avoir dégagé de trois types :

- l'expression d'affects dépressifs explicites, tant au niveau du discours de l'enfant qu'à travers ses productions projectives ;
- la transposition, accompagnée ou non de touches expressives verbales ou non-verbales, d'un noyau dépressif sur des manifestations d'ordre somatique (vomissements, céphalées) ;
- le recours à l'agir, sorte d'exutoire à une tension psychique qui ne peut se libérer par le biais d'une élaboration mentale et symbolique.

Ce sont les deux premiers cas de figure que je me proposerai d'illustrer par des vignettes cliniques.

Deux courants importants se dégagent depuis quelques années concernant le rôle et la place du féminin et du masculin, de la maternité et de la paternité, de la place prise et accordée par père et mère face à l'enfant.

1) Longtemps tenue en quelque sorte pour responsable de tous les maux, mère de schizophrène, mère d'autistes..., la mère se trouve relayée dans le devenir de l'enfant par la prise en compte du père, non seulement dans sa fonction symbolique de tiers défusionnant, mais aussi dans l'impact de sa présence réelle influant bien avant l'œdipe sur la constitution de l'identité de l'enfant. Encore faut-il qu'il prenne et garde une place dans la vie de celui-ci et que la mère la lui laisse prendre.

2) Un autre courant s'est penché sur la relation mère-fille tout au long du développement, relation qui va fonder l'identité sexuée, et qui peut se révéler structurante ou au contraire déviante, au point d'entraver l'accès à la féminité. « Mère et fille : un ravage », écrit MM Lessana, reprenant un terme d'un texte de Lacan.

Ravage, du verbe ravir, aux sens divers : ravissement, enchantement, enlèvement, mais aussi usurper, voler, arracher, dévaster.

On retrouve bien dans tous ces termes l'amour, l'admiration, la haine, la destruction qui marquent comme au fer rouge cette relation dont l'une et l'autre, mère et fille, vont devoir se dégager.

En me référant à ces deux courants, j'ai illustré mon propos à travers des vignettes cliniques où la place du père et la relation mère-fille seront plus particulièrement abordées.

Il s'agit de situations de séparation parentale vécues par des filles entre 7 et 12 ans, rencontrées dans un contexte soit d'expertise, soit d'évaluation ou d'accompagnement.

Dans tous les cas, les relations entre parents restent conflictuelles, parfois de façon très virulente.

L'enfant peut être un objet de chantage pour obtenir des avantages financiers, un objet de vengeance en voulant priver l'autre, pour le punir d'avoir déserté le foyer conjugal, un objet de désir mêlé d'emprise de la mère sur la fille, miroir d'elle-même et prolongement narcissique, objet d'amour compensant éventuellement la perte du conjoint.

2. ILLUSTRATIONS CLINIQUES

J'ai repris deux types de situations contrastées : dans l'une, les fillettes manifestent un attachement marqué pour leur père, souhaitant vivement le voir plus souvent ou même vivre chez lui ; elles ont développé une profonde agressivité à l'égard de leur mère, regrettant la séparation des parents et n'acceptant pas le cas échéant le nouveau compagnon de la mère.

Cette attitude évoque une exacerbation de la position œdipienne, comme si la séparation était venue bloquer le processus de résolution de l'œdipe et entravait la possibilité d'identification féminine à la mère.

Dans l'autre cas, on observe l'attitude opposée : le père est dénigré, rejeté, l'enfant souhaite le voir le moins possible, certaines refusant toute rencontre avec lui ; elles expriment par contre un amour exclusif à l'égard de leur mère dans un attachement à un objet primaire et une relation duelle où le tiers n'existe pas.

Dans un cas comme dans l'autre, on peut craindre que les dérives de l'attachement aux parents suite à la séparation, n'entrave à long terme de développement affectif et relationnel de ces filles dans une filiation du féminin non-réussie et ne permettant pas l'accès à la génitalité.

A. Vécu dépressif : Père désiré – Mère rejetée

M. et F., 10 ans, veulent aller vivre chez leur père ; le père de M. voudrait effectivement avoir la garde de ses enfants, M. et son frère de 5 ans ; il vit seul et souffre du départ de sa femme, il y a deux ans. Le père de F. est en ménage avec une compagne et n'est pas disposé à la prendre plus souvent pour des raisons matérielles (pas de chambre), mais semble-t-il aussi pour préserver sa nouvelle vie de couple ; F. a un frère jumeau handicapé moteur, ce qui lui pose problème ; les parents sont séparés depuis deux ans et demi et la mère a également noué une nouvelle relation avec un compagnon qui vit avec eux, qu'elle investit beaucoup, ce que F. ne supporte pas (« Ils sont pot de colle, ils se donnent des baisers et ça m'ennuie ».

C., 7 ans, ne veut pas accompagner sa mère en Asie où elle va vivre avec son second mari. Elle veut rester avec son père et se montre particulièrement négative à l'égard de sa mère qui est partie il y a un an.

J'ai pu rencontrer le père de chacune de ces enfants, ce qui témoigne de l'attention qu'il leur porte.

Les dessins de famille sont toujours très révélateurs du vécu de l'enfant par rapport aux parents et de la place qu'il donne à chacun. Chez ces 3 filles, le père et la mère sont chaque fois représentés, avec des particularités qui tiennent à la différence de leur situation.

Dans tous ces cas, apparaît une divergence entre l'agressivité du discours manifeste à propos de la mère et la persistance d'un lien d'attachement à son égard, refoulé ou dénié parce que l'enfant est déçu dans ses attentes : la mère extériorise trop à son goût ses sentiments à l'égard de son conjoint (F.), attend un enfant de son compagnon (M.), ou fait le choix d'un second mari et d'un départ qui implique un éventuel « abandon » (C.) .

Le renforcement des sentiments œdipiens peut venir combler un vide affectif par rapport à l'objet primaire, tout en permettant une identification féminine qui pourrait se développer pour autant que le relation père-fille soit médiatisée par la présence d'un tiers, ce qui n'est actuellement pas le cas pour C.

Je développe plus en détail le cas de M. : M. a 10 ans et un frère de 5 ans ; la demande de consultation vient de la mère qui décrit M. comme « difficile, de mauvaise humeur, elle n'écoute pas, pousse Mme à bout ». Elle est très agressive avec son compagnon et avec son frère ; elle a des problèmes de sommeil et ne mange pas bien.

Mme a quitté son père il y a un an pour vivre avec quelqu'un qui a lui-même deux garçons de 10 et 4 ans ; le couple ne s'entendait plus depuis plusieurs années et il y avait de nombreuses disputes. Mme n'osait pas quitter son mari par crainte de la réaction de ses parents (famille italienne) ; ceux-ci ont finalement accepté son départ, mais pas ses frères et sœurs.

M. a changé depuis la séparation, Mme pense qu'elle lui en veut, elle lui reproche d'avoir quitté son papa pour « cet homme-là ». Les enfants vont chez leur père du mercredi au jeudi, un week-end sur deux et la moitié des vacances.

Mme essaie de garder de bons contacts avec son ex-mari pour les enfants, mais ce n'est pas facile. Elle espérait que celui-ci s'en occuperait plus, aille les rechercher à l'école et fasse les devoirs avec eux, puisque lui ne travaille pas. Mais il lui a dit : « Tu es partie, tire ton plan ». Elle se sent déprimée, d'autant plus que son ex-belle-famille se montre très agressive à son égard, à travers les enfants.

Le père de M. lui a annoncé brutalement que sa maman avait décidé de partir et elle a beaucoup pleuré.

M. voudrait voir son père plus souvent, Mme lui dit de lui demander pour y aller tous les week-ends, le père a répondu qu'il allait réfléchir mais n'en parle plus, alors qu'il veut reprendre la garde totale des enfants ; Mme a proposé à M. d'aller vivre chez son père mais elle ne dit rien face à cette proposition ; elle semble avoir peur qu'il s'énerve et crie.

Mme a proposé une garde alternée, mais Mr refuse. Mme paraît dépassée par la situation.

Lorsque Mme évoque les disputes. M. dit « que ce n'était pas une raison pour partir tous les soirs », et elle pleure.

Mme a été enceinte à 19 ans, sans l'avoir voulu, elle a eu très peur de la réaction de ses parents, elle n'était pas mûre et ne se sentait pas maman ; dans son ménage, « elle avait tout sur le dos », son mari ne faisait rien et elle a l'impression de n'avoir jamais été acceptée par sa belle-famille, italienne elle aussi.

Elle a eu un deuxième enfant en espérant que cela irait mieux dans le couple, mais cela n'a rien arrangé ; de plus, son bébé a eu un problème de santé, a été sous perfusion et placé dans un service de soins, séparé d'elle.

Mme ne sait que faire avec M. qui ne parle pas.

Mme vient de faire une fausse-couche, M. a eu l'air déçue quand Mme a perdu son bébé mais elle n'exprime rien.

Lorsque je vois M. seule, elle pleure sans trop savoir m'expliquer ce qui se passe ; elle dit que chez sa mère on mange « des crasses », qu'elle n'aime pas quand elle dit des méchancetés sur son papa, que sa mère lui réclame de l'argent alors qu'il n'en n'a pas ; elle est fâchée après elle parce qu'elle est partie avec un copain de son papa. Elle me dit qu'elle aimerait mieux habiter chez son papa et elle voudrait que je le rencontre.

Celui-ci accepte le rendez-vous ; il a l'air triste, est très ému, dit que tout s'est écroulé pour lui, qu'il se sent seul et en voudra toujours à sa femme.

Il a expliqué à M. qu'il ne savait pas les prendre à temps plein parce qu'il doit travailler pour payer et garder la maison. Il me dit que M. lui dit « papa, je t'aime », il la prend dans ses bras et lui dit « moi aussi », Mr pleure à cette évocation.

Par la suite, M. me dira qu'elle ne sait pas où elle voudrait vivre, elle voudrait que ses parents soient toujours ensemble ; elle en veut à sa mère d'être partie, des disputes qui venaient du fait que Mme n'était plus souvent à la maison et que son père est toujours triste.

Plusieurs éléments s'entrecroisent dans cette situation.

M. se vit comme délaissée par une mère qui non seulement a remplacé son père par un nouveau compagnon, mais conçoit un enfant qu'elle perd puis un autre qu'elle garde.

La fausse-couche pourrait avoir été vécue avec beaucoup d'ambivalence par M., déception peut-être de ne pouvoir tenter de renouer avec une identification à la mère, satisfaction peut-être d'une perte qui pourrait à la fois confirmer le sentiment d'avoir une « mauvaise mère » et l'en voir punie, mais aussi raviver un vécu inconscient d'avoir été une enfant non-désirée et non-suffisamment investie (mère enceinte à 19 ans) ; de même chez la mère, cet évènement a pu venir réactiver sa culpabilité et engendrer un état dépressif :

- insatisfaite aussi par le silence de son père face à sa demande de le voir plus souvent ;
- identification au parent lésé, « abandonné », qu'elle tente de consoler ;
- objet de chantage de la part du père qui veut « tout ou rien. » ;
- objet aussi du désir de celui-ci, ce qui la met en porte-à-faux face à une réactivation de la problématique œdipienne.

Cependant, la prise de distance du père, non-consciente par rapport à cette problématique, la place accordée à celui-ci par la mère, et sans doute la présence d'un tiers masculin en la personne du beau-père, s'avéreront par la suite garants d'une évolution positive qui permettra à M. de dépasser la position dépressive et de reprendre un processus d'identification féminine à travers la mère et la naissance d'un petit frère.

B. Mise en jeu du corps : Mère désirée – Père rejeté

Dans le cadre d'une expertise concernant les modalités d'hébergement, je rencontre C. et S. C. a 11 ans et S. 7 ans.

Les parents sont séparés depuis 5 ans ; père et mère demandent tous deux l'hébergement principal. C'est Mme qui l'obtient, Mr ayant les enfants un week-end sur deux, un mercredi sur deux, et la moitié des vacances. Mr fait appel contre cette décision pour avoir la garde principale.

Les parents restent en assez bons termes jusqu'au moment où Mr se remarie, 3 ans après la séparation.

Mme rapporte que les filles se plaignent de l'attitude de la femme de Mr, qui ne serait pas gentille avec elles, crie après elles et aurait même griffé la plus jeune en lui mettant de la pommade pour soigner des rougeurs sur la vulve.

Mr dément ces affirmations et considère que sa compagne a le droit de faire des remarques aux enfants mais qu'elle est gentille et s'occupe bien d'eux. Il se plaint d'être harcelé à tout moment par des coups de téléphone de son ex-femme, au point qu'il a dû changer de numéro.

Il trouve que les enfants ne sont pas dans un milieu structurant chez leur mère qui laisse tout faire et qu'elles sont trop souvent absentes à l'école. Mme est très centrée sur des préoccupations somatiques.

La relation se dégrade entre les parents, les critiques sont présentes des deux côtés, la femme et l'ex-femme de Mr ayant même eu des altercations verbales et physiques.

Les deux filles, à certains moments, ne sont plus allées chez leur père parce qu'elles ne voulaient pas le voir avec sa femme.

Lorsque je vois Mme, elle me signale d'emblée qu'elle est anorexique, mais que cela va mieux ; elle a cependant des problèmes de santé.

Elle reproche à son ex-mari de ne pas donner le « traitement de fond » prescrit par un neurologue à C. pour des migraines fréquentes et douloureuses.

Mr estime que sa fille est trop jeune pour prendre en permanence un traitement assez lourd, d'autant plus qu'elle n'a jamais eu de migraines chez lui.

Mme a eu deux relations amoureuses après la séparation, mais elles n'ont pas abouti.

C. ressemble beaucoup à sa mère : même longs cheveux blonds, même structure très mince, même air anxieux et tourmenté.

Elle a un langage monocorde et ininterrompu, tirant en longueur ce qu'elle explique, souvent confuse, parfois artificielle avec un discours d'adulte qui contraste avec son âge : « Ça recommence, ça ne peut plus durer », reprenant là les paroles de sa mère.

Elle ne veut plus aller chez son père parce qu'il ne veut pas lui donner son traitement et parce que sa belle-mère n'est pas gentille avec sa sœur.

Il faut souligner le contraste entre l'attitude de C ; amenée par sa mère et se plaignant de son père et celle qu'elle présente lorsqu'elle est avec son père ; elle est souriante, enjouée et peut discuter avec lui et tenter de clarifier les difficultés rencontrées.

Les données projectives (Rorschach et TAT) soulignent l'émotivité, la labilité affective, un certain théâtralisme, les difficultés d'identification féminine, l'anxiété et certains affects dépressifs. La figure maternelle suscite une certaine ambivalence, la figure paternelle est l'objet d'une recherche de soutien et d'attention.

Il y a chez C. une identification massive à la mère, tant dans son aspect physique que dans son fonctionnement psychique où l'on peut noter des traits hystériques.

Elle a aussi adopté les préoccupations somatiques, affirmant qu'elles sont souvent enrhumées ou souffrant d'angines, ce qui explique les absences scolaires ou l'impossibilité d'aller chez leur père.

C. s'identifie à sa mère dans son rôle de victime tout en se sentant obligée de la protéger, de même que sa jeune sœur, adoptant ainsi un rôle de parent qui l'entrave dans son évolution d'enfant et d'adolescente.

Les affects dépressifs qui transparaissent aux méthodes projectives sont peu apparents sur le plan clinique et on pourrait poser l'hypothèse que les migraines en sont l'expression à travers la voie somatique, témoins du conflit majeur dans lequel se trouve C. piégée entre son père et sa mère.

Il est frappant de constater que celles-ci ne se manifestent pas lorsqu'elle est chez son père et on pourrait se dire que chez sa mère, elle ne peut pas « penser » les affects, ni négatifs à l'égard de sa mère, ni positifs à l'égard de son père.

En outre, elle se doit de maintenir une loyauté envers sa mère en refusant la femme de son père ; elle paraît prise dans une histoire de femmes où la résurgence du conflit œdipien propre à l'adolescence a été précipitée par le remariage du père, provoquant sans doute à la fois une profonde déception devant cette « trahison » de son attachement pour lui, et la mobilisation des défenses en voulant s'éloigner de lui tout en recherchant son attention.

Vengeance inconsciente de la mère peut-être, affirmant pourtant qu'il est important pour ses filles d'avoir des contacts avec leur père tout en contestant celui-ci, désir d'emprise aussi sur l'aînée risquant d'entraver ainsi son éclosion féminine.

A., 7 ans et demi :

La maman d'A. est encore très bouleversée par le départ de son mari qui lui a annoncé il y a deux semaines qu'il voulait divorcer ; elle lui en veut énormément, bien qu'elle décrive une soi-disant indifférence dans le couple depuis plusieurs années, affirmant que son mari, s'impliquant dans la politique, n'était jamais là. Elle se montre très virulente à son égard, disant qu'il ne s'est jamais occupé de sa fille et qu'il se découvre tout à coup une fibre paternelle ; pour A. dit-elle, son père, c'est le grand-père maternel, handicapé, ne sachant plus marcher et qui décède peu de temps après.

Elle explique qu'A. ne veut pas voir son père et qu'elle dit qu'elle le frappera, bien qu'elle ne l'aie jamais fait. Mme et A. vont tous les jours chez les grands-parents maternels, et Mme décrit une relation très étroite entre sa propre mère, elle et sa fille. J'ai rencontré le père de A. qui semble sincèrement attaché à sa fille mais donne comme perception que la maman s'est toujours interposée entre lui et l'enfant, et qu'il était exclu de la relation entre A. et sa maman. Cette relation apparaît effectivement comme très fusionnelle et possessive, Mme n'imaginant pas qu'A. puisse loger ailleurs, l'appelant « mademoiselle » ou « ma beauté », l'habillant comme une jeune fille très sexuée, visiblement admirative devant cette petite fille jolie et intelligente.

Elles vivent à deux, très proches de la grand-mère maternelle, qui trouve honteux que le père d'A. l'aie mise en présence de sa nouvelle compagne, qui a elle-même deux filles.

A. se dessine souvent en princesse, elle est passionnée d'équitation, sa mère s'y est initiée, elles ont épargné pour acheter un cheval, symbole phallique, qu'elles montent chacune leur tour.

On pourrait à ce propos évoquer l'article de Bauduin concernant l'aliénation érotique de la fille à la mère, « mère qu'il ne faut jamais détrôner puisque c'est sa toute-puissance d'enfant qu'elle lui prête, avec un sentiment illusoire d'autosuffisance en miroir qui laisse à l'homme un statut d'étranger ».

A. s'exprime très bien, adoptant à certains moments un langage de grande personne, adhérant de façon inconditionnelle à tout ce que dit sa mère, disant qu'elle n'a pas envie d'aller chez son père, sans très bien expliquer pourquoi.

S'ensuit une joute interminable par le biais des avocats, Mme essayant de réduire les contacts avec le père, relevant toute une série de faits qu'elle estime refléter les manquements du père.

A. vomit lorsqu'elle est chez son père, notamment après avoir téléphoné à sa mère et à sa grand-mère, et ne mange presque pas. Elle se croit obligée de dire à sa mère qu'elle ne s'y amuse pas, alors que le père la décrit comme joyeuse et à l'aise.

On voit ici très clairement apparaître les discordances entre la pseudo-maturité affichée par A. et sa maman, plus mère que femme comme l'écrit Eliacheff, mère qui en fait semble-t-il son prolongement narcissique dans une relation à connotation fusionnelle. Elle parle souvent de sa fille en utilisant le pronom « on », fixée dans une position d'homosexualité primaire ; l'homme n'y a pas de place, mais on relève un décalage entre le discours manifeste, rejet du père et amour inconditionnel à l'égard d'une mère sans visage (dessin), qui ne peut pas « voir » un attachement au père, et le contenu latent évoquant un sentiment de dévalorisation par la mère et l'interdit d'accéder à une identification féminine.

On peut se demander qui A. vomit quand elle est chez son père...

L'apparence hyperféminine entretenue par la mère évoque ce que certains ont appelé « les petites lolitas », petites filles déguisées en femmes, évoquant l'existence d'un faux-self tendant à masquer l'incapacité à développer une identité féminine authentique.

Lors des entretiens, A. passe d'une seconde à l'autre d'une attitude abattue, dépressive, lorsqu'elle parle de son père, débitant sur un ton monocorde un discours toujours identique : « ça n'a pas été, j'ai pleuré et j'ai vomi », à une attitude enjouée, animée, parlant abondamment de son cheval.

Les affects dépressifs semblent vite évacués et, comme pour C., se manifestent par un symptôme somatique qui reflète aussi l'impossibilité à gérer le conflit dont elle est l'objet, à la fois, me semble-t-il, de chantage, de vengeance et de désir.

Ces vignettes cliniques montrent les divergences entre les deux cas de figure repris ici.

Père désiré – Mère rejetée, semble permettre un dépassement de la position dépressive, ouvrir la voie à l'identité féminine et permettre un processus de dégagement.

Chez les enfants qui manifestent un attachement au père, on relève aux méthodes projectives des capacités adaptatives et une appréhension du réel préservées, ce qui n'est pas le cas lorsque la relation à la mère devient exclusive, voire fusionnelle.

L'identification féminine semble pouvoir s'ébaucher ; les données projectives viennent tempérer l'agressivité manifeste exprimée à l'égard de la mère et laissent poindre le double mouvement d'attachement et de rivalité avec une mère qui ne s'interpose pas totalement entre le père et la fille. Ces femmes-mères ont toutes un nouveau compagnon et on peut penser que l'étayage affectif et la nouvelle reconnaissance de leur féminité et de leur génitalité leur permet de supporter et de se dégager par rapport à la « haine » apparente exprimée à certains moments contre elles par leur fille.

Mère désirée – Père rejeté : par contre, les enfants qui subissent la violence maternelle à l'égard du père, semblent bloquées dans le développement de leur identité féminine ; l'accès à la féminité et à la génitalité semble barré par une mère avec qui elles ne peuvent entrer en rivalité et qu'inconsciemment elles vivent comme pathogènes ; la position dépressive ne peut s'élaborer et il n'y a pas de dégagement réel dans la mesure où se mettent en place des mécanismes de défenses tels que le clivage et le déni, où les affects sont abrasés, la symbolisation défaillante, où le recours au corps devient symptôme, où les aménagements narcissiques peuvent recouvrir la mise en place d'un faux-self (A.). Je m'attarde un instant sur celle-ci, car elle me paraît prise dans les filets de ce que Ternynck décrit à propos de « cette merveilleuse petite fille », au sujet de laquelle elle parle de filiation œdipienne à dominante narcissique. « L'enjeu peut être d'une telle importance que dans l'inconscient de la mère cette petite fille en vient à ne plus avoir de destin génital. Pourquoi épouserait-elle un prince ? Ce que perçoit l'enfant, c'est qu'il n'y a rien à espérer du côté du père et des hommes ; c'est aussi qu'il y a beaucoup à perdre à renoncer à son statut d'innocence, qui par l'attrait de son charme et la vertu de sa grâce, lui confère un pouvoir, parfois exorbitant, sur l'entourage ». A. est en effet pour sa mère un objet merveilleux, prolongement d'elle-même et compensation de sa propre féminité méprisée. Elle se trouve ainsi érigée à un rôle qu'elle n'est pas à même d'assumer (TAT, pl. 1 : elle casse le violon), dans une position intenable où elle joue à l'adulte, tente de répondre au désir de la mère de rejet du père mais somatise son conflit (elle vomit) tout en percevant inconsciemment l'impossible rivalité et l'interdit de l'accès à une féminité sexuée et génitalisée (TAT pl. 3 : tu n'es pas belle). Que sera donc son destin ?

Il est indispensable que la mère soutienne sa fille dans l'élaboration de la problématique œdipienne et favorise son identification féminine.

Il faut pour cela qu'elle accepte elle aussi de renoncer au lien homosexuel qui les a unies, de supporter les moments de haine inhérents à la rivalité et de reconnaître en sa fille la femme sexuée et génitalisée qu'elle doit devenir en la laissant se porter vers le père.

Ce n'est pas sans mal que la mère peut affronter ce déchirement. Sans doute le lien d'un couple peut-il l'aider dans ce lourd travail psychique. Mais lorsqu'elle se retrouve seule après une rupture affective qui la nie dans son identité de femme, il devient bien difficile d'assumer la transformation douloureuse des liens avec l'enfant et de favoriser le rapprochement avec le père.

Entre mère et fille, un ravage, sans doute, qui peut aller du ravissement à l'enlèvement et où le clinicien peut avoir une fonction primordiale dans la reprise du processus de l'identification et où les méthodes projectives peuvent nous éclairer dans le cheminement à suivre.

Quelles mesures de prévention pourrait-on envisager pour éviter l'éclosion d'une pathologie dépressive ou de troubles à caractère somatique ?

Dans les exemples évoqués, certains troubles sont déjà présents, mais leur enkystement peut peut-être être évité grâce à une intervention extérieure offrant un lieu d'écoute neutre où l'enfant peut exprimer ses sentiments quels qu'ils soient, se décharger du poids d'une éventuelle culpabilité, reprendre sa place d'enfant et prendre une distance par rapport au conflit parental ; une intervention auprès des parents s'avère aussi nécessaire.

Celles-ci ont permis à M. de se dégager de son vécu dépressif, à C., à certains moments, de prendre du recul par rapport à sa mère, mais la poursuite d'un travail thérapeutique tant avec les parents qu'avec l'enfant se révèle indispensable.

Dans le cas de A., la relation mère-fille semble avoir été depuis toujours figée dans une fixation à une relation d'homosexualité primaire, une répétition transgénérationnelle d'un matriarcat où l'homme n'a guère de place, rendent le travail thérapeutique beaucoup plus aléatoire.

Berger considère qu'il n'est pas possible d'envisager une prévention des difficultés rencontrées par l'enfant, pour qui toute séparation parentale constitue toujours un traumatisme.

Néanmoins, dans ma pratique clinique, je remarque que des parents prennent l'initiative de consulter au moment de la séparation pour aider l'enfant dans le travail de deuil et de dégagement qu'il doit réaliser.

Il s'agissait là aussi soit d'expression de sentiments de tristesse, soit de manifestations inscrites dans le corps (poings serrés et picotements). Quelques entretiens peuvent parfois suffire pour aider l'enfant à mieux vivre cette situation, à reconnaître les difficultés qu'elle entraîne et la tristesse qu'il en éprouve, à accepter progressivement la réalité, à se dégager du conflit parental et pouvoir dépasser des processus de clivage éventuel et élaborer la position dépressive.

C'est donc dès le déclenchement de la crise qu'il y aurait lieu d'intervenir et de sensibiliser les parents aux difficultés auxquelles va être confronté l'enfant, attirer leur attention sur la nécessité de ne pas le prendre à témoin et en otage des reproches et plaintes réciproques ; proposer un éventuel accompagnement de l'enfant et du ou des parents éviterait sans doute une souffrance plus grande.

Intervenir également auprès des avocats sous forme d'échanges concernant ce type de situation me paraît souhaitable afin d'attirer leur attention sur l'importance de favoriser un climat de modération entre les parties et les dommages suscités par une escalade pour « gagner » à tout prix.

Bien en amont, c'est peut-être déjà autour du désir d'enfant et de la naissance que le couple pourrait être aidé dans la prise en compte du sens et de la place de celui-ci. Depuis peu se constituent des structures qui abordent la « santé mentale » périnatale dans une optique de prévention qui concerne le devenir des parents et des enfants et qui se préoccupent du « Bien Naître ».

BIBLIOGRAPHIE

Berger, M (2003). *Mes parents se séparent*. Paris : Albin Michel.

Bauduin, A (1994). L'aliénation érotique de la fille à sa mère, *Rev.Franç.Psychanal.*, 1.

Daigneault, M (1999). Relation en miroir et développement en faux-self dans la dyade mère-fille, *Psychothérapie*, Vol. 19, n° 2.

Eliacheff, C ; Heinich, N (2002). *Mères-filles, une relation à trois*. Paris : Albin Michel.

Godfrind, J (2001). *Comment la féminité vient aux femmes*. Paris : PUF.

Lessana, M.M (2000). *Entre mère et fille : un ravage*. Paris : Fayard.

Ternynck, C (2000). *L'épreuve du féminin à l'adolescence.* Paris : Dunod.

Discussion de la conférence de Jacqueline Richelle

Philippe Jeammet : Merci pour ce très bel exposé, c'est une chance d'avoir des situations concrètes qui nous aident à penser. En même temps, aucune des trois n'entre dans une pathologie dépressive proprement dite, au sens où on n'en a parlé un petit peu, ce qui est une caractéristique importante, et pourtant, on voit que le pronostic de personnalité n'est pas le même, les enjeux, comme on l'a bien noté, ne sont pas les mêmes, mais néanmoins, ce n'est pas dans la dépression majeure. En même temps, ce qu'on voit aussi, c'est le côté biface justement, quand on n'est pas dans cette dépression majeure, à savoir que, selon l'interlocuteur, elles se présentent déprimées ou enjouées, c'est-à-dire qu'elles ont une capacité qui reste une mobilité dans la dépression, au sens de la dépression majeure, cette mobilité a tendance à disparaître ; ce n'est pas à cent pour cent, mais elle a fortement tendance à disparaître, et là, c'est un très bon pronostic, évidemment sur ce plan-là, de voir qu'elle peut être différente selon l'interlocuteur, suivant la présence du père ou de la mère, c'est-à-dire que l'appareil psychique n'est pas figé. Ça pose quand même la question, je trouve, de notre société qui est toujours là, en train de demander : alors, dites-nous ce que vous ressentez, qui vous êtes, on vous écoute ; alors, qui écoute, et comment ? Et le risque, suivant qu'on écoute avec le regard de la mère ou le regard du père, on va avoir deux écoutes différentes, et là, je crois qu'il y a un danger, actuellement social dans la prévention, à prendre pour argent comptant ce qui est dit à un moment donné dans un certain contexte, non pas que ce soit faux, mais c'est partiel, et c'est important de ne pas le disqualifier ; *« Mais non, elle n'est pas déprimée, ce n'est pas parce qu'elle est comme ça avec sa mère qu'elle est très bien avec son père »...* C'est-à-dire qu'il y a une potentialité dépressiogène dont on voit bien, et vous l'avez bien montré, qui comporte un risque pour l'organisation de l'avenir, c'est-à-dire que cette crainte, cette possibilité de se déprimer va entraîner des risques de fermeture et de blocage dans des attitudes qui vont entraver une partie de ses potentialités ; et puis, le dernier point par rapport à ce que vous disiez de la prévention, c'est qu'on voit bien que bien sûr, la séparation est un traumatisme, mais qui vient révéler ce qu'il y avait antérieurement, c'est-à-dire que comme toujours, ce traumatisme, il va se jouer en fonction des potentialités, ce qui ne veut pas dire, encore une fois, que si on ne fait rien, il n'y a pas une possibilité d'aggravation des cas les plus positifs ; cet atout qu'elles ont vers le père, elles peuvent le perdre, si on les laisse comme ça s'enfermer sans aide, ce n'est pas tout ou rien. Là, c'est dans ce côté traumatique, vous l'avez bien dit, c'est la relation totalitaire, mais ça, ça renvoie à des choses évidemment très profondes. Toute la question de la prévention se pose, même si on veut la faire autour ou avant la naissance, certes, ça peut être une aide surtout si c'est demandé, mais on ne change pas comme ça, malheureusement, ce type de personnalité.

Est-ce que ce commentaire va entrer dans la ligne de votre compréhension, ou peut-être comme questionnement tout de même : l'importance de la dépression d'un des parents. Est-ce que, indépendamment du couple, le fait que le père soit si déprimé, c'était le cas de Mélanie, comme l'aurait pu être une dépression maternelle de l'autre côté, cette dépression rajoute une gravité, parce que ça ne permet pas justement cet appui, ça ne permet pas l'expression de l'ambivalence de l'enfant, et il y a là, peut-être, quand un des parents est vraiment déprimé, une nécessité impérative de l'aider, je dirai, presque en priorité. Est-ce que vous êtes d'accord avec ça ?

Jacqueline Richelle : Oui, je suis tout à fait d'accord avec votre première réflexion, en considérant que ce ne sont pas des enfants que l'on peut reconnaître comme foncièrement dépressifs. À ce moment-là, du moins, le risque, c'est qu'ultérieurement, s'il n'y a pas d'intervention, pas de prise en charge, les problèmes de dépression se manifestent, ou que des problèmes s'enkystent dans des problématiques somatiques, psychosomatiques qui sont alors beaucoup plus difficiles à aborder ; je dirais que la chance avec ces enfants que j'évoquais, c'est que je les ai vus dans un moment de crise, et que, à ce moment-là, il est possible encore d'intervenir, et qu'effectivement, lorsque je prends le cas de Mélanie, cette petite fille dont le papa était tellement dépressif au moment où je l'ai vu, ça m'a aussi très inquiété, de ce qu'il racontait de cette relation « incestueuse » entre ce père et cette fille qui se consolent mutuellement de cette mauvaise mère qui les a abandonnés lâchement, mais, par la suite, j'ai continué à suivre Mélanie, et elle a pu prendre une distance par rapport à son père, parce que je pense que la mère a toujours laissé une place à la figure paternelle et peut-être aussi parce qu'il y avait dans le couple de la mère tout de même la présence d'un tiers, je dirais d'un élément masculin, par contre, j'étais beaucoup plus inquiète, et je le suis encore pour Amélie, à cause de l'absence de tiers, quel qu'il soit, et de cette relation tellement étroite entre mère et fille qui existait déjà auparavant, parce que, de la façon dont elle parlait du grand-père maternel handicapé, qui est décédé peu après, il paraissait y avoir tellement peu de place entre la grand-mère, la mère et la petite fille, et la grand-mère, par ailleurs, me téléphonait pour me dire : *« Mais, enfin, Madame, vous n'allez pas accepter »*, comme si j'avais quelque chose à dire au sujet qu'Amélie voie la compagne de son père. Donc, ça, c'est une situation beaucoup plus inquiétante ; un autre élément qui m'interpelle et qui nous interpelle, parce qu'on réalise beaucoup d'expertises au civil dans le cadre de séparations, c'est la position des avocats, qui est malheureusement très souvent extrêmement dommageable, parce qu'ils entretiennent le conflit, et ils dressent vraiment les parents l'un contre l'autre, et là, on se trouve pris dans une situation où c'est vraiment très difficile de tempérer les choses avec les avocats qui, chacun de leur côté, viennent piquer les parents pour leur propre renommée et leur propre succès.

Philippe Jeammet : C'est effectivement un point très très important, c'est très important d'ailleurs d'avoir l'occasion d'en débattre avec des avocats, de leur montrer que ce n'est pas anodin ; quels que soient les avantages qu'ils veulent donner à leur client, prendre l'enfant comme enjeu, sans parler maintenant du problème des attouchements sexuels, alors là, qui veut intervenir ? Nous avons encore dix minutes, dix petites minutes, salle ou table, il faut vite vous décider.

Claude de Tychey : Jacqueline, tu as évoqué la construction en Belgique de structures de prévention autour de la santé périnatale. Est-ce que tu pourrais en dire un peu plus pour qu'on puisse faire le comparatif avec ce qui existe en France ?

Jacqueline Richelle : En fait, j'en connais très peu, parce que c'est vraiment tout récent. Nous avons rencontré, avec mon équipe, une personne qui s'occupe de ce service, et qui vient de se mettre sur pied – je ne sais pas si ma collègue sait, par exemple, combien il y a de psychologues dans ce service –, mais c'est vraiment quelque chose de très récent, c'est la première fois que j'en entends parler, et je crois que ce sont vraiment des structures qui sont à peine ébauchées. Je pense qu'il y a trois psychologues, ce sont des structures où il y a des gynécologues et des psychologues, mais ça reste encore assez informel pour le moment.

Marcel Rufo : Moi je voudrais évoquer devant vous des cas très difficiles, des cas d'adolescentes. Je voyais une gosse dont le père l'avait rapté, parce qu'elle ne voulait pas le voir, elle s'était jeté en dehors de la voiture sur l'autoroute, en se massacrant, Je trouve que d'accord, il y a la séparation, mais c'est pathologie antérieure. Je veux parler de ces gosses qui, sur la scène du divorce, expriment une pathologie, comme si la séparation ne révélait rien, mais au contraire permettait l'expression d'une pathologie, qui aurait de toute façon eu lieu. Un autre exemple, si je compare cette fille qui se défenestre de la voiture, à une fille que je voyais aussi, qui a fait des études brillantes et après évitait son père à domicile de manière complètement folle toute la journée, toute la soirée. Elle faisait tout pour ne pas voir son père, et avait donc des troubles d'identité et d'identification sexuée, sur lesquels la séparation ne vient que favoriser l'expression d'une pathologie. C'est comme l'histoire des images. Les images ne créent rien, mais elles peuvent être un révélateur. Les jeux vidéo n'organisent pas une structure obsessionnelle, mais au contraire, la confirment.

De ces histoires-là, j'en ai à peu près deux cents, des cas terriblement difficiles.

Comme tu le disais, c'est vrai que maintenant, par rapport à il y a dix ans, une nouveauté apparaît. Dans tous les divorces pathologiques, il va toujours y avoir abus, et là, je trouve que les juges, les avocats devraient être prudents, les médecins aussi ; la révélation de l'abus vient pour conforter le conflit, et alors ce qui est tout à fait étonnant, c'est que la révélation de l'abus est tout aussi pathologique et iatrogène que l'abus lui-même, c'est-à-dire qu'à distance, on va avoir des effets dévastateurs de la protection de l'enfant, et du discours de l'enfant. Mais c'est surtout sur la pathologie antérieure dont je voulais parler, dire quelque chose.

Philippe Jeammet : Est-ce qu'on ne dirait pas plutôt vulnérabilité que pathologie ? Parce que je crois que la vulnérabilité laisse les choses ouvertes, c'est-à-dire que c'est aussi une richesse et ça peut être un drame, et on voit bien que pour un certain nombre, même s'il y a des éléments de vulnérabilité biologique aussi, c'est en fonction de l'évènement, de ce qui se passe, si l'environnement a une capacité contenante qui ne les déchire pas intérieurement, quelque soit leur vulnérabilité, ils pourront y faire face, mais si cet environnement justement les déchire et les renvoie à des conflits qu'ils ne pourront pas élaborer, à des émotions qui les débordent pour quelque raison que ce soit, alors l'évènement va avoir un rôle pathogène et, ça, je crois qu'il y a là une dialectique dans des proportions variées, il y a des cas où…

Marcel Rufo : Tu as raison de modérer, je parle de cas très pathologiques, très, très pathologiques, qui, de toute façon, l'auraient été, je pense. Tu as tout à fait raison sur la vulnérabilité, mais dans ces centres spécialisés, vont quand même être regroupées des hautes pathologies, utilisant des moyens, quand même.

Imaginaire et dépression chez l'enfant : l'enjeu de la prévention à la période de latence

Christine Arbisio

1. INTRODUCTION

Comment se manifeste la dépression chez l'enfant pendant la période de latence ? Du fait d'une symptomatologie très diversifiée, parfois paradoxale, variant avec l'âge, le diagnostic clinique de la dépression infantile est difficile à établir. Il diffère considérablement selon les auteurs, en fonction des critères choisis.

Une approche psychopathologique, en référence à la psychanalyse, peut permettre d'éclairer la spécificité de la souffrance dépressive à cet âge. Il s'agit d'une part de mettre l'accent sur sa dimension relationnelle, et d'autre part de faire le lien avec l'importance du recours à l'imaginaire et à la fantasmatisation chez l'enfant de cet âge, comme protection contre la dépression.

Nous envisagerons dans un second temps les questions liées à la prévention : est-il possible, dans une perspective psychanalytique, d'avoir des objectifs en termes de prévention ?

2. POSITION DÉPRESSIVE ET PÉRIODE DE LATENCE

La période de latence correspond, pour la psychanalyse, aux années qui séparent le déclin du complexe d'Œdipe de la puberté : il s'agit d'un moment de répression et de pacification des pulsions sexuelles et agressives de la petite enfance. L'enfant utilise alors l'énergie de ses pulsions différemment : il la déplace vers des intérêts socialisés, et privilégie les apprentissages, qu'ils soient scolaires ou qu'ils concernent des activités sociales au sens large. L'enfant entre dans la période de latence à peu près vers cinq ans et demi, jusqu'à dix-onze ans. Dans nos sociétés, cette étape de l'enfance correspond à l'âge de fréquentation de l'école primaire.

Après le déclin œdipien, l'enfant est déçu : les désirs incestueux comme les vœux de mort à l'égard de ses parents non seulement ne se sont pas réalisés, mais sont maintenant interdits. L'enfant est contraint d'y renoncer, et il s'agit là d'une perte qui s'accompagne de réactions dépressives. En d'autres termes, il ne peut plus maintenir l'illusion d'être l'objet qui pourrait satisfaire le désir de la mère. Le père, en tant que père imaginaire détenteur du secret de ce désir, est venu s'interposer. Toutefois, l'enfant trouve un moyen de se protéger en partie, grâce à l'immaturité fonctionnelle de son corps : il pense qu'il ne peut pas réaliser ses désirs parce qu'il est trop petit, et qu'il lui faut donc attendre de devenir grand pour être exaucé. C'est la promesse œdipienne, dont la fonction est centrale pendant toute la durée de la période de latence, car l'enfant accepte cette privation contre l'assurance de trouver plus tard la satisfaction. En attendant ces lendemains heureux, l'enfant investit particulièrement l'imaginaire et l'idéal, c'est-à-dire toute image qui vient contrebalancer la perte dont il souffre, à travers ses fantaisies, les rêves éveillés qu'il se raconte, dans lesquels il s'identifie au héros victorieux. Cela se passe aussi grâce aux jeux qui lui permettent d'agir ses fantaisies.

Ainsi, la période de latence est le fruit d'un nouage particulier entre l'inscription symbolique de la culture, le réel du corps immature, et l'imaginaire du père phallique. Fondamentalement, il s'agit pour l'enfant d'une perte, qui se joue sur plusieurs plans.

L'enfant subit la privation de l'objet phallique, auquel il pouvait jusque-là s'identifier, en tant qu'il maintenait l'illusion d'être le partenaire privilégié de la mère. Il ressent maintenant son exclusion par rapport aux enjeux passionnels de la vie amoureuse des adolescents et des adultes. Cette perte, si elle est imaginaire, n'en est pas moins douloureuse, car elle touche très directement au narcissisme de l'enfant. C'est en cela que le déclin œdipien suppose une ré-élaboration de la position dépressive, car il réactive les vécus de perte antérieurs. Mais d'autre part, la dépression peut aussi venir comme défense contre l'angoisse de castration, traduisant alors un refus des valeurs phalliques.

3. LES MANIFESTATIONS CLINIQUES DE LA DÉPRESSION PENDANT LA PÉRIODE DE LATENCE

Malgré le polymorphisme des symptômes dépressifs chez l'enfant de la latence, il me semble possible de distinguer quatre grandes catégories de manifestations cliniques :

- les réactions dépressives normales ;
- les troubles dépressifs ;
- les symptômes exprimant la lutte contre la dépression ;
- les équivalents dépressifs, et particulièrement les symptômes psychosomatiques.

A. Les réactions dépressives normales

Il me paraît important d'insister sur ce point, car dans de nombreux ouvrages traitant de la dépression chez l'enfant, on trouve en bonne place la dépression comme réaction à une perte ou à une séparation. Alors que la distinction entre deuil et dépression est clairement faite pour les adultes, il n'y aurait pas de reconnaissance du travail de deuil chez l'enfant. En fait, on retrouve chez lui les mêmes symptômes : la tristesse, le manque d'intérêt pour le monde extérieur, le repli sur soi. Comme pour l'adulte ou l'adolescent, on ne peut réellement parler de dépression qu'à partir du moment où ce travail de deuil ne peut pas se faire.

Le déclin œdipien et l'entrée dans la latence réactivent les enjeux de la position dépressive : il n'est pas rare alors, dans la première phase de la latence, que l'enfant ait des moments de tristesse, ait du mal à quitter ses parents ou ait peur que ceux-ci ne l'aiment plus. Souvent, ces réactions s'accompagnent de manifestations anxieuses : difficultés d'endormissement, cauchemars, voire des tics ou une énurésie qui se manifestent de façon transitoire. Tout ceci réveille la culpabilité à l'égard du grand Autre : l'enfant a très peur de la séparation, il craint de perdre ses parents, régresse, retrouve les comportements d'un jeune enfant. Tout ceci est généralement transitoire et l'enfant conquiert un nouvel équilibre en s'appuyant sur la promesse œdipienne. L'enfant investit beaucoup un monde imaginaire, qu'il s'agisse des fantaisies ou des jeux, qui lui permettent des réalisations fantasmatiques substitutives, en particulier en termes de puissance et de compétition pour les garçons, et de rivalité pour les filles, qui leur offrent de solides réassurances narcissiques.

B. Les troubles dépressifs

On retrouve chez ces enfants un sentiment de tristesse, de l'inhibition avec une tendance à s'isoler, à s'ennuyer. La dévalorisation est souvent présente, l'enfant dit qu'il se trouve « nul ». Il se sent mal-aimé. Sur le plan intellectuel, on note des difficultés pour fixer l'attention. Les symptômes physiques sont fréquents : anorexie, troubles du sommeil, céphalées.

Mais les troubles dépressifs peuvent s'exprimer plus gravement. L'échec scolaire peut devenir massif, voire s'accompagner de phobies scolaires qui traduisent la crainte de s'éloigner de la maison familiale.

Au niveau du corps, on peut noter un laisser-aller, un côté « clochard », comme si l'enfant ne pouvait pas investir positivement son corps et son image. Certains enfants perdent systématiquement leurs affaires, d'autres commettent des vols ou de petits larcins qui sont autant de demandes affectives déplacées sur des objets. Certains comportements apparaissent comme la conséquence directe du sentiment de culpabilité avec des conduites auto-punitives : blessures ou accidents à répétition, punitions incessantes à l'école, etc. Il faut noter également que, quoique rares, les tentatives de suicide pendant la latence existent cependant.

Si les réactions dépressives normales ont généralement à voir avec l'évolution de l'enfant ou des modifications de son environnement (déménagement, séparation, etc...), les troubles dépressifs sont presque toujours en lien avec une problématique parentale, car le parent représente un grand Autre pour l'enfant de cet âge.

Cette distinction se retrouve dans le mode de réponse qu'apporte l'enfant à cette souffrance dépressive. Plus cette dépression le concerne directement, plus l'enfant utilise le recours à la fantasmatisation, c'est-à-dire au déploiement imaginaire à partir des fantaisies, qui constitue une réponse privilégiée pour l'enfant face à cette souffrance. Plus cette dépression est prise dans une interaction, plus la mise en œuvre de cette fantasmatisation est difficile. Bien souvent, une psychothérapie ou une psychanalyse sont les seules voies possibles pour ré-ouvrir cette possibilité de fantasmatisation.

C. Les symptômes exprimant la lutte contre la dépression

Ici, les symptômes peuvent être de natures très diverses, et ce sont les éléments apportés par les entretiens, le bilan psychologique ou les éléments d'histoire personnelle qui permettent de faire le lien avec la souffrance dépressive qui reste masquée en tant que telle. Les principaux symptômes sont des troubles du comportement : l'instabilité, l'agitation, les difficultés à fixer l'attention occupent le devant de la scène. Certains enfants sont franchement logorrhéiques, ce qui évoque des défenses maniaques. Les expressions agressives sont fréquentes : un des motifs les plus fréquents de consultation sont les violences, envers les adultes, en général les enseignants, et envers les autres enfants. Les fugues, les conduites délinquantes apparaissent de plus en plus tôt, pendant la période de latence, dressant un tableau de plus en plus précocement transgressif.

D. Les équivalents dépressifs

Bien que cette notion ait été très critiquée, il me semble intéressant de la conserver, en particulier pour les symptômes psychosomatiques qui peuvent dans certains cas venir prendre ce sens-là. Parfois, l'énurésie, l'asthme, l'eczéma, la boulimie ou l'anorexie sont les seules expressions de la dépression sous-jacente.

Au-delà du repérage des principales manifestations cliniques des troubles dépressifs pendant la période de latence, un constat s'impose d'emblée : nous retrouvons, chez tous les enfants qui présentent des difficultés dépressives qui dépassent le simple cadre de la dépression normale, une pauvreté imaginaire et une grande difficulté à exprimer leur monde interne par des fantaisies. Tout ceci nous rappelle également que l'enfant de la latence est d'abord et avant tout un enfant : ses symptômes dépressifs sont complètement liés à sa place dans les fantasmes des parents, et à la façon dont il s'inscrit par rapport à ceux-ci. Les symptômes de l'enfant, qu'ils soient dépressifs ou autres, sont éminemment relationnels et interactifs.

4. LA PRÉVENTION

Est-il possible pour le psychanalyste de parler de prévention ? À première vue, il semble qu'il y ait une incompatibilité radicale entre les deux démarches. Le psychanalyste est consulté pour des symptômes qui relèvent d'un conflit psychique inconscient. Si l'analyste d'adulte est sollicité par un sujet souffrant, ce sont toujours des tiers, les parents, qui formulent une demande pour l'enfant en difficulté. Mais, dans tous les cas, la mise en œuvre de cette psychanalyse ne peut avoir lieu que grâce au transfert sur un sujet supposé savoir. De même, l'inconscient n'existe pas en dehors d'une adresse, contrairement à ce qu'une vision « naturaliste » de la psychanalyse pourrait faire penser : « Nous 'n'avons pas' un inconscient, à parler rigoureusement, au sens où nous en serions le propriétaire sans le savoir. Il existe quand je te parle ou t'écris, quand je t'écoute... » (Lacôte, 1998, p. 14).

Si Freud a cru dans un premier temps que la pédagogie éclairée par la psychanalyse permettrait la prophylaxie des névroses, il a renoncé plus tard à cette idée. Freud a d'abord pensé que si la répression de la sexualité par la civilisation devenait moins féroce, le poids des névroses et du conflit psychique serait moins lourd pour le sujet. Mais il s'est rendu à l'évidence : le désir a toujours à voir avec l'interdit et la Loi, et le conflit psychique est irréductible. Il y a donc une contradiction essentielle entre la psychanalyse et l'éducation, comme le montre C. Millot (1979), même si Freud fait un lien entre les trois métiers – soigner, éduquer, gouverner – qu'il considère comme des métiers impossibles. Finalement, la seule chose que la psychanalyse peut apporter à l'éducateur reste dans le champ de la psychanalyse : la psychanalyse de l'enfant par rapport à sa souffrance psychique, et la psychanalyse de l'éducateur, afin de lui éviter de trop projeter sur l'enfant ses angoisses et ses fantasmes.

Le psychanalyste doit-il alors se désintéresser de toute action de prévention, considérant que cela ne rentre pas dans son champ de compétences ? Ici encore, la réponse est probablement plus complexe : si l'analyste en tant que tel n'a aucune visée préventive, il ne peut méconnaître les effets préventifs qu'une cure est souvent amenée à produire. Tout psychanalyste a fait l'expérience dans sa pratique avec des adultes, des effets parfois spectaculaires de levée de la souffrance psychique, et de ses symptômes, chez un enfant, lors de la cure de son père ou de sa mère... Mais ceci n'a lieu que de surcroît : c'est bien parce que l'analyste n'a pas un objectif de guérison, encore moins de prévention, que ces mouvements psychiques peuvent avoir lieu, l'enfant cessant d'être le symptôme de la souffrance parentale.

Que nous apprend cet exemple banal pour la clinique psychanalytique ? Que si psychanalyse et prévention sont antinomiques, en revanche l'institution, en tant qu'elle laisse une place au psychanalyste, peut alors être préventive. Le paradigme peut être ici celui de La Maison Verte, créée par Françoise Dolto. Le but clairement affiché de Dolto et de son équipe est de prévention : « En cherchant à créer ce lieu de sociabilité précoce (...) nous pensions éviter les graves perturbations secondaires que nous voyons lors des consultations diverses ; notamment les divers symptômes de 'mal-vivance' et de mauvais développement chronique relationnel, pour lesquels les parents conduisent, quand ils éclosent et s'aggravent du fait de la vie obligatoire en société (à l'école), leurs enfants diversement perturbés chez le psychanalyste. Nous pensions que ces perturbations étaient faites de langage. » (1986, p. 413).

À côté des personnes d'accueil, une « discrète personne 'psychanalyste' », est là, écrit Dolto : « Le rôle de celle-ci – son rôle social – n'est pas celui de psychanalyste, telle que par ailleurs elle en fait métier. C'est celui, je dirais 'd'éponge d'angoisse' et de compétence dédramatisante des situations tendues, interparentales et enfantines, à l'occasion des incidents du jour, tels qu'ils se présentent. » (idem, p. 410). Il s'agit donc bien ici de reconnaître la souffrance de l'enfant et de mettre des mots sur son mal-être.

C'est en cela que l'institution peut être préventive, non pas en elle-même, mais comme agent de la prévention. L'institution peut, à l'image de La Maison Verte, prévoir la présence d'une personne en son sein, dont la tâche serait de soutenir la place de la parole : reconnaître les risques de souffrance dépressive chez l'enfant (pertes, deuils, séparations...), identifier cette valeur dépressive exprimée par le biais des symptômes, l'aider à mettre des mots sur ces souffrances qui sont, pour reprendre l'expression de Dolto, « faites de langage ».

Pour tout enfant, la première des institutions est la famille. Il est bien évident que la meilleure des préventions de la souffrance dépressive chez l'enfant est de sensibiliser son entourage à cette réalité : les parents sont très souvent étonnés de découvrir que leur enfant, lui aussi, peut souffrir de dépression.

Marcelli (1997) relève la difficulté de ces situations pour le clinicien : dans une grande majorité des cas, parler de la souffrance dépressive de l'enfant aux parents, qui la méconnaissent la plupart du temps, a un effet quasi-magique de levée des symptômes. Mais dans d'autres configurations familiales, où le déni, le clivage et la projection sont des mécanismes très prégnants, cette énonciation aboutit à un processus de désignation pathologique de l'enfant, qui aggrave les symptômes (1997, p. 23).

L'autre institution essentielle pour l'enfant de la latence est bien sûr l'école : on ne saurait trop insister ici sur la place des psychologues scolaires, et l'importance pour eux d'une formation psychanalytique. Ces psychologues occupent une place privilégiée pour rappeler que l'enfant n'est pas qu'un élève, que même au sein de l'institution il reste un sujet, et que sa parole doit être entendue en tant que telle.

C'est en reconnaissant la souffrance dépressive de l'enfant, et en l'aidant à la mettre en mots, que l'adulte va lui permettre de renouer avec le déploiement imaginaire et la fantasmatisation, c'est-à-dire de développer de nouveau ses propres modalités de protection face à la « difficulté de vivre ».

BIBLIOGRAPHIE

Arbisio, Ch (1997). *L'enfant de la période de latence*. Paris : Dunod.

Arbisio, Ch (2003). Le diagnostic clinique de la dépression chez l'enfant en période de latence, *Psychologie clinique et projective*, novembre 2003.

Dollander, M ; de Tychey, C (2002). *La santé psychologique de l'enfant*. Paris : Dunod.

Dolto, F (1985). *La cause des enfants*. Paris : Robert Laffont.

Dolto, F (1986). *La difficulté de vivre*. Paris : Carrere.

Lacôte, C (1998). *L'inconscient*. Paris : Flammarion.

Marcelli, D (1997). Quels sont les signes cliniques des troubles dépressifs chez l'enfant ? In *Conférence de consensus : Les troubles dépressifs chez l'enfant*, Paris : Editions Frison-Roche, p. 15-24.

Millot, C (1979). *Freud anti-pédagogue*. Paris : Navarin.

Angoisse d'abandon et capacité d'être seul : perspectives préventives

Joëlle Lighezzolo

1. PROBLÉMATIQUE THÉORIQUE

Quels sont les processus impliqués au cours de la croissance psychique qui vont permettre au sujet de passer de la dépendance à l'indépendance ? L'autonomisation de l'enfant se construit au travers d'expériences précoces de séparation, dont l'issue apparaît étroitement liée à la qualité de l'objet maternel introjecté. Les traces laissées par ces expériences précoces vont façonner ultérieurement la capacité à gérer l'angoisse de séparation et à supporter la solitude, dans ce qui s'apparente à un travail de deuil à l'œuvre tant du côté de l'enfant que de ses parents, relevant de l'intrapsychique et de l'interpsychique.

C'est en considérant les dysfonctionnements et les manifestations pathologiques présentés par certains enfants que nous pouvons espérer comprendre toute la complexité des processus en jeu dans cette construction, comme l'illustre l'histoire de « Simon » que nous évoquerons plus loin.

La voie tracée par Mélanie Klein (1959), Winnicott (1951, 1956, 1958), Bion (1962) a ouvert un champ considérable et fructueux dans ce domaine, et continue à offrir des repères théoriques enrichissant la pratique et les prises en charges thérapeutiques menées auprès de ces enfants et de leurs familles.

Sans reprendre ici la conception kleinienne des relations d'objet précoces, rappelons la place qu'elle accorde à l'angoisse de séparation et de perte d'objet dans l'élaboration de la position dépressive, moment capital pour le risque de survenue de troubles psychiques. Dans son dernier article écrit en 1959, « *Se sentir seul* », Mélanie Klein, à propos du sentiment de solitude qu'elle considère comme inhérent à la condition humaine, souligne que l'instauration d'une première relation satisfaisante à la mère conditionne certes l'accès à la position dépressive (aux alentours du quatrième mois), mais elle ajoute que cette intégration ne saurait être que progressive : « *la sécurité acquise peut à tout moment être troublée par des tensions internes et externes, ceci restant vrai tout au long de la vie* ».

Bion (1962) décrira plus précisément le rôle fondamental de la mère, en l'envisageant comme une fonction contenante, recevant les émotions et angoisses de son bébé (éléments bêta) pour ensuite les transformer et les lui rendre plus tolérables (fonction alpha). Cette faculté maternelle, qu'il nommera « capacité de rêverie », peut être entravée (chez une mère elle-même angoissée, indifférente, dépressive), l'angoisse de l'enfant restant insurmontable, mettant à mal son activité de pensée et son aptitude à communiquer avec autrui.

Ce premier cadre contenant, que Winnicott nommait « préoccupation maternelle primaire » (Winnicott, 1956) va offrir à l'enfant un « sentiment continu d'exister » et l'ouvrir alors vers une aire intermédiaire dont la fonction psychologique est loin de se limiter aux caractéristiques propres à l'objet transitionnel et aux phénomènes transitionnels (Winnicott, 1951). Car, en effet, c'est de la construction de cet espace transitionnel, de cet entre-deux, que dépendra la capacité de l'enfant à tolérer les expériences ultérieures de séparation, sa capacité à être seul en présence de la mère, fondement de la capacité d'être seul (Winnicott, 1958).

2. ILLUSTRATION CLINIQUE

Je voudrais illustrer mon propos en vous présentant brièvement l'histoire et l'évolution d'un jeune garçon, « Simon », âgé de onze ans, qui avait six ans lors de notre première rencontre. Il est alors accueilli la journée en service spécialisé (depuis l'âge de trois ans), en raison d'intenses angoisses de séparation et de troubles du comportement marqués par un repli massif, des périodes de mutisme, des terreurs soudaines, des accès de colère, et des conduites d'automutilation. Il vit seul avec sa mère, elle-même dépressive, n'a pas été reconnu par son père (qu'il rencontre occasionnellement), et a trois demi-frères et demi-sœur plus âgés, issus d'une première union maternelle.

Tous les matins à son arrivée, Simon, le visage triste, reste littéralement collé à sa mère, hurlant dès qu'elle s'éloigne, ne parvenant à s'en détacher qu'avec l'aide des éducatrices, demeurant ensuite longuement prostré dans le hall, pleurant et refusant toute sollicitation, toute invitation relationnelle. L'équipe soignante note d'intenses réactions d'opposition chaque fois qu'il est confronté à des situations nouvelles, des attitudes soudaines de retrait, ainsi que des manifestations dépressives prolongées durant les activités proposées en atelier thérapeutique dans lesquelles il paraissait pourtant initialement trouver plaisir.

Le suivi psychologique individuel, associé à une thérapie mère-enfant, conjugués aux soins dispensés en institution, permettront progressivement une mise à jour et une élaboration des craintes du garçon, craintes qui s'exprimaient sous la forme d'une angoisse massive de séparation. Mère et fils paraissaient alors pathologiquement unis par un lien symbiotique, ne laissant aucune place à un « entre-deux », espace encore inaccessible, qui aurait pu préfigurer l'accès à un espace intermédiaire, transitionnel, ouvrant à un processus de symbolisation.

Il est vrai que l'histoire précoce de Simon aura été marquée d'un double sceau, celui de l'absence (celle de son père dès le septième mois de grossesse, absence ayant alors plongé sa mère dans un état dépressif prolongé), et celui de la séparation : né à 8 mois de grossesse, il restera quatre jours en couveuse pour des problèmes respiratoires ; un suivi est mis en place par les services de Protection Maternelle et Infantile dès sa première année (groupe d'éveil) au vu de la persistance des symptômes dépressifs maternels et de son indisponibilité psychique envers son enfant. La relation mère-fils se détériore, et Simon a un an et demi lorsqu'un placement en famille d'accueil est effectué, avec l'accord de sa mère dans un premier temps, alors fragile sur le plan psychologique (dépression motivant un séjour en maison de repos) et perturbée par les troubles comportementaux de son fils (colères, automutilation, opposition). Ce placement aboutit rapidement à un constat d'échec : Simon présente des réactions abandonniques croissantes, les relations entre sa mère et l'assistante maternelle deviennent extrêmement conflictuelles, et le retour de Simon au domicile est envisagé, assorti d'une prise en charge spécialisée. La mère de Simon évoquera ultérieurement cette période comme un véritable traumatisme, ayant vécu ce placement comme un « rapt », un « arrachement », pour elle comme pour Simon.

Ce « traumatisme » dont les effets restent éminemment présents aujourd'hui, aura manifestement façonné le lien mère-fils sur un mode massivement anaclitique, empreint certes de bénéfices secondaires chez tous deux, mais entravant considérablement l'autonomisation de son enfant.

Dans l'institution comme ailleurs, Simon ne parvient pas au départ à investir pleinement l'espace, se blottissant dans les lieux intermédiaires, se postant de préférence dans un entre-deux spatial, passage entre le dedans et le dehors, lui permettant d'être ni entièrement là, ni entièrement absent : hall, couloirs, embrasures de portes, ou adoptant une position de retrait, une rupture relationnelle plus patente : se retrouvant seul sans sa mère, Simon s'isole et se réfugie dans sa solitude. Il reste mutique, se blottit dans un coin de la pièce, parlant à la condition expresse d'être sous le regard maternel (ne pouvant manifester alors une capacité d'être seul en présence de la mère). Il refuse toute forme de jeu, présente des épisodes énurétiques, anorexiques, et se montre angoissé et sidéré face à toute nouveauté dans son environnement (activités, intervenants...).

Progressivement, Simon s'autorisera à explorer davantage son environnement, osant s'aventurer en dehors de la géographie maternelle, découvrant avec plaisir des espaces qu'il s'interdisait jusque-là d'occuper : lui qui auparavant ne pouvait franchir sans sa mère le seuil de la porte de leur appartement, dont il partageait le lit, lui qui refusait toute activité scolaire qui aurait risqué de le mettre en échec... trouvera plaisir à sortir de l'appartement pour aller rejoindre des copains, préférera dormir seul dans sa chambre, se réalisera avec succès à l'école, où il découvrira ses potentialités, le plaisir d'apprendre et de penser, allant jusqu'à réintégrer un cursus scolaire normal... Le dispositif thérapeutique mis en place autour de Simon et de sa mère paraît ainsi avoir favorisé l'instauration d'un cadre contenant, ouvrant peu à peu un lieu transitionnel dans lequel Simon s'est investi, à la recherche d'une distance « suffisamment bonne » avec la figure maternelle.

De son côté, sa mère, recherchant un soutien ailleurs qu'à l'adresse de son fils, est parvenue à dépasser en partie ses attitudes intrusives et son ambivalence face à l'autonomisation de Simon. Elle-même murée pendant un temps dans sa dépression et ses revendications, a pu, dans ce cadre contenant proposé par l'institution (fonction de holding mais également de tiers séparateur), se laisser aller à ses plaintes, laisser s'exprimer l'enfant en elle, évoquant sa propre histoire, rétablissant un lien générationnel : c'est ainsi qu'elle percevra la demande que son fils formulait à l'égard du père, et acceptera qu'ils se rencontrent sans se sentir elle-même dépossédée d'un lien exclusif. Elle se montrera progressivement gratifiée par les progrès effectués par Simon sans plus se sentir abandonnée face à son autonomisation... Et elle paraît entrevoir autrement la perspective pour lui d'une capacité à être seul...

3. PERSPECTIVES PRÉVENTIVES

Les modalités préventives mises en œuvre peuvent être envisagées en prenant appui sur la fonction contenante remplie par l'institution, au travers des dispositifs thérapeutiques, éducatifs et pédagogiques proposés à l'enfant : construire un cadre sécurisant, une aire transitionnelle réceptrice de ses angoisses, au sein de laquelle pourra être traitée la dynamique de la séparation, en soutenant l'enfant et son entourage familial dans ce processus d'individuation. Dans ce sens, une double fonction peut être ainsi soulignée : celle de pare-excitation, liée à celle de tiers séparateur, fondement de l'accès à la symbolisation. Car c'est bien un travail de liaison qu'il s'agit de mettre en place, liaison intrapsychique au niveau de l'enfant, mise en lien du côté des équipes pluridisciplinaires intra- et inter-institutionnelles.

En se découvrant cette capacité à être seul, Simon n'explore-t-il pas aussi le plaisir à être seul, non plus dans un état d'isolement, mais peut-être sous la forme d'une solitude apprivoisée, celle-la même qui traverse notre condition humaine dans sa double démarche, intrapsychique et intersubjective : démarche d'un promeneur, solitaire certes, mais les yeux ouverts sur le monde...

BIBLIOGRAPHIE

Bion, W.R (1962). *Aux sources de l'expérience.* Paris : PUF

Klein, M (1959). Se sentir seul. In Klein, M (1968). *Envie et gratitude.* Paris : Gallimard.

Winnicott, D.W (1951). Objets transitionnels et phénomènes transitionnels. In Winnicott, D.W (1969). *De la pédiatrie à la psychanalyse*. Paris : Payot.

Winnicott, D.W (1956). La préoccupation maternelle primaire. In Winnicott, D.W (1969). *De la pédiatrie à la psychanalyse.* Paris : Payot.

Winnicott, D.W (1958). La capacité d'être seul. In Winnicott, D.W (1969). *De la pédiatrie à la psychanalyse*. Paris : Payot.

Place et prévention de la dépression dans l'instabilité psychomotrice infantile

Philippe Claudon

Il s'agit ici de discuter la présence de la psychopathologie dépressive chez les enfants instables et donner des repères précis pour prévenir l'apparition et, le plus souvent, nous le verrons, l'aggravation de souffrances dépressives. Notre travail s'appuie sur une revue de la littérature et sur des résultats d'une thèse de recherche (Claudon, 2002) ; approches théorique et clinique sont nécessaires pour aborder cette question complexe.

A. INSTABILITÉ ET FACTEURS D'ÉMERGENCE DÉPRESSIVE : RECONNAÎTRE LES LIENS.

Nous allons présenter des connaissances sur les liaisons observables entre dépression et instabilité afin de cerner où peuvent être rencontrés des facteurs de risque dépressif et leurs effets sur le fonctionnement de l'enfant.

1. L'agir corporel excessif a souvent été compris comme un processus maniaque, au sens de M. Klein (1957), face à une dépression maternelle précoce (périnatale). Plusieurs auteurs expliquent l'hyperactivité au travers de cette hypothèse ; la question de la dépression est alors intrinsèquement liée à celle de l'instabilité. Les mécanismes supposés concernent soit la discontinuité dans les échanges précoces, avec en conséquence le besoin de s'autostimuler par la voie sensori-motrice (Mazet, 1996), soit une sorte d'abandon par la mère des premières situations motrices où l'enfant va se déprimer en réaction et l'hyperactivité devenir un équivalent maniaque (Malarrive et Bourgeois, 1976), soit la recherche d'un substitut du holding maternel défaillant par la construction d'une « seconde peau psychique » faite de motricités et de tensions corporelles (Golse, 1996). Pour toutes ces situations, la dépression est omniprésente mais masquée par les agirs, et dès la naissance la dépression s'inscrit dans le parcours de l'enfant instable.

2. Au-delà de la seule hypothèse de dépression maternelle, les travaux de C. de Tychey et coll. (2000) sur la symbolisation des sources pulsionnelles et la mentalisation des affects associés permettent de penser que la gestion des affects de déplaisir par la voie corporelle serait possible chez l'enfant instable, avec des effets invalidants pour le développement et le fonctionnement psychique. Cette dynamique affective dans la mentalisation ne serait pas totale, car force est de constater au plan clinique que les enfants instables ont plus ou moins de possibilité de fantasmer – dans les jeux et les échanges verbaux – pour lier affects et représentations dans le registre de la dépression et/ou de l'agressivité. Cette observation est également rapportée par M. Berger (1999), qui ne voit pas dans l'instabilité l'équivalent systématique d'une défense maniaque mais plutôt une fragilité psychique montrant la faiblesse des intégrations narcissiques. La distinction est ici importante, car la défense maniaque intervient comme protection contre l'effondrement du sujet dans une dynamique de nature psychotique (objet et sujet non-différenciés), alors que la problématique dépressive s'installe dans un contexte de dépendance intersubjective (voir les travaux de J. Bergeret, 1986, sur les organisations limites et l'angoisse anaclitique ; voir aussi les travaux de C. de Tychey, 1993, sur les troubles d'autonomisation dans le développement dysharmonique de l'enfant). C'est une partie seulement des affects dépressifs qui peuvent être exprimés par le biais de tensions corporelles. Par ailleurs, les difficultés de type dépressif chez les adolescents et jeunes adultes ayant été des enfants instables sont souvent mises en évidences (Duché, 1996 ; Petot, 1998 ; Massie et Szajnberg, 1998 ; Mouren-Siméoni et Bange, 2000) : ces affects seraient liés à la problématique anaclitique qui tend à organiser la personnalité infantile. Le risque dépressif existe donc chez l'enfant instable lorsqu'il est soumis à trop de tension et que ses capacités d'adaptation (défenses psychiques, mentalisation, accommodations) sont dépassées ponctuellement ou par l'effet d'enjeu affectif trop important (par exemple le passage à l'adolescence).

3. Effectivement, les travaux de M. Berger (1999), de J. M. Gauthier (1999), de P. Roman (2001) et de Ph. Claudon (2002) situent la plupart des enfants instables dans un trouble de développement plus global et altérant l'autonomisation identitaire, tant au plan psychomoteur qu'affectif. Une recherche récente (Claudon, 2002) a montré que ces enfants présentent une difficulté particulière à construire une représentation du corps propre continue et délimitée ; cette difficulté spécifique et profonde touche tout le développement identitaire (psychomoteur, puis affectif, puis social) ; elle est inhérente à une séparation mère-enfant perturbée lors de la phase anale, où l'affirmation de l'individuation identitaire est perturbée ; les protocoles de Rorschach d'enfants instables montrent une lutte anti-dépressive où le lien à l'objet est difficile, un vécu de risque d'effraction du soi est omniprésent et témoigne d'une difficulté pour l'enfant à distinguer les espaces du soi et de l'objet. L'instabilité apparaît comme une pathologie du lien, et du point de vue développemental, elle se construit comme un aménagement des angoisses dépressives anaclitiques, le corps marquant l'altération des espaces propres. Il est important de noter que les relations rigides ou de dépendance sur le versant maternel constituent un facteur de risque important de voir apparaître chez l'enfant une souffrance dépressive inhérente aux ruptures de liens vécus ou fantasmés. V. Adrian (2001) établit que selon les recherches, on observe une prévalence de la comorbidité hyperactivité-troubles dépressifs allant de 5 à 75% ! Cela nous montre l'ambiguïté des cliniciens pour reconnaître et situer les troubles dépressifs dans la problématique d'instabilité, mais surtout l'existence d'un lourd facteur de risque dépressiogène chez ces enfants.

4. Le recours à la chimiothérapie de plus en plus fréquent permet d'observer certains enfants instables qui expriment une dépression par les signes cliniques classiques après la mise en place du traitement (troubles : de l'humeur, somatoformes, d'investissement dans le jeu ou les loisirs habituels, narcissiques sous forme de dévalorisation et d'impuissance, voire de solitude, etc.) (Massie et Szajnberg, 1998). On peut alors penser que le retrait des agirs induit une émergence dépressive sous-jacente. En dehors du médicament, ce sont souvent les rétorsions éducatives (familiales ou scolaires) qui plongent rapidement l'enfant dans une dépression clinique mettant fortement en avant la dysphorie, les pleurs surtout avec un sentiment d'abandon non négligeable, la comorbidité anxio-dépressive augmente souvent en réaction à l'entourage (Biederman, 1991). De nombreux travaux montrent que l'image de soi est fortement altérée chez les enfants instables et que les représentations sociales de l'hyperactivité conduisent ces enfants à porter une critique dévalorisante continue ; les troubles dans les liens parents-enfants prennent aussi souvent et de façon secondaire une signification de mésentente et d'atteinte de la vie familiale qui met l'enfant instable dans une position de désignation systémique lourde à porter (Lepage, 1981 ; Hechtman, 1996).

B. MODALITÉS D'ACTIONS PRÉVENTIVES : TOUS LES ACTEURS ÉDUCATIFS SONT CONCERNÉS.

Nous allons maintenant présenter des réflexions qui délimitent les champs d'actions préventives et nous proposerons une liste d'outils utiles pour intervenir.

1. Pour les enfants instables chez qui l'hyperactivité masque une structure dépressive profonde en tant qu'équivalent maniaque, il apparaît que comprendre l'hyperactivité constitue l'enjeu clinique majeur, puisqu'elle constitue le mode psychopathologique. Ces enfants sont situés dans des fonctionnements psychopathologiques sévères – ici le diagnostic de dysharmonie psychotique n'est pas rare. Dans la prise en charge, on verra apparaître des problématiques profondes concernant le sentiment de continuité d'exister, les risques d'effondrement dépressif, la fiabilité des repères identitaires, qui mettent en exergue les assises narcissiques et conduisent le clinicien à travailler sur les fondements de la construction du Moi et de l'identité. Ici, prévenir la dépression revient à prévenir l'apparition de l'instabilité elle-même, en identifiant très tôt la dépression maternelle et l'auto-stimulation sensori-motrice du bébé pour en limiter les effets à long terme sur la construction du psychisme infantile.

2. Pour les enfants instables chez qui l'hyperactivité est aussi liée à une forme de décharge des tensions psychiques (affectives, conflictuelles), il sera important d'évaluer la symbolisation des sources pulsionnelles et la mentalisation des affects associés, puis de mettre en place une technique soutenant les failles repérées afin de soutenir l'équilibre psychosomatique de l'enfant et afin de l'aider à préserver une possibilité d'investissement dans tous les grands domaines de relation et de fonctionnement (intellectuel pour les apprentissages, social pour les relations aux pairs et aux adultes éducateurs, familial pour préserver les investissements fantasmatiques et affectifs). Sans œcuménisme, remarquons que le défaut de reconnaissance de la part des éducateurs des souffrances psychologiques infantiles conséquentes à l'instabilité (le statut, l'image, les problèmes qu'elle pose) favorise largement au cours de la scolarité primaire de l'enfant une perturbation entre investissements narcissiques et investissements objectaux. Le risque de décompensation dépressive est alors particulièrement élevé.

3. Pour les enfants instables chez qui l'hyperactivité est inhérente à une autonomisation difficile et met en exergue une relation mère-enfant inscrite dans une pathologie du lien, il sera incontournable d'entrer dans un processus psychothérapique enfant-parents permettant d'éclaircir au mieux les enjeux affectifs de chacun et de les aider à délimiter petit à petit des espaces propres respectifs. Soutenir à la fois les liens d'amour et la possibilité de voir l'agressivité s'exprimer constitue probablement un travail majeur. Soutenir notamment chez la mère une éventuelle histoire personnelle difficile, ayant mis pour elle en défaut la qualité des liens d'attachement, est sûrement aussi une perspective favorisant le changement psychothérapique dans le sens d'une meilleure capacité maternelle et/ou infantile à prendre une distance non-anxiogène.

Eu égard aux connaissances sur les mécanismes de la dépression dans l'instabilité psychomotrice, nous proposons 6 démarches possibles pour se donner des outils d'intervention ayant valeur de prévention secondaire et de soin :

a. Thérapie à médiation corporelle (auprès d'un psychomotricien notamment) pour valoriser le fonctionnement moteur du corps et son inscription dans la relation à autrui : ceci permet de traiter la dépression de cette souffrance, à savoir le mouvement du corps et la valeur d'interaction et de liaison qu'il constitue.

b. Atelier groupal d'échanges artistiques et/ou de jeu d'imagination (petit groupe de 4 à 6 enfants) pour mettre en évidence ses propres capacités à symboliser et à lier/contenir : ceci permet aussi de soutenir la souffrance dépressive par son expression ou sa projection.

c. Soutien psychologique porté sur l'image de soi ayant pour objectif l'expression de la représentation de soi, laquelle est précisément définie comme entité située au carrefour de l'éprouvé narcissique et de la vie relationnelle (cf. Sanglade, 1983).

d. Psychothérapie portée sur la mise en lien et la séparation pour élucider et soutenir l'enfant dans les angoisses dépressives liées à la problématique de dépendance.

e. Entretiens familiaux visant la mise en forme des relations intrafamiliales complexes où l'enfant instable est désigné comme repère des discordances relationnelles (cela concerne autant les parents que la fratrie).

f. Démarche de liaison des spécialistes en direction des partenaires du réseau de soins ou éducatif (surtout l'école et parfois le(s) groupe(s) de loisir) pour informer et expliquer la psychopathologie afin de limiter les spirales pathogènes que l'environnement peut renforcer entre les instabilités et la dépression.

C. EN GUISE DE CONCLUSION : UN ENFANT INSTABLE DÉPRIMÉ EST PARTICULIÈREMENT EN DANGER.

Nous pensons que l'apparition d'une dépression clinique chez les enfants instables constitue non pas une "simple" comorbidité contextuelle mais une réelle aggravation de la santé psychique de l'enfant. L'instabilité pérennisée est déjà un facteur majeur de risque dépressif, soit dans l'enfance, mais plus sûrement et fréquemment dans l'adolescence ou le jeune âge adulte. Le clinicien devrait pouvoir être attentif à l'évolution de l'enfant, qu'elle soit ou non masquée par la chimiothérapie. Il s'agit donc surtout de penser une prévention secondaire (*i.e.* contre l'aggravation des difficultés infantiles). Que le clinicien soit vigilant à la problématique dépressive dans le suivi d'un enfant instable porte ainsi une démarche simple mais majeure de prévention de cette comorbidité.

Nous avons vu que l'instabilité psychomotrice infantile ne constitue pas en soi un équivalent dépressif ou une lutte anti-dépressive unique, le développement du sujet est en jeu, l'affirmation de l'individuation identitaire est altérée : cela fait de l'instabilité une entité par nature liée à la problématique du lien de dépendance anaclitique et par là, au risque dépressif.

Lorsqu'un enfant instable présente une souffrance qui s'extériorise par des traits de la sémiologie dépressive, le clinicien est alors confronté à une comorbidité qui ne peut pas être facilement expliquée soit comme essentielle et antérieurement masquée, soit au contraire comme réactionnelle ; par contre, il s'agira d'un signe d'aggravation de la situation de l'enfant. Afin de limiter l'apparition ou l'aggravation d'une dépression clinique, le projet de soin d'un enfant instable déprimé doit prendre en compte la valeur de la mobilisation corporelle qui participe à la représentation de soi, et donc aux équilibres d'investissements narcissiques et objectaux, et plus loin à l'équilibre psychique et psychosomatique.

BIBLIOGRAPHIE

Adrian, V. (2001). Hyperactivité chez l'enfant et l'adolescent : quel devenir ?, *Nervure*, 14, 4, p. 43-50.

Berger, M. (1999). *L'enfant instable, approche clinique et thérapeutique*. Paris : Dunod.

Bergeret, J. (1986). *Narcissisme et états-limites*. Paris-Montréal : Dunod-Presses Universitaires de Montréal.

Biederman, J. (1991). Comorbidity of attention hyperactivity disorder with conduct, depressive, anxiety and other disorders, *Am. J. Psychiatry*, 148, p. 564-577.

Claudon, P. (2002). *L'instabilité psychomotrice infantile. Approche psychodynamique comparative par une méthodologie projective*. Thèse de Doctorat en psychopathologie, Université Nancy 2.

Duché, D.-J. (1996). *L'enfant hyperactif*. Paris : Ellipses.

Gauthier, J.-M. (1999). *Le corps de l'enfant psychotique*. Paris : Dunod.

Golse, B. (1996). Hyperactivité de l'enfant et dépression maternelle, *J. Pédia. Puér.*, 9, 7, p. 422-425.

Hechtman, L. (1996). Families of children with attention hyperactivity disorder : a review, *Can. J. Psychiatry*, 41, 6, p. 350-360.

Klein, M. (1957). *Envie et gratitude, et autres essais*. Paris : Gallimard.

Lepage, D. (1981). L'enfant hyperkinétique, personnalité et éléments du contexte familial, *Feuillets psychiatriques de Liège*, 14, 3, p. 319-332.

Malarrive, J. ; Bourgeois, M. (1976). L'enfant hyperkinétique. Aspects psychopathologiques, *Ann. Méd. Psychol.*, 1, 1, p. 107-116.

Massie, H. ; Szajnberg, N. (1998). *The evolution of 6 hyperactive children from birth to age 30. A psychoanalytic study of troubled attachment and transformation of symptoms*, conférence à la journée d'études franco-américaines du Centre Alfred-Binet, Paris, 4 juillet 1998, 34 p.

Mazet, P. et coll. (1996). Instabilité psychomotrice, hyperactivité chez l'enfant : perspectives cliniques et thérapeutiques, *J. Pédia. Puér.*, 9, 7, p. 413-421.

Mouren-Simeoni, M.-C. ; Bange, F. (2000). L'hyperactivité avec déficit de l'attention : devenir chez l'adulte, *Annales de Psychiatrie*, 15, 3, 184-189.

Petot, D. (1998). L'hyperkinésie peut-elle être une forme d'entrée dans la manie ?, *Neuropsychiatr. Enfance Adolesc.*, 46, 7-8, p. 427-433.

Roman, P. (2001). Contribution des méthodes projectives à la clinique de l'hyperactivité infantile. In Ménéchal, J (Ed.). *L'hyperactivité infantile : débats et enjeux*. Paris : Dunod, p. 233-250.

Sanglade, A. (1983). Image du corps et image de soi au Rorschach, *Psychologie française*, 28, 2, p. 104-111.

De Tychey, C. (1993). *La personnalité de l'enfant normal et dysharmonique*. Issy-les-Moulineaux : EAP.

De Tychey, C. (2000). La mentalisation : approche théorique et clinique projective à travers le test de Rorschach, *Bulletin de psychologie*, 53, 448, p. 469-480.

TROISIÈME CHAPITRE

PRÉVENTION DES DÉPRESSIONS DANS LE CHAMP DE L'ADOLESCENCE

Les risques de décompensation dépressive à l'adolescence et la démarche préventive

Philippe Jeammet

Bien que cela ait déjà été développé ce matin, j'aborderai brièvement le rôle central de la dépression dans le développement humain, puis j'envisagerai pourquoi l'adolescence est une période privilégiée pour les décompensations. Enfin, je dirai quelques mots, bien sûr, sur la dépression et sur les facteurs actuels qui peuvent favoriser certains modes d'expression de la dépression.

A. LE RÔLE CENTRAL DE LA DÉPRESSION DANS LE DÉVELOPPEMENT HUMAIN

Qu'est-ce que la dépression ? On a vu qu'elle n'est pas si facile que cela à délimiter, et qu'en même temps elle courait en filigrane dans toute notre vie. Entre tristesse, détresse, aboulie, culpabilité, et l'auto-accusation du mélancolique, la honte et la dépression narcissique, il n'est pas facile de relier tous ces éléments de la clinique traditionnelle de la dépression.

Je crois que schématiquement, on peut dire que la dépression, être déprimé, c'est au fond l'absence de projet, de projet de vie. C'est la difficulté de se projeter dans l'avenir, un avenir qui apparaît sans avenir justement, et c'est peut-être ça l'élément central, mais on voit bien encore la différence entre la dépression, je dirais en lien avec l'objet, et la dépression carentielle. Il y a quand même dans tout cela une place majeure de la relation… Je crois qu'il y a deux axes majeurs de repérage de la dépression, qui sont le lien, la perte, la menace sur le lien, et l'autre versant, la menace narcissique, la menace sur l'estime de soi, et qu'on est tout le temps entre ces deux fils avec un retentissement de l'un sur l'autre, et probablement une influence importante de la vie sociale sur l'expression de cette dépression, selon des modalités où le lien apparaît manifeste, et selon des modalités où c'est le lien à l'image de soi et à l'estime de soi qui apparaît plus central.

Mais l'un ne va pas sans l'autre, et il y a un certain arbitraire à vouloir les séparer. Ceci m'apparaît aussi très schématique, lié à la spécificité humaine. Il me semble que ce que l'on sait maintenant du développement de l'être vivant nous montre que la vie, c'est l'échange. La vie, c'est l'ouverture, aussi bien au niveau individuel qu'au niveau social ; l'ouverture, c'est l'inconnu, et donc c'est la peur, et si on reste dans le connu, on se protège de la peur, mais il y a le phénomène d'entropie : *« Tout système fermé se dégrade ».*

Donc, la vie, c'est une mutation, génétique et autre, permanente ; je crois que c'est une anti-vie que de vouloir maîtriser le mouvement de la vie, et s'agripper, on en parlait ce matin, au passé, comme un enfant qui a peur s'agrippe à la main de sa mère. Ce n'est pas une preuve d'amour, c'est une preuve de peur. L'agrippement, c'est la peur.

Il y a une nécessité inéluctable de l'ouverture. À nous d'essayer que cette ouverture ne soit pas synonyme justement de perte, mais elle comporte toujours un certain risque, ce risque de l'autre qu'on évoquait, du tiers. Il y a un phénomène biologique extrêmement profond qui rejoint les deux courants nécessaires pour les êtres vivants les plus évolués. Le premier est propre, je dirais, au règne animal. Boris Cyrulnik a développé des choses très fortes là-dessus, sur l'importance de l'attachement et du lien pour le règne animal. Les animaux privés de lien se dépriment gravement, jusqu'à en mourir, et Marcel Rufo a reparlé ce matin de Spitz et de l'anaclitisme. L'être vivant évolué doit se nourrir physiquement de nourriture qui vient de l'extérieur, mais affectivement et psychologiquement de la qualité du lien avec l'autre.

Il me semble que l'être humain présente une spécificité. Cette spécificité est venue du développement extraordinaire de notre cerveau qui a introduit l'activité réflexive. Le langage, la culture, notre culture en ce début du nouveau siècle, ont développé cette conscience réflexive à son extrême, avec une place du sujet qui prend le pas sur le groupe. Elle est spécifique à l'être humain et elle introduit le domaine du narcissisme, et personnellement, je crois qu'on a sous-estimé massivement, la psychanalyse en particulier, l'importance de ce regard sur soi, en surestimant l'aspect pulsionnel qui est commun avec l'animal. Le problème pour l'homme, c'est qu'il va pouvoir prendre conscience de ses pulsions, et elles vont ébranler son Moi. C'est ce qui fait que le désir peut devenir paradoxalement étranger au moi : qu'est-ce qui me bouscule ? L'adolescence va exacerber ce paradoxe : qu'est-ce que ce désir que je ne choisis pas, et qui me pousse vers l'objet au point de m'aliéner, de risquer de m'aliéner à l'objet ? On l'a bien vu ce matin avec la merveilleuse description du Professeur Lemay, et ce qu'il a pu dire du côté carnivore, carnassier de ces attachements. Carnassier pour l'autre, mais carnassier pour le Moi, de tous ces sujets en difficulté et pour lesquels le désir est une menace pour le Moi. Terrible paradoxe qui me paraît central.

Ce paradoxe peut s'énoncer ainsi : *« Ce dont j'ai besoin, ce qui m'attire, parce que j'en ai besoin, et parce que ça m'attire, c'est aussi une menace pour mon narcissisme* », le narcissisme étant avant tout ressenti comme une maîtrise, une maîtrise de la situation. Le développement du Moi va consister à se donner une image de soi suffisamment stable correspondant aux valeurs, aux références morales qu'on a, aux références idéales, et penser qu'on la maîtrise et qu'on en est maître. Vous voyez comment chez l'homme, très différemment de l'animal, le désir pour l'autre devient une menace de donner un pouvoir à l'autre, un pouvoir sur soi. Je crois que cette caractéristique est spécifique à l'espèce humaine. Cette dépression liée à la perte, à la menace de perte du lien qu'on va retrouver chez l'animal, va prendre chez l'homme une intensité particulière, parce qu'il en est conscient et qu'il n'y a pas que cette menace de perte liée à la séparation. Il y a aussi la menace que fait peser sur son narcissisme le besoin qu'il a de l'autre, le désir qu'il a pour l'autre. C'est spécifique, et très central, et cela va être traité de manière différente. Parfois, ce besoin qu'on a de l'autre va entraîner une réaction dépressive, c'est-à-dire une conscience de nos limites et de notre dépendance, avec la peur de ne plus être aimé par l'objet, voire la peur d'avoir abîmé l'objet : c'est tout le domaine de l'auto-accusation et des menaces sur le lien. De l'autre côté, il y aura aussi le sentiment de ne pas être vu, donc d'être abandonné et de ne pas correspondre par la suite à la hauteur de ses ambitions, avec ce décalage très important entre les appétits qu'on peut avoir et le fait qu'on ne se sent pas à la hauteur de ses appétits.

On sait bien aussi qu'il y a des dépressions, et elles ne sont pas rares dans notre société, liées à la promotion, liées aussi à toutes les possibilités d'ouverture qu'on a dans la vie, liées à notre liberté. Je crois que cette liberté nouvelle est très encombrante pour le narcissisme, surtout quand il doute de lui-même et peut être facteur d'une dépression ressentie comme telle, avec une souffrance dont on est conscient, ou que l'on va éviter par un certain nombre de troubles du comportement, de symptômes. On peut se poser la question de savoir si la dépression comporte toujours cette dimension de conscience de sa souffrance et d'attaque plus ou moins importante du lien à l'objet.

La dépression peut être vécue comme sous-jacente à l'ensemble de la psychopathologie, en ce sens que toute la psychopathologie au fond peut être vue comme une menace par rapport à l'image que l'on veut avoir de nous-mêmes, par rapport à nos liens, et à la tentative de maîtriser cette menace par des difficultés, des troubles du comportement divers. Tout trouble du comportement, tout symptôme, encore plus à l'adolescence, mais pendant toute l'enfance, va très vite devenir un moyen de maîtrise de la relation à l'autre, et donc, dans la mesure où c'est une maîtrise de la relation à l'autre, cela devient aussi un moyen de tenter de gérer le risque dépressif, qui me semble sous-jacent à cette psychopathologie.

2. LES RISQUES DE DÉCOMPENSATION DÉPRESSIVE À L'ADOLESCENCE

Risque dépressif, ou dans le cas de carences massives, risque d'effondrement qui ne sera peut-être pas vécu comme une dépression, mais qui peut être pire et se manifester par l'apragmatisme total, l'aboulie, les détresses abandonniques, l'expression psychosomatique, dont on parlera sûrement tout à l'heure. Je crois que la menace dépressive est sous-jacente à tout cela, ce qui explique d'ailleurs pour moi la difficulté du traitement. C'est un peu le drame de la psychiatrie, c'est qu'autant dans d'autres domaines, même s'il y a certaines ambiguïtés, le Moi peut souhaiter le plus vite possible la guérison, même s'il peut trouver des bénéfices dits secondaires de son trouble, autant dans la psychiatrie, ce ne sont pas seulement les bénéfices secondaires. C'est toute la stabilité interne, la stabilité de ses relations à l'autre qui sont mises à mal par le risque de guérison, risque de guérison vécue comme l'abandon de cette maîtrise de la relation permise par les symptômes. On sait bien que les moments quelquefois les plus dangereux pour les patients que l'on suit, surtout à l'adolescence, c'est celui où ils commencent à aller bien, à réinvestir, avec un risque suicidaire paradoxalement accru. Il n'est pas rare, vous le savez bien, qu'au moment où on dit enfin : *« Ça y est, il sort de son masochisme, de cette souffrance de sa vie et il commence à réussir »*... On apprend le suicide. Parce que je crois que le sujet est déstabilisé et va vivre cette ouverture sur l'avenir comme une destruction de ses liens du passé. On a dit aussi, ce matin, combien la dépression pouvait être l'expression de ce lien avec le passé. Il m'arrive souvent d'ailleurs de dire à mes patients qu'au fond, tant qu'ils ont leurs troubles et leurs difficultés, y compris dépressives, c'est comme s'ils tenaient la main du passé, un passé douloureux, un passé plus ou moins traumatique, mais qui a eu le mérite d'exister, et avec lequel ils se sentent dans une certaine familiarité. Alors, souffrir, c'est tenir la main, aller de l'avant et avoir du plaisir, c'est lâcher cette main, et ce d'autant plus qu'avoir du plaisir, ou avoir une certaine liberté, c'est facile à revendiquer, mais beaucoup plus difficile à vivre, parce qu'on s'aperçoit vite que, quand on a la liberté, on ne sait pas trop quoi en faire. Parce que ça nous renvoie à la contradiction même de nos désirs. Ce n'est plus l'interdit qui nous empêche de nous réaliser, c'est *« fais-le »*, et *« fais-le, le mieux possible »*, avec en plus l'exigence narcissique, et, en plus, *« fais-le »*, oui, mais quoi faire ? Si je veux des choses contradictoires ? Comme ces jeunes filles dont nous parlait ce matin Madame Richelle : on voit bien que ce qui les faisait souffrir, c'était le tiraillement entre ces deux attachements ; ce n'est pas simplement que l'un soit bon et l'autre, mauvais, je dirais qu'on peut peut-être le digérer plus facilement que le fait d'être soi-même tiraillé entre deux désirs qu'on vit comme contradictoires.

Tout ceci est propre à l'être humain, ces contradictions, ce déchirement, du fait de la conscience qu'il en a. Ceci explique que, même si on cherche des modèles animaux de la dépression, et on a raison de le faire notamment pour la partie biologique qui sous-tend la dépression, l'être humain introduit une complexité différente du fait même de cette conscience réflexive. Si la réussite, c'est aléatoire, si le plaisir rend dépendant des objets de plaisir, l'échec, c'est quelque chose de sûr, et qui ne rend dépendant de personne. Ce qui me frappe depuis maintenant près de quarante ans que je m'occupe d'adolescents, c'est justement ce rôle quasi toxicomaniaque de l'autodestruction, de l'autosabotage.

Ces jeunes nous font croire que leur liberté, leur affirmation de soi, ils ne peuvent la trouver que dans une prise de risque excessive et dans quelque chose de l'ordre d'une maltraitance, ou d'une inquiétude suscité chez leur entourage, comme si eux-mêmes déléguaient à leur entourage le soin de veiller sur eux.

Ils pourraient être excentriques, originaux, autonomes, maintenant dans notre société, sans avoir besoin de se faire tant de mal, et de prendre tant de risques, et pourtant, c'est ce qu'ils continuent à faire de façon préoccupante. Je crois que cette prise de risque montre l'effroi du Moi devant la nouveauté et l'absence de sécurité interne qui l'oblige à retrouver un lien aux objets, sous cette forme autodestructrice. Le succès, le plaisir, c'est aléatoire, et ça va se terminer, comme cette définition que donne Jules Romains de la santé, et que j'aime bien : *« Un état précaire qui ne présage rien de bon »*... En plus, c'est vrai, ça va mal se terminer. Or les anxieux n'aiment pas ce qui leur échappe. Le plaisir va avoir une fin, le succès, c'est provisoire. Se faire du mal, c'est quelque chose de sûr, surtout quand on se l'inflige, et en plus, cela n'a pas de fin avec le sentiment d'en être le maître. On n'est jamais le maître de son plaisir ; on est maître des risques que l'on prend, ou on croit en être maître, ainsi que des difficultés qu'on s'impose. Ça me semble être l'élément central... On comprend bien qu'à l'adolescence, cette problématique va être particulièrement actualisée, parce que l'adolescence c'est le moment où, du fait notamment de la sexualisation des liens, d'une puberté qui reste quand même le phénomène primordial de déclenchement du phénomène psychosocial de l'adolescence, cette puberté va nous donner un corps qui va être apte à agir nos désirs et elle va le donner d'une manière totalement indépendante de notre conscience réflexive, de notre Moi. On ne choisit pas sa puberté, et je crois qu'à cet âge-là, le fait de voir tant de transformations s'imposer à nous, tant de désirs modifier notre relation aux autres, est un traumatisme. Ce n'est pas une maladie, la puberté, la plupart des adolescents s'en tirent plutôt bien, et vous êtes là pour le prouver, heureusement. Mais c'est potentiellement traumatique, dans la mesure où cela nous renvoie à ce que justement l'être humain, du fait de la conscience qu'il a de lui, supporte le plus mal : la passivité.

L'adolescence avec ses désirs, ses transformations, est le moment où l'on va se dire : *« Mais, je n'ai pas choisi d'être garçon, d'être fille, d'être blond, d'être brun, d'avoir le nez ou les oreilles comme ci, les seins comme ça »*. Tous ces problèmes que la dysmorphophobie va essayer d'ailleurs de maîtriser d'une certaine façon. On n'a pas choisi ça, donc on le subit. Le Moi n'aime pas subir, et ce d'autant plus qu'il est plus en insécurité interne. Je crois que là, vraiment, se joue ce qu'on a évoqué aussi ce matin. Est-ce que pour des raisons biologiques, génétiques, de tempérament, mais aussi de manière fondamentale du fait de la qualité des liens qu'on a pu nouer avec notre entourage, est-ce que notre première enfance a été l'occasion de l'intériorisation de la qualité de liens sécurisants avec l'entourage, du fait de la bonne adaptation de celui-ci aux besoins de l'enfant, comme le dit Winnicott en rappelant le paradoxe de l'objet qui doit être déjà là, pour que l'enfant ait le sentiment de le créer ? C'est aussi ce que disait Rufo, en rappelant la phrase de Lebovici : *« L'objet est investi avant d'être perçu »*, c'est-à-dire que la menace de dépendance, d'être passif vis-à-vis de l'objet, n'a pas lieu d'être quand l'enfant a l'impression que l'objet s'adaptant bien à ses besoins, c'est lui qui en est créateur d'une relation plutôt satisfaisante, et cela contribue à lui faire voir la bouteille plutôt à moitié pleine qu'à moitié vide.

Ce n'est pas une question de vérité bien sûr, mais je crois profondément avec le recul que la qualité du regard qu'on pose sur le monde va faire que l'on va pouvoir être en partie créateur de ce monde. Certes, il vaut mieux ne pas dénier la réalité du mal, de la difficulté. Mais on va s'apercevoir que, si on a cette confiance dans l'autre, et en miroir en soi, cela aide à créer des liens. Il y a là un cercle vertueux auquel va s'opposer un cercle vicieux : quand on est dans la méfiance qui nous oblige à contrôler perceptivement toujours les autres, à vouloir exercer une maîtrise, on va avoir tendance à ne pouvoir l'exercer que par la prise de risques et par toutes ces mesures d'autosabotage.

L'adolescence va pousser l'adolescent à faire le bilan de ce qu'il a dans le ventre et dans la tête. Elle va l'obliger à faire le bilan de ce que, moi, j'appelle ses assises narcissiques, mais dont on peut parler en terme de soi ou d'estime de soi. Qu'est-ce que j'ai dans le ventre et dans la tête ? Et ce d'autant plus qu'il faut que maintenant je prenne des distances par rapport à Papa et Maman, parce que, de toute façon, même s'il n'y a pas divorce, même s'il n'y a pas difficulté, ma sexualité m'oblige à me tourner vers l'extérieur et à aller faire mes preuves à l'extérieur.

On comprend bien que c'est un moment crucial de l'étape de séparation-individuation qui a commencé avec la naissance, puis s'est développée en particulier durant toute la deuxième année de la vie. Mais là, il va falloir évaluer ce qu'on a à l'intérieur puisqu'on n'a plus cette protection naturelle des parents, très facilitée par l'immaturité corporelle, qui permet de râler, mais limite les possibilités d'expression. Avec la puberté, cette limite maintenant est dépassée, et l'enfant peut devenir violent. En plus, maintenant la puberté est de plus en plus précoce, et les jeunes ont la mauvaise idée de grandir de manière effrayante, ce qui fait qu'à quatorze ans, on a des monstres d'un mètre quatre-vingt et qui restent, je parle pour les garçons, des enfants au cœur tendre, mais qui ne peuvent plus aller se câliner, ce n'est plus possible. En plus, s'ils se mettent en colère, ils font peur, ce qui est une grande malchance pour eux à mon avis, parce qu'on ne peut plus les contenir en disant : *« Bon, écoute, ça va bien, mais on se calme »*, et donc *« on se calme »* permettait aussi d'attendre que les choses évoluent, mûrissent, et quand même, un des avantages de la jeunesse, c'est qu'ils ont le temps. Il ne faudrait pas qu'on l'oublie et qu'on soit trop pressé de les pousser le plus vite possible vers un état d'adulte : il vaut mieux leur dire *« pour être adultes, vous avez le temps devant vous »*. Même s'ils râlent, ce n'est pas très grave, et ça leur permet de penser que s'ils ne montrent pas plus cet état d'adulte, c'est parce que ces idiots d'adultes les en empêchent, mais qu'on verra ce qu'on verra. Alors, on verra un jour, ça, c'est sûr, et il vaut mieux ne pas le voir trop tôt. Parce que c'est un piège qui, je crois, est un facteur de dépression extrêmement important, quand on n'a plus à s'opposer à des limites venues des adultes, mais qu'on sent ses propres limites internes et son incapacité à faire face à ses contradictions. À faire face à l'écart entre l'ampleur de nos désirs, de nos ambitions, et la faiblesse, vraie ou fausse, de nos moyens. Les interdits et les limites protègent, et encore une fois, c'est provisoire. Cela pourrait nous rendre un petit peu plus tranquille. L'adolescence va être un moment évidemment privilégié pour que se révèle cette fragilité et qu'on voit apparaître la problématique dépressive, la menace dépressive en filigrane derrière l'ensemble des comportements.

3. À PROPOS DE CERTAINS MODES D'EXPRESSION DE LA DÉPRESSION ET DE SA PRÉVENTION

Nous sommes en train de terminer avec le Docteur Corcos une étude sur les facteurs psychologiques communs aux conduites d'addiction, étude patronnée et contrôlée par l'Inserm, avec une vingtaine d'équipes. On a inclus deux cents héroïnomanes, deux cents alcooliques, deux cents troubles des conduites alimentaires, comparés à six cents témoins. Le point commun qui différencie massivement l'échantillon tout-venant qui est appareillé suivant les critères nécessaires d'âge, de milieu, etc., et ces trois catégories confondues, c'est la dépression durant toute la vie. Il y a une majorité de situations dépressives derrière toutes ces conduites, qui n'apparaissent pas toujours cliniquement comme des dépressions, mais où la problématique dépressive est très centrale.

Donc, l'adolescence est un révélateur. Ce n'est pas pour rien que la clinique nous montre que c'est la période où, justement, vont apparaître des troubles dépressifs plus caractérisés, et ce qu'on évoquait, ce matin, des dépressions majeures, du syndrome dépressif majeur, du trouble maniacodépressif. C'est à partir de l'adolescence qu'on va commencer à voir des épisodes plus ou moins typiques de ces manifestations, et c'est à partir de ce moment-là qu'on va voir, de façon explosive, les problématiques narcissiques prendre le devant de la scène. L'évolution actuelle nous montre que justement, les problématiques dites borderline, ou narcissiques, sont en train d'envahir le champ de la psychopathologie. Elle nous montre d'abord que nos perspectives catégorielles et structurales sont bien pour avoir des repères, mais qu'il ne faudrait pas trop y croire, et que la perspective dimensionnelle paraît plus juste, avec un continuum entre le normal et le pathologique. Il y a un continuum aussi entre ces structures qui sont peut-être, y compris les psychoses, moins différenciées qu'on l'a pensé. On peut plutôt parler de modes de fonctionnement de types différents qui peuvent se voir chez un sujet dont les potentialités d'organisation future restent relativement ouvertes. Des sujets peuvent avoir, à un moment donné, des modes de fonctionnement psychotique, et quand on améliore leur dépression, quand ils sont dans un milieu qui les soutient affectivement, on voit ce mode de fonctionnement complètement disparaître pour laisser place à des fonctionnements plus matures, plus structurés, quitte à réapparaître en cas de pression narcissique trop importante.

Alors, est-ce qu'on peut prévenir tout cela ? Je suis un peu sceptique sur la prévention. Les centres, c'est très bien, il faut sûrement trouver des moyens de créer du lien. Mais on a du mal à maîtriser ces moyens. Je dirais que, quand on croit les maîtriser, ils vous échappent, probablement parce qu'on les maîtrise. Quand on dit : *« Voilà ce qu'il faut faire »*, parce qu'on sait ce qu'il faut faire, ceux qui auraient le plus besoin de suivre ces avis, vont être ceux qui vont le moins le pouvoir. Parce qu'ils se sentent sous influence, ils se sentent immédiatement menacés, et il faut trouver sans arrêt des médiations narcissiquement tolérables. On n'est plus dans un modèle univoque de psychothérapie, parce que ce qui à un moment donné peut marcher, à partir du moment où c'est devenu le modèle adulte proposé aux autres, bloque. C'est tout le problème des réactions thérapeutiques négatives ; les problèmes qui font qu'on en sait trop, et qui, si on sait ce que vous voulez, justement, ce n'est pas ça qui convient.

Donc, comment redonner un rôle actif à des sujets menacés, et en même temps un rôle actif qui ne soit pas leur laisser le soin d'organiser la vie. Parce que là, ça devient un abandon. Parce qu'ils ont besoin aussi de se nourrir de cette transmission, de cet échange avec les adultes. Comment va-t-on pouvoir le leur donner ? En cherchant justement ce qui pourra leur permettre d'investir en ignorant l'objet qui le leur permet, et de recevoir sans avoir l'impression de recevoir.

Comment organiser la prévention à l'heure actuelle ?

À mon avis, c'est en vivant cette tension, c'est-à-dire qu'on sait des choses, on connaît des lignes directrices, et on sait qu'on ne peut pas maîtriser totalement ce domaine. Alors, il va falloir penser ces médiations avec la référence à ce qui fait fonction de tiers, c'est-à-dire une réflexion, non pas sur les certitudes qu'on a, mais sur les connaissances qui nous amènent à relativiser les choses, et donc garder une ouverture toujours possible. L'ouverture, c'est la liberté. Y compris d'ailleurs maintenant sur le fait qu'on sait que l'image qu'on a de soi, la capacité réflexive de notre regard sur nous-mêmes, c'est très important. On sait bien que, encore une fois, un Moi qui se sent impuissant et débordé gardera toujours la possibilité de détruire, et là aussi, la vie sociale ou autre nous le montre bien...

Si le Moi est impuissant, avant de mourir, il y a toujours quelque chose de possible : détruire. Construire, c'est aléatoire. Détruire, c'est sûr. Vous voyez bien la fascination qui guette les sociétés avec ses mouvements iconoclastes ou iconophiles périodiques, où en détruisant, on va réaffirmer au fond son pouvoir, je dirais de conjurer la mort. On doit mourir, alors, supprimons tout ce qui pourrait nous rattacher à la vie, tous les plaisirs que l'on pourrait avoir. Ça, ça reste une fascination permanente. Ce qui nous amène à dire qu'une des préventions, c'est au fond de dire aussi attention à la nostalgie. On en a parlé ce matin, c'est charmant, la nostalgie, c'est un plaisir délicieux, et en même temps, c'est la pulsion de mort...

Je ne crois pas à la pulsion de mort dans le sens d'une pulsion qui s'opposerait à ce qui est la vie. La vie, c'est le mouvement, c'est l'appétit, c'est bouffer, c'est transformer, c'est la rencontre. La destruction est le piège que le narcissisme tend au Moi en lui faisant miroiter que face à l'impuissance, il a toujours la possibilité de retrouver grâce à elle une maîtrise possible. Si je ne peux pas maîtriser ma mort, je peux toujours la devancer. Et la nostalgie, c'est une façon aussi de refuser l'aléatoire de la vie au profit d'un cramponnement au passé, avec le double avantage qu'on peut indéfiniment l'idéaliser et qu'on ne peut le faire revenir dans sa réalité propre étrangère au Moi.

La prévention doit se nourrir d'une réflexion sur ce qu'est la vie, sur ce qu'est l'éthique. Ça me semble d'autant plus vrai qu'actuellement, un des grands problèmes qui menacent un certain nombre de jeunes, et favorisent leur dépressivité, est constitué par la dépressivité des adultes. Une dépressivité narcissique, c'est-à-dire la blessure de ne pas avoir un monde comme on aurait aimé qu'il soit, et se rendre compte qu'on est bien perdu dans ce monde, qu'on essaie de faire des efforts pour être vu, entendu, mais que tout cela, c'est bien précaire et toujours en deçà de nos souhaits, et ce d'autant plus que l'on n'a plus le côté rassurant d'un prêt-à-porter idéologique qui s'imposerait à nous. C'est une chance formidable, mais c'est aussi une souffrance narcissique possible pour un narcissisme qui est plus exposé et moins protégé par les contraintes sociales, et je crois que beaucoup d'adultes sont dans cette situation de souffrance relative, qui n'est pas tragique, qui ne les empêche pas de vivre, d'avoir leurs intérêts, de se passionner, mais c'est quand même une souffrance. Cette souffrance a pour conséquence de les empêcher de poser des limites à un certain nombre de ces jeunes, de leur dire : *« Attendez, vous avez le temps, il y a des choses qui sont permises, il y a des choses qui ne sont pas permises, et en tout cas, nous, on ne veut pas que vous vous sabotiez d'une façon ou d'une autre »*. Alors, on ne sait pas toujours comment faire, on va demander des avis à des tiers, mais quand on vous voit en échec, quand on vous voit vous enfermer dans la dépression, quand on vous voit dans l'échec scolaire, on dit non : *« Il y a sûrement d'autres solutions que de se saboter, parce que la vie en vaut la peine »*. Or, beaucoup de parents se disent : *« Les pauvres petits, comme ils souffrent »*. Vous savez bien comme toute la France est en souffrance, nous sommes en souffrance généralisée. Les policiers souffrent, les gendarmes souffrent, les pompiers souffrent, on souffre tous, l'hôpital, n'en parlons pas, souffre. Et ces jeunes-là, ils souffrent, ils souffrent, les malheureux qui ont la chance d'être jeunes, ils souffrent, oui, mais on ne dit pas de quoi ils souffrent... Ils souffrent de la violence de leurs contradictions, et pas d'un état de souffrance où il faudrait les materner. Il faut leur dire : *« C'est vos appétits qui vous font souffrir, et les contradictions qu'ils soulèvent mais ce n'est pas un manque, c'est aussi la force de la fureur de ce que vous avez subi »*. Il y a une force là-dedans, et donc, il faut y mettre un certain nombre d'obstacles. Ce qui me frappe, c'est la difficulté des parents à dire non, c'est-à-dire quand on dit : *« Écoutez, votre enfant va mal, on n'arrive pas à bouger les choses, à la limite, on prend d'autres mesures, on le met en internat, on l'hospitalise, holà, oh, le malheureux, comme il va souffrir »* ; *« Et là, il est content ? »* ; *« Non, il n'est pas du tout content, non on voit bien qu'il ne va pas bien »*. Bon, alors, on fait quelque chose d'autre, et on va voir : *« Oh non, il va souffrir »*.

C'est l'impossibilité de dire non parce que les parents se traitent au travers de ces jeunes. Ils disent moi, finalement, est-ce que j'y crois encore tellement à cette vie ? Cette déception que j'ai subie fait que je ne peux plus transmettre à mes enfants un regard que la vie, oui, c'est quelque chose de provisoire, d'accord, on va se retrouver entre quatre planches, mais en attendant, vous avez un certain nombre d'autres choses à faire, et à découvrir des choses formidables. À trop dire : *« On vous comprend trop bien dans votre souffrance »*, je crois que là, il y a un danger de les enfoncer dans la dépressivité. Je vous remercie de votre attention.

Discussion de l'exposé de Philippe Jeammet :

Claude de Tychey : Je remercie Philippe Jeammet pour cet exposé très dense, qui va certainement appeler beaucoup de questions, et je vais donner la parole à André Sirota, qui est professeur de Psychopathologie à l'université d'Angers, pour être le premier discutant de l'exposé qui vient de se faire.

André Sirota : Merci. Donc, je vous poserai la question suivante en faisant référence à ce qui existait dans les sociétés appelées traditionnelles par les anthropologues et les ethnologues, sous le nom de rites de passage pour les adolescents mâles. Ce qui nécessiterait des explicitations, mais pas aujourd'hui. En tous les cas, des récits ethnologiques disent qu'entre la période où on n'est plus enfant, et où on n'est pas encore adulte, on n'est plus rien. On n'est donc dans une sorte de suspension statutaire, et on est donc vulnérable aux démons, en somme. On peut être assailli par les mauvais esprits du groupe, et c'est pourquoi il faut prendre les jeunes, pendant une période qui est variable selon les sociétés traditionnelles, dans un espace séparé du groupe des mères, et pas encore agrégé au groupe des hommes, des pairs, pendant laquelle il faut instaurer – ce n'est pas exactement le mot, je le reformule ainsi –, un certain nombre d'enveloppes pour protéger les « non encore adultes ». Mais les « plus enfants » qui sont particulièrement vulnérables à tout, aux mauvais esprits du groupe… ? Alors au fond, ne faudrait-il pas réinventer du groupe, ou des instances sociales, un étayage social externe pour aider les adolescents à traverser cette période, et cette dynamique interne ?

Philippe Jeammet : Effectivement, il y a toujours eu des rites d'initiation, avec leurs avantages et leurs inconvénients. C'est que, finalement, le groupe étant tellement agrégatif, la marge de manœuvre est très faible. Je crois que c'est de l'autre côté. Que veut-on ? Une certaine liberté, ou être agrégé dans ce groupe des adultes ? Moi, je crois que c'est une grande chance d'avoir maintenant moins de rites d'initiation, plus de liberté, mais cette chance a un prix, celui qu'on vient d'évoquer. Mais cela, il faudrait le dire, dire qu'il y a un prix, et qu'il y a un travail, un gros travail, je dirais de réflexion sur les limites, les valeurs, c'est-à-dire les valeurs dont l'être humain ne peut pas se passer. Puisque, justement, c'est ce qui va être un des curseurs de son humeur, de son estime de lui-même : d'un côté sa biologie, et de l'autre, le système de valeurs qui lui renvoie une image de lui : « Oui, tu es valable », ou : « Non tu n'es pas valable ». Donc, on ne peut pas s'en passer. Je crois que c'est à nous de réinventer, mais de manière probablement plus subtile, plus ouverte, un co-travail de réflexion entre adultes, justement pour lui renvoyer une image qui le positive, en sachant qu'il n'y avait pas de rite d'initiation sans violence, que je sache. On peut se demander pourquoi. Mais je crois que cette violence témoigne, en effet, du côté violent de la rupture avec l'enfance, et probablement de la nécessité de faire ses preuves, d'avoir surmonté une épreuve pour se prouver qu'on a une valeur. D'un excès d'épreuves sociales, on est passé à une sous-estimation de la valeur de l'épreuve, où maintenant il faudrait qu'ils aient du plaisir en permanence, ce qui, évidemment, n'est pas possible, et déprimant parce qu'on n'y arrive pas. On fait pourtant tout pour y arriver, et on n'y arrive pas. Tout comme on n'arrive pas à ne pas s'ennuyer, on ne veut plus s'ennuyer à l'école, et si justement l'école était faite en partie pour s'ennuyer et apprendre à tolérer l'ennui, c'est-à-dire que c'est une liberté de pouvoir tolérer l'ennui, de dire après : je le supporte parce que je veux apprendre des choses. Et après, je vais pouvoir faire des choses, alors qu'il y a quelque chose de tout à fait nocif à dire : il ne faut surtout pas que tu t'ennuies. Ce faisant, on n'a pas confiance dans les capacités internes, dans les réserves personnelles d'un certain nombre de jeunes. Il faut qu'ils fassent l'expérience de leurs atouts, réalisent qu'ils n'ont pas toujours besoin de Papa et Maman, qu'il est important qu'ils fassent leurs preuves en dehors du regard parental. Et puis, que c'est comme ça, qu'il y a des choses qui ne vont pas bien, il y a des injustices, il y a des choses comme ça, ils seront capables d'y faire face et de trouver leurs propres solutions. On n'a pas à leur mâcher un certain nombre de choses. La psychanalyse a joué un rôle, comme toujours, et toute chose est susceptible de se pervertir. Là, on a dit : attendez, il y a des traumatismes, il y a des choses refoulées, il y a des douleurs, alors maintenant, c'est devenu la référence absolue. Au lieu de se dire : oui, il faut éviter qu'il y ait un certain nombre de douleurs, mais on ne peut pas se passer de faire la preuve de ses moyens de se débrouiller par soi-même face à un certain nombre de conflits ou d'adversités. Je crois qu'il faut retrouver cette valeur, et veiller, en effet, à ce que – la prévention est là – on ne laisse pas quelqu'un sans réaction s'enfermer dans l'auto-sabotage de ses possibilités, quelles qu'elles soient. On commence à réagir et on essaie de mettre en œuvre un certain nombre de choses en lui disant que (et en le croyant), quelles que soient les difficultés de la vie, il y a des choses à faire, et qu'on ne pourra avoir une certaine liberté de choix, qui est le propre de l'être humain, encore une fois, une certaine liberté de choix, que parce qu'on a des outils. C'est-à-dire qu'il faut qu'il se donne les outils, non pas parce qu'on le contraint, et qu'on voudrait le conformer à un modèle qui serait le nôtre, mais qu'avec ses outils, il va se donner dans la vie une petite marge de choix. Moins on a d'outils, moins on peut choisir.

Et il ne faut pas que des parents, qui généralement ne se sont pas trop mal débrouillés, en tout cas qui, eux, vivent, disqualifient tous les moyens par lesquels ils ont continué à vivre. S'ils continuent à vivre, c'est bien qu'il y a quelque chose de vivant qui demeure, et quels que soient les traumatismes et les imperfections – et ça rejoint peut-être la notion de résilience –, qu'est-ce qui a fait que, malgré tout, oui, vous avez une valeur, même si vous trouvez qu'elle n'est pas assez reconnue. Même si vous avez souffert, vous avez une valeur. Il y a des choses qui vous ont intéressées et qui vous intéressent dans votre vie. Par quels mécanismes ? C'est ces mécanismes-là aussi qu'il faut transformer, et non pas donner l'impression que tout ce qu'on propose ne sert à rien, parce que soi-même, on est un peu déçu.

André Sirota : Je voudrais poser une deuxième question… Vous l'avez déjà dit, mais je pense que c'est important de revenir là-dessus, sur cette contradiction interne, en somme, de la problématique adolescente, qui est à la fois d'avoir peur, d'avoir toujours besoin de ses parents, de l'objet, etc, et à la fois d'avoir peur de le reperdre. En même temps, tout ce qui vient du monde extérieur et des adultes est vécu comme un empiètement absolument intolérable et humiliant, retirant à l'adolescent sa dignité. Au fond, il a besoin d'attaquer, et en même temps il a une crainte redoutable, je dirais, terrible, de détruire l'objet.

Philippe Jeammet : Attendez, il a une crainte redoutable de détruire l'objet, mais là, ça rejoint un peu le propos de Monsieur Lemay, ce matin. Il me semble que chez ces adolescents et adolescentes, dans ces personnalités qu'il a si bien décrit, il n'y a pas seulement la peur de détruire. Il me semble qu'il y a peut-être encore plus profond, encore plus intense, plus important : se sentir soi-même tellement démuni donne à l'autre un pouvoir d'engloutissement. C'est de ça qu'il s'agit. Ce n'est pas simplement : je vais le détruire pour tester sa stabilité, sa fiabilité. S'il fait ça, c'est encore quelque chose de relativement plus élaboré, où l'objet a déjà une certaine consistance. Je crois que le piège le plus terrible, c'est de sentir que si je m'attache à lui, alors je ne suis plus moi-même. Ce sont des histoires : je ne vais pas rester cent ans ici. Je ne vais même pas commencer à vous voir. Tous ceux qui sont drogués jusqu'à la moelle, et qui sont là à se dire : attends, je ne vais pas prendre un médicament, parce que, dis donc, je ne veux pas devenir dépendant. C'est-à-dire, il ne s'agit pas seulement du médicament, c'est que je pourrais avoir besoin de quelqu'un, et ça, je m'en méfie. Oui, c'est ce que, moi j'appelle le syndrome corse, le syndrome insulaire. Là où il y a une identité qui n'est pas affermie, là où on oscille tout le temps entre le besoin d'être vu, parce qu'on ne se sent pas reconnu et valorisé, et, si on est vu, on a le sentiment persécuteur d'une intrusion… Et en plus, vous êtes tellement dépendant qu'on va vous envahir. Avec la blague corse : « Tu regardes ma sœur, elle est belle, et tu la regardes, qu'est-ce que tu veux ? ». Ça, c'est l'adolescent, et au-delà de l'adolescence, c'est une problématique humaine constante. C'est-à-dire que dès qu'on commence à s'intéresser à vous, moins vous avez besoin de cet intérêt, plus vous l'accueillez, et plus vous en avez besoin, plus vous vous en méfiez… C'est ce qui fait la difficulté de la prévention. Il y a là une menace qui vient sur l'identité même dans le besoin que vous avez de l'autre.

Alors, qu'il y ait la dimension de l'agressivité, d'accord… Mais je dirais que l'agressivité, dans une certaine mesure, permet de s'assurer justement de la différence, et qu'elle a quelque chose de rassurant. C'est pour ça qu'il faut la supporter assez longtemps, et que justement, l'intérêt du travail en institution, c'est qu'on peut jouer du clivage. Si je peux dire : celui-ci est mauvais, alors peut-être que je pourrais trouver un bon à côté. Les mauvais aident les bons, et c'est pour ça qu'il faut toujours les récompenser en même temps qu'un bon. Il y a une problématique identitaire, vous voyez, plus fondamentale, ce n'est pas simplement le projet de réparer.

Et que fait-on de l'agressivité, lorsqu'on a été déçu ? C'est, je crois, ce qui explique pas mal de suicides dans les moments où on va mieux… C'est que tout d'un coup, il y a la peur de perdre ces liens anciens, mais aussi la peur de devenir trop dépendant, envahi par le lien nouveau. Et là, je voudrais avoir le temps de le faire un peu plus, en termes d'éthologie, comme le fait Boris Cyrulnik. Il me semble que dans ses défenses primaires, un Moi qui est dépendant est en miroir un Moi qui va rendre l'autre dépendant de lui, et malheureusement, essentiellement par l'opposition, les caprices ou la plainte, c'est-à-dire l'insatisfaction : le compromis idéal pour faire qu'on s'occupe de vous, et en même temps pour vous échapper du pouvoir de l'autre, puisque ça ne va pas. À moins d'un traumatisme extérieur qui, à ce moment-là, nous unit, puisque le danger est extérieur. Vous savez, rien ne vaut un traumatisme pour qu'on s'entende bien entre voisins, ça devient merveilleux, une entraide, un plaisir, un plaisir à se retrouver, à partager, mais enfin, c'est cher payé, là aussi. C'est comme l'adolescent, il faut un traumatisme pour qu'on n'ait pas peur de se rapprocher de l'autre. Dès qu'on est bien, on met une cloison entre son jardin et celui du voisin, parce que, très vite, on est gêné par les autres, par les voisins. C'est une façon de préserver son carré, son identité, tout en étant vu. Je crois qu'une société libérale est partie pour des plaintes généralisées, comme, vous voyez, moi, je souffre, mais ne croyez pas que vous allez m'imposer votre solution. Parfois, je l'ai trouvée, cette solution, et là, c'est un moyen de préserver mon identité. Je pense que c'est une chose sur laquelle il faudrait quand même qu'il y ait une méta-communication, pas pour l'empêcher, car je crois qu'on n'empêche pas, mais pour relativiser, c'est-à-dire ne pas non plus courir le danger de ne pas trop croire à nos plaintes et à nos malheurs. Car ça c'est contagieux, et la dépression, on l'a vu ce matin, à propos de ces cas, il n'y rien de plus contagieux et de plus indigeste. Je crois que la dépression d'un parent ou d'un adulte pour des jeunes, ça, c'est un toxique qui empoisonne leur appétit et leur appétence. Comme s'ils allaient détruire justement ces adultes ou si eux, encore une fois, en avaient tellement besoin.

Jean Begoin, psychanalyste : Ce n'est pas vraiment une question. Philippe Jeammet nous a montré à quel point il connaissait tout, pour ainsi dire, de l'adolescence. Je voudrais juste faire une remarque sur un point particulier que tu as signalé tout à l'heure. Je vais y venir à ce point : le désir comme danger pour le moi. Pourquoi cela ? Il y a là un mystère, et je le rejoins avec ce que tu viens de dire sur la peur de l'aliénation. On pourrait dire, la peur de s'aliéner dans une relation trop intense et dans laquelle le sujet ne peut pas contrôler ce qu'il ressent et ce qu'il vit. Alors, je crois que c'est caractéristique, en effet, parce qu'il s'agit non pas de désir, mais plutôt de passion. Tu as parlé d'ailleurs de la passion du football, par exemple. Bon, toutes sortes de passions, mais la plus grave, évidemment, c'est la passion amoureuse, parce que c'est la découverte réelle de l'autre, de l'autre sexe, et par conséquent, c'est se trouver vraiment en face de l'inconnu, et de l'inconnu en particulier de ce que l'on porte en soi-même, de tout ce qu'on a d'inconnu à l'intérieur de soi. Ce qui caractérise la passion, à mon avis, c'est qu'elle est quelque chose qui est insoutenable à proprement parler lorsqu'elle n'est pas partagée, et alors ça, ça nous ramène au tout début du développement du tout petit enfant, car la naissance de la vie psychique est liée à un état de passion. Winnicott en a parlé comme la folie normale de la mère et du bébé. Je crois que c'est quelque chose de cet ordre que, avec toute l'intensité et tout le danger par conséquent, parce que tu parlais aussi de risque de guérison. Ce qui est paradoxal apparemment, mais là, on est toujours dans des paradoxes apparents ; ce sont plutôt les dangers de ce que représente l'identité, le sentiment d'identité sexuelle adulte, c'est-à-dire le danger de l'intégration avec tous ses aspects inconnus de l'autre et de soi, et que ça réveille par conséquent des fantasmes de souffrance dépressive très très puissants qui peuvent même donner, soit des actes suicidaires, soit des maladies somatiques, ou des décompensations psychotiques. On sait très bien que c'est l'âge de l'effondrement de certaines personnes, alors, est-ce qu'il faut dire que la santé, c'est un état précaire, comme tu disais plaisamment en citant Jules Romain, qui ne présage rien de bon ? Moi, je pensais plutôt à la définition de Bichat de la vie étant comme l'ensemble des forces qui résistent à la mort, et peut-être que c'est cela que l'adolescent a besoin de sentir autour de lui : on ne fait pas intrusion dans son monde, mais on l'accompagne, il peut toujours revenir, les parents sont là et ils résistent à tous les dangers qu'il est en train de courir dans sa vie et dans son être profond.

Philippe Jeammet : Oui, j'ai parlé, bien sûr, de désir, c'est une manière un peu lapidaire. On peut affiner les définitions. Ce n'est pas du désir en soi, mais je crois quand même. Cette contradiction fondamentale que l'appétence pour l'objet, qui est le fait du vivant, est très vite ressentie paradoxalement comme une menace pour son moi et pour son autonomie. Et très rapidement, ceci va dépendre de la bonne adaptation à l'environnement et peut-être de son tempérament, et, bien sûr, de la passion amoureuse. La rencontre amoureuse est une des modalités, mais, pour moi, ce n'est qu'une des modalités d'un phénomène dont je vois à la base, pour parler schématiquement, l'insécurité interne. Je crois quand même que plus on est en insécurité, plus il y a la tentation de maîtrise à l'extérieur. Je dirais, de la maîtrise perceptive dans le monde extérieur de ce que l'on ne peut pas maîtriser à l'intérieur parce qu'on n'a pas la confiance et la sécurité suffisantes. Ce n'est jamais acquis totalement, heureusement d'ailleurs, et c'est ce qui fait les modalités, les variantes de nos capacités à fonctionner très différemment, et la situation amoureuse de l'adolescence révèle cela. Un amour est d'autant plus passionné que justement, il est plus narcissiquement engagé, c'est-à-dire qu'on va y trouver une partie de ce qu'on n'a pas en soi, et c'est ce qui va colorer, je crois, donner le côté passionnel, avec le bon côté que l'on peut faire un partage, un terreau de zones transitionnelles, à condition justement que la sécurisation soit telle que par la suite, la différenciation soit possible sans drame. Celui qui a un amour passionnel dont il ne peut se guérir, on sait bien qu'à l'extrémité, ça conduit là aussi, à la limite, au meurtre, c'est-à-dire, que s'il m'échappe, plutôt le tuer ou me tuer que supporter la perte de ce qui m'est narcissiquement intolérable. Je ne crois pas que la passion soit une affaire libidinale, je ne le crois pas du tout, je crois que la passion, c'est une affaire narcissique, où la libido va trouver sa place, mais les passionnés n'ont pas des pulsions plus importantes que la moyenne de la population. Il me semble que la pulsion vient au secours d'un narcissisme qui risque de s'effondrer, vient au secours d'une détresse possible, et c'est en quoi, d'ailleurs, ça peut être salvateur, mais salvateur justement au risque d'une emprise qui, à son tour, peut être mortelle si le Moi préfère détruire que de risquer de se séparer et perdre. Il y a là des mécanismes très primaires, liés à nos tempéraments, aux aspects génétiques et biologiques, et à la qualité de la réponse de l'entourage tout au long de la vie, parce que ce n'est jamais entièrement joué, heureusement pour nous. Quand cette sécurité interne vient, c'est beaucoup plus, c'est elle qui va conditionner la possibilité de l'Œdipe, mais dans un effet de feed-back. C'est-à-dire, plus on va diversifier ses liens, plus ça va renforcer notre sécurité. Il n'est pas certain, si on a de très grandes blessures, qu'on ne puisse pas, tout d'un coup, avoir un comportement qui surprend tout le monde quelque soit l'âge. C'est-à-dire que, tout d'un coup, face à la détresse, pour échapper au risque de mort, on se jette avec emprise sur l'objet qui passe par là sous une forme ou sous une autre. Je crois que la pulsion, encore une fois, n'est pas… l'essence et le moteur. C'est la fragilité narcissique, au sens de cette défaillance des assises narcissiques, c'est-à-dire de la sécurité interne…

Pulsions de vie, pulsions de mort, une intrication à mieux évaluer dans une démarche de prévention de l'agir suicidaire à l'adolescence

Rosine Diwo, Lætitia Thomassin, Colette Vidailhet

1. INTRODUCTION – PROBLÉMATIQUE THÉORIQUE

Face au problème majeur de santé publique que constituent les tentatives de suicide à l'adolescence, la recherche en psychologie clinique de la santé ne peut qu'être largement stimulée, tant dans une démarche de compréhension du fonctionnement mental des adolescents que dans celle de prévention de ce passage à l'acte. Si la plupart des auteurs centrés sur cet âge de la vie (P. Jeammet, 1994, 1995, 1996, X. Pommereau, 1996, 1997, C. Vidailhet, 1994...) sont en accord pour entrevoir à travers ce geste, l'expression d'un désir de « vivre autrement » plus que d'un désir de mourir, toute tentative de suicide reste cependant, comme l'exprimait déjà Ladame en 1981, « psychologiquement extrêmement sérieuse », renvoyant à un effondrement de l'organisation psychique et évoquant massivement le risque létal.

Cette étude, une approche comparée de deux groupes de trente et un adolescents âgés de 13 à 19 ans, suicidants et témoins, est centrée sur leur réalité interne, envisagée sous l'angle de l'expression pulsionnelle. Elle s'appuie sur un double champ théorique, celui de la psychanalyse, à travers l'apport freudien de la dernière théorie des pulsions, et celui de la psychologie clinique, à travers la mise à l'épreuve du concept de « représentation de Soi », proposé dès 1984 par N. Rausch de Traubenberg et son équipe. La représentation de Soi, définie comme « un principe unificateur » centrant l'étude du fonctionnement psychique, non seulement « sur le sujet tel qu'il se vit dans son corps », mais aussi sur « son univers relationnel », permet d'intégrer des apports théoriques récents tels que ceux d'A. Green (2000), qui met en valeur « la fonction de l'objet », en tant qu'elle favorise l'intrication entre libido et destructivité.

En 1915, Freud définit la pulsion comme « un concept limite entre le psychique et le somatique ». Sans oublier à quel point cette notion de pulsion a fait l'objet d'une longue maturation dans la pensée freudienne, rappelons que c'est en 1920, dans « Au-delà du principe de plaisir », que Freud affirme pour la première fois l'existence de deux motions pulsionnelles, « la pulsion de vie » et « la pulsion de mort ». Il précise que la pulsion de vie « construit, assimile », tandis que la pulsion de mort « démolit, désassimile ». Ces deux pulsions, inaccessibles directement, ne nous sont connues que par leurs représentants psychiques. Freud isole alors quatre représentations de la pulsion de mort : la destructivité, la déliaison, la compulsion de répétition dans sa dimension « démoniaque » et le principe de nirvâna. Parallèlement, il distingue quatre figurations de la pulsion de vie : l'autoconservation et la sexualité, la liaison, la compulsion de répétition dans son versant adaptatif et le principe de plaisir. Si Freud relève dès 1920 un net antagonisme entre la pulsion de vie et la pulsion de mort, il insiste aussi sur « l'action conjuguée » des deux pulsions, cette liaison pulsionnelle permettant la régulation des processus vitaux (Freud, 1937). Mais alors, comment cette conjugaison se traduirait-elle ? M. Péruchon et al. (1992) nous éclairent déjà à ce sujet, en relevant « ce paradoxe de la nécessité d'une présence de la pulsion de mort aux côtés d'Eros pour 'garder' la vie ». L'intrication pulsionnelle de qualité serait donc celle où Thanatos se trouverait « largement et fermement liée par la pulsion de vie », ses effets nocifs étant ainsi neutralisés. Inversement, les précisions apportées par J. Guillaumin et al. (2000) permettent d'avancer que la désintrication renverrait à « un alliage faible » des deux pulsions, libérant Thanatos en excès.

Qu'en est-il à présent de cette explosion pulsionnelle à l'adolescence, confrontant à nouveau tout adolescent, comme le rappelle M. Emmanuelli (1999), « à l'élaboration de la position dépressive ainsi qu'au réveil du conflit œdipien » ? Si la plupart des adolescents traversent sans difficultés majeures ces épreuves, d'autres tels que les suicidants, restent pris dans des liens de dépendance non résolus, révélant ainsi toute leur vulnérabilité psychique. Face à l'ampleur des remaniements spécifiques à cette période de la vie, posons alors notre première hypothèse théorique :

> **D'un point de vue dynamique, pulsions de vie et pulsions de mort s'exprimeraient chez tout adolescent, comme des forces agissant toujours de manière « conjuguée » et « antinomique » au sein de l'appareil psychique. Cette conjugaison se traduirait, chez les adolescents témoins, par un mouvement dominant d'intrication, de liaison de ces deux pulsions, et chez les jeunes suicidants, par un mouvement dominant de désintrication, de déliaison pulsionnelle.**

À côté de ces mouvements d'intrication/désintrication, prenons en compte, en suivant toujours Freud (1923, 1937), le facteur quantitatif. Comme le rappellent M. Péruchon et al. (1992), « l'union de ces deux pulsions s'effectue dans des proportions variables, déterminantes dans les variations du fonctionnement psychique ». Ainsi que le suggère également A. Green (2000), il y aurait à considérer l'équilibre permanent établi entre les forces libidinales et les forces destructrices. Une deuxième hypothèse théorique pourrait alors être avancée :

> **D'un point de vue économique, le travail de l'adolescence, par les processus de deuil et de déliaison qu'il implique, induirait une expression intense de la pulsion de mort, et cela d'autant plus chez les adolescents suicidants. Ce réaménagement psychique s'accompagnerait aussi d'une expression de la pulsion de vie, mais dans une moindre mesure chez les suicidants, où prédomine la dimension autoagressive.**

Si Freud (1923) remarque que les pulsions de mort sont « pour l'essentiel muettes », il suggère aussi que « tout le bruit de la vie provient surtout de l'Eros ». Pasche (1985) reprend ces termes en allant plus loin. Pour lui, « le bruit de la vie ne vient pas seulement d'Eros, mais de toutes les intrications incomplètes d'Eros et de l'instinct de mort ». Cette avancée complémentaire de Pasche nous permet de bien distinguer « l'intrication incomplète », où dominerait « tantôt l'une tantôt l'autre de ces deux tendances, tantôt ici, tantôt là », de « l'intrication parfaite », qui serait la mort, « la chosification ». Elle nous invite à explorer davantage cette dimension et à poser notre troisième hypothèse théorique :

> **À l'adolescence, le « bruit de la vie », qui se manifesterait non seulement par l'expression des pulsions de vie, mais aussi par celle des « intrications incomplètes » des pulsions de vie et de mort, serait moins présent chez les suicidants, en difficulté pour lier les deux motions pulsionnelles, que chez les témoins.**

2. OPTIONS MÉTHODOLOGIQUES

L'option méthodologique prise dans cette recherche est celle d'une étude comparative, en référence aux travaux de C. de Tychey (1990, 1991, 1992, 1994) sur des groupes de sujets. Cet auteur souligne en effet l'intérêt d'une double approche, permettant à la fois de dégager des constantes et de se centrer sur les spécificités de chaque fonctionnement individuel. L'instrument utilisé est le Rorschach, « outil essentiel pour la compréhension du fonctionnement psychique, contrepoint enrichissant de l'entretien clinique », comme le rappelait P. Jeammet en 1993. Après cotation classique des 62 protocoles, la grille de représentation de Soi, élaborée par N. Rausch de Traubenberg et son équipe (1984, 1990) a été appliquée à l'ensemble des protocoles. Ce qui nous a paru particulièrement intéressant, par rapport à la mise à l'épreuve de nos hypothèses, c'est la hiérarchie instituée dans cette grille, allant du monde humain au monde inanimé, « des interactions positives à l'action simple », et donc finalement, « de l'intensité de vie » à l'intensité de mort. Il nous était dès lors possible d'opérationnaliser les concepts de pulsion de vie, de pulsion de mort et « d'intrication incomplète » de ces deux pulsions, en dégageant au sein des réponses obtenues au Rorschach la trace de l'intensité, soit de vie, soit de mort, soit des deux entrecroisées. La comparaison des deux groupes de sujets, suicidants et témoins, sur le plan de chacun des indicateurs, est réalisée à l'aide de comparaisons de moyennes (t de Student) et les interactions entre certaines variables au sein de chaque groupe, évaluées par des calculs de corrélations.

3. ANALYSE DES RÉSULTATS

La double analyse des données recueillies, quantitative et qualitative, permet de noter les résultats suivants. Notre première hypothèse, postulant d'une part, l'action « conjuguée » et « antinomique » des deux pulsions au sein de l'appareil psychique adolescent, et d'autre part, un mouvement dominant d'intrication chez les témoins, et de désintrication chez les suicidants, se trouve pleinement confirmée sur le plan empirique. En effet, nous notons déjà que 94% de l'ensemble des protocoles (97% chez les témoins et 90% chez les suicidants) sont marqués par la présence, côte à côte, des deux pulsions de vie et de mort. Les coefficients de régression obtenus laissent apparaître chez les témoins une nette corrélation positive entre pulsions de vie et pulsions de mort ($p < .0001$). En revanche, chez les suicidants, nous relevons une absence de corrélation entre ces deux variables. Ce résultat, obtenu chez les témoins, pourrait être interprété comme la trace d'un travail de liaison, d'intrication des deux pulsions et l'absence de lien retrouvée chez les suicidants, comme la représentation du travail de désintrication, de déliaison pulsionnelle.

Les comparaisons des moyennes appariées au sein de chaque statut (suicidant ou témoin), sur le plan de la domination éventuelle d'une pulsion sur l'autre, sont également éclairantes. Alors que l'expression des pulsions de vie domine nettement celle des pulsions de mort chez les témoins ($p < .0001$), l'expression des pulsions de vie apparaît statistiquement équivalente à celle des pulsions de mort chez les suicidants. Retrouverions-nous là illustrée toute l'importance du facteur quantitatif, largement soulignée par Freud ?

Notre deuxième hypothèse, renvoyant à l'intensité de l'expression pulsionnelle, reçoit quant à elle une confirmation partielle. Nous retrouvons bien, chez les suicidants, une trace de la pulsion de vie nettement moins marquée que chez les témoins ($p = .0013$). Par contre, il n'en est pas de même pour la pulsion de mort qui se manifeste sensiblement autant chez les suicidants que chez les témoins. Notons toutefois au passage cette tendance surprenante qui se dessine, d'une expression de la pulsion de mort, légèrement plus intense chez les témoins que chez les suicidants... Nous attendions plutôt l'inverse ! Si ce résultat tend à confirmer notre hypothèse, en lien avec l'impact du processus même de l'adolescence sur la pulsion de mort, il est peut-être aussi à analyser en regard de ce qui côtoie cette pulsion de mort : quelle intensité de pulsion de vie ?... Comme si peu importait l'intensité de l'expression de la pulsion de mort, pourvu que celle-ci soit « largement et fermement liée » par Eros... C'est bien cela que nous relevons dans les réponses des témoins, plus fortement marquées par la trace de la vie...

Enfin, notre troisième hypothèse, relative aux « intrications incomplètes » des pulsions de vie et de mort, est nettement confirmée sur le plan empirique. En effet, les réponses marquées par cet entrecroisement des deux pulsions sont deux fois moins présentes chez les suicidants que chez les témoins ($p = .0013$). Inversement, leur importance chez les témoins contribuerait-elle à révéler chez eux, tout comme les pulsions de vie, « un alliage fort » des deux pulsions, garant d'un travail d'intrication pulsionnelle ?

Finalement, notre population d'adolescents suicidants se trouverait démunie sur les trois plans : travail de liaison faible, expression de la pulsion de vie amoindrie et « intrications incomplètes » des deux pulsions rarement retrouvées... Ces données refléteraient les difficultés de l'adolescent suicidant à conflictualiser psychiquement cet antagonisme pulsion de vie/pulsion de mort. L'agir suicidaire serait alors à comprendre, au moins pour une part, comme une réponse de substitution, compromis échoué dans cette tentative de résoudre le conflit. Les résultats de travaux antérieurs (Diwo, 1997, 1999) mettaient déjà en évidence la forte mise en œuvre, chez les suicidants, de mécanismes de défenses archaïques tels que le clivage et le déni, associée à la pauvreté des formations réactionnelles. Expliquerait-elle cette difficulté du jeune suicidant à lier entre elles les motions pulsionnelles, à élaborer finalement l'ambivalence ?

Illustrons ces résultats de quelques exemples de réponses obtenues au Rorschach. Celles de «Line» (adolescente témoin de 13 ans), à la planche 3 : *« Alors là, je vois deux femmes africaines qui pilent du mil »*, ou de « Julien » (suicidant de 18 ans), à la planche 7 : *« Deux personnes en train de danser »*, traduisent bien l'expression de la pulsion de vie à travers ces représentations humaines entières vues en mouvement. La réponse de « Patricia » (suicidante de 18 ans), à la planche 10 : *« On dirait le crâne d'un cerf avec ses cornes pleines de sang, il a été mangé par des araignées »*, reflète au contraire l'expression de la pulsion de mort, à travers ce contenu animal partiel, totalement atteint dans son intégrité.

La réponse de « Charlotte » (témoin de 17 ans), à la planche 2 : *« Un phare qui tourbillonne »*, articulant contenu du monde inanimé (intensité de mort), et mouvement (intensité de vie), illustre cette expression entrecroisée, intriquée des deux pulsions au sein d'une même réponse, cette « intrication incomplète » évoquée par Pasche (1985).

Le protocole « d'Emeline » (suicidante de 13 ans), retient enfin particulièrement notre attention. Nous y relevons seulement deux réponses marquées par la pulsion de vie, et dix par la pulsion de mort. Ayant appris le décès de cette jeune fille par suicide, survenu plusieurs années après ce premier geste suicidaire, comment ne pas être tout à fait alerté aujourd'hui, en regard de cette étude, par un tel déséquilibre dans ses réponses, si massivement marquées par la trace de la mort...

4. CONCLUSION

En conclusion, ces trois indicateurs, isolés à partir de l'analyse de la représentation de soi projetée au Rorschach, et explorant ce double mouvement de vie et de mort, se révèlent donc pertinents pour identifier les adolescents les plus à risque de récidive d'un geste suicidaire ou de suicide. Le relevé, dans tout protocole, d'une pauvreté d'expression de la pulsion de vie en regard de celle de la pulsion de mort, nous semble, dans une première approche, particulièrement alarmant, et suggère d'approfondir la recherche dans ce domaine. Cette étude nous invite aussi à porter un autre regard sur la psyché des adolescents suicidants, en accordant une place centrale à l'évaluation chez eux de la trace de la vie plutôt que de la mort. Aidons-les à donner sens à leur souffrance... Ainsi, pourront-ils conclure, avec La Fontaine, « La mort et le bûcheron », et un peu de liberté retrouvée, *« Plutôt souffrir que mourir, c'est la devise des hommes »*... Et aussi comprendre, avec Alexandre Jollien par exemple (1999, 2002), jeune et brillant auteur ayant surmonté l'adversité d'un lourd handicap moteur, que *« la souffrance ne grandit pas, c'est ce qu'on en fait qui peut grandir l'individu »*... Et peut-être ainsi découvrir, toujours dans « Le métier d'homme », à quel point *« la blessure appelle son joyeux contraire »*...

BIBLIOGRAPHIE

Diwo, R. (1997). *Evénements de vie, mentalisation, somatisation et tentatives de suicide : approche comparée à l'adolescence*, Thèse de Doctorat en Psychologie, Université Nancy 2.

Diwo, R. (1999). Evénements de vie et fragilité de la mentalisation : approche comparée chez l'adolescent suicidant, *Neuropsychiatrie de l'Enfance et de l'Adolescence*, 47, 4, p. 200-214.

Emmanuelli, M. (1999). Clinique de l'adolescence. In *Psychologie clinique. Approche psychanalytique*, Séchaud, E. (dir.). Paris : Dunod, p. 95-120.

Freud, S. (1915). Deuil et mélancolie. In *Métapsychologie*. Paris : Editions Gallimard.

Freud, S. (1920). Au-delà du principe de plaisir. In *Essais de Psychanalyse*. Paris : Payot, p. 41-115.

Freud, S. (1923). Le moi et le ça. In *Essais de psychanalyse*. Paris : Payot, p. 219-275.

Freud, S. (1937). L'analyse avec fin et l'analyse sans fin. In *Résultats, idées, problèmes II*. Paris : PUF, p. 231-268.

Green, A. (2000). La mort dans la vie. Quelques repères pour la pulsion de mort. In Guillaumin, J. et al. *L'invention de la pulsion de mort*. Paris : Dunod.

Guillaumin, J. et al. (2000). *L'invention de la pulsion de mort*. Paris : Dunod.

Jeammet, P. (1993). Les tests projectifs à l'adolescence. Point de vue du clinicien, *Bulletin de la Société du Rorschach et des Méthodes Projectives de Langue Française*, Adolescence, 37, p. 3-6.

Jeammet, P. ; Birot, E. (Sous la direction de), (1994). *Etude psychopathologique des tentatives de suicide chez l'adolescent et le jeune adulte*. Paris : PUF.

Jeammet, P. ; Birot E. (1995). Psychopathologie des tentatives de suicide : étude statistico-clinique. In Ladame, F ; Ottino, J. ; Pawlak, C. (dir.) *Adolescence et suicide*. Paris : Masson, p. 92-109.

Jeammet, P. (1996). Les agirs à l'adolescence, *Revue Pratique de Psychologie de la Vie Sociale et d'Hygiène Mentale*, 1, p. 17-24.

Jollien, A. (1999). *Eloge de la faiblesse*. Paris : Editions du Cerf.

Jollien, A. (2002). *Le métier d'Homme*. Paris : Editions du Seuil.

Ladame, F. (1981). *Les tentatives de suicide des adolescents*. Paris : Masson.

La Fontaine, J. de (1668). *Fables*. Paris : Le livre de poche, 1996.

Pasche, F. (1985). Des concepts métapsychologiques de base, *Revue Française de Psychanalyse*, 49, 6, p. 1479-1492.

Péruchon, M. ; Thomé-Renault, A. (1992). *Destins ultimes de la Pulsion de Mort*. Paris : Dunod.

Pommereau, X. (1996). *L'adolescent suicidaire*. Paris : Dunod.

Pommereau, X. (1997). *Quand l'adolescent va mal*. Paris : Lattès.

Rausch de Traubenberg, N. ; Sanglade, A. (1984). Représentation de soi et relation d'objet au Rorschach : Grille de représentation de soi, *Revue de Psychologie Appliquée*, 34, 1, p. 41-57.

Rausch de Traubenberg, N. (1990). Elaboration de la grille de représentation de soi au Rorschach, *Bulletin de la Société du Rorschach et des Méthodes Projectives de langue française*, 34, p. 17-26.

Thomassin, L. (2000). *Jeux des pulsions de vie et de mort, et fonctionnement mental de l'adolescent suicidant et/ou anorexique*, Mémoire de DESS, Université Nancy 2.

Tychey C. de, Cahen T., Sagnes L. (1990). Capacités d'élaboration symbolique des pulsions et passage à l'acte suicidaire : Approche comparée à l'aide du test de Rorschach. *Psychologie Médicale*, 22, 8, p. 744-749.

Tychey, C. de ; Burnel, Fr. ; Helleringer, M. et al. (1991). Capacités d'élaboration symbolique et agressivité manifeste : Approche comparée par le test de Rorschach chez des enfants de 8 à 12 ans. *Neuropsychiatrie de l'Enfance*, 39, 2-3, p. 99-104.

Tychey, C. de ; Rebourg, C. ; Vivot M. (1992). Etude comparée des conceptions de l'imaginaire et de la mentalisation : réflexions sur leur opérationnalisation au test de Rorschach. *Bulletin de la Société du Rorschach et des Méthodes Projectives de Langue Française*, 35, p. 45-66.

Tychey, C. de (1994). *L'approche des dépressions à travers le test de Rorschach. Point de vue théorique, diagnostique et thérapeutique*. Issy-Les-Moulineaux : EAP.

Vidailhet, C. (1994). La tentative de suicide de l'enfant et de l'adolescent : expression du désir de vivre autrement, *Psychologie Médicale*, 26, numéro spécial 11, p. 1147-1149.

ANNEXE 1 : Modèle de grille de représentation de Soi

	<u>**1e colonne : objet représenté**</u>	<u>**2e colonne : mode d'entrée en contact avec l'objet**</u>
Monde humain	01 : H Contenu humain entier 02 : Henf Contenu humain enfant 03 : H Humain défini par la fonction (*rois, clowns, indiens...*) 04 : (H) Humain irréel **ou mythique** (*sorcière, ogre, fantôme, dieux de la mythologie, ange,...*) 05 : H/A Humain devenant Animal, Humain se dévitalisant (H->(H), H->(Hd), H->Obj) ou inversement, Animal devenant Humain, Animal se dévitalisant (A->(A), A->(Ad), A->Obj) 06 : H/A ou(H)/(A) **Mélange des mondes humain, animal, végétal ou inanimé :** attributs humains à des animaux... (*monstre à trois pieds, sirène, arbre avec mains ou yeux...*) 07 : Hd Parties du corps autres que la tête **et certaines H ou (H) : humains morts, écrasés ou blessés, et humains irréels évoquant la mort ou l'enfer** (*démon, vampire, diable...*) 08 : Hdt Tête humaine ou partie de tête humaine 09 : (Hd) Hd irréelle 00 : Anatomie humaine 001 pour le squelette entier 002 pour l'anatomie osseuse 003 pour les viscères, l'œil 004 le sang, les veines, les artères, **le cœur** 005 fœtus humain	1 : Interaction réciproque positive (*se font des révérences, se donnent la main, se regardent...*) 2 : Interaction réciproque agressive (*se battent, se disputent un objet...*) 3 : Action bilatérale à caractère neutre (*deux noirs jouant du tam tam, ils tiennent quelque chose...*) 4 : Interaction actif/passif non agressive (l'un des personnages ou animaux exerce une action non agressive sur l'autre) 5 : Interaction actif-passif agressive 6 : **Interaction de dépendance *(enfant dans les bras de sa mère,*** *libellule qui s'accroche au tronc de l'arbre, deux êtres qui s'aiment, deux chiens qui s'embrassent...*) 7 : Action simple et posture, impliquant K, **kp**, kan ou **kob (kob sans action subie, sans destructivité)** 8 : Action à caractère agressif (*attraper, dévorer, combattre...*) 80 : Caractère agressif ou menaçant sans action (*méchant, animal avec dard, monstre...*) 9 : Action incongrue et bizarre (*deux femmes se parlant d'un continent à l'autre...*) 10 : Action subie (*homme battu, animal blessé...*), sans dénomination de l'agresseur, **renvoyant à une menace de destructivité (rép. cotée kob), ou à une anatomie osseuse** (*un crâne...*) 11 : Image en miroir 12 : Dénomination simple ou posture n'impliquant pas K ou kan (*un bonhomme*)

Monde animal	10 : Peau d'animal 11 : Animal entier (à noter : coter ici le vampire en tant qu'animal) 12 : Bébé animal 13 : Animaux préhistoriques 14 : (A) Animaux irréels et chargés de toute puissance (*monstres*…), **animaux de films de science fiction, de B.D. adultes** (à noter : la seule dénomination *loup* ne suffit pas à coter 14) 15 : Animaux anthropomorphes (*deux ours jouant de la guitare, un cochon habillé, Babar*…) **ou avec attributs d'autres espèces animales** *(un cheval avec des ailes…)* 16 : Animaux de films de Walt Disney, **(ou autres dessins animés),** de B.D. enfants **ou de contes de fée** 17 : Ad autres que bouche, dent, cornes, pinces **et certaines A ou (A) : animaux morts, écrasés ou blessés, et animaux irréels évoquant la mort ou l'enfer** (*dragon*…) 18 : Ad bouche, dent, corne, pinces 19 : (Ad) Ad irréelle 100 : Anatomie animale 101 pour le squelette entier 102 pour l'anatomie osseuse 103 pour les viscères, **l'œil** 104 pour le sang, les veines, les artères**, le cœur** **105 fœtus animal**	14 : Statue, momie**, décoration humaine** 15 : Etre humain ou animal mort 16 : Image incomplète (*femme sans tête*…) **<u>3e colonne : identification sexuelle</u>** M : Masculin F : Féminin MF : Un personnage masculin, un personnage féminin / : **Identification** non précisée O : Ambivalent, bisexué ou instable

Monde inanimé	20 : Objets quelconques (y compris *les tableaux*…) 21 : Objets détails *(fenêtre, porte…)* 22 : Objets représentant l'humain (*masque, marionnette, épouvantail*…) 23 : vêtements et accessoires (*lunettes*…) 24 : Objets signes de puissance (*sceptres, objets héraldiques, couronne, totem, blasons*) 25 : Architecture 26 : Objets creux (*vase*…) 27 : Objets pointus, coupants, actifs (*pinces, ciseaux, armes, flèches*) 28 : Objets à moteur (*voitures, vaisseaux, bombes, explosifs, fusée*…) 29 : Eléments naturels *(rocher,* ***pierre, fossile****, grotte, volcan, nuage, eau*…) 30 : Botanique 31 : Géographie 32 : Biologie 33 : Paysages 40 : Alimentation 50 : Lignes, traits, bâtons, pointes, **fragment d'objet** 51 : Trous, précipices, vide 52 : Matières (*peinture, papier, encre*) 53 : Feu, **feu d'artifice, soleil, ou explosion…** 54 : Ombres, traces, empreintes 55 : Planète surnaturelle, soucoupe volante, **éléments surnaturels**… 60 : Abstractions 61 : Symboles	**<u>4e colonne : différenciation ou indifférenciation entre soi et l'autre</u>** D : Contenu détérioré **(concerne les mondes humain, animal et inanimé)** U : Unilatéral J : Jumeaux, siamois S : Scènes Sx : Réponse sexuelle X : Image parentale paternelle **(voir choix et rejets)** Y : Image parentale maternelle **(voir choix et rejets)** E : Eprouvé subjectif R : Contenu régressif N.B. : Grille élaborée par N. Rausch de Traubenberg et al. (1984, 1990), complétée par quelques éléments que proposent les auteurs (2003), notés en caractères gras.

ANNEXE 2 : Expression pulsionnelle au Rorschach (Grille de représentation de Soi)

Prénoms des adolescents suicidants	Nombre de réponses marquées uniquement par la pulsion de vie	Nombre de réponses marquées uniquement par la pulsion de mort	Nombre de réponses marquées uniquement par l'entrecroisement des deux pulsions
Emeline	2	10	3
Suzy	3	4	1
Mathieu	2	3	0
Lucie	8	4	2
Lise	9	7	3
Laura	1	1	1
Rémi	3	3	1
Clémence	5	0	1
Nadine	7	5	2
Antoine	4	3	1
Léa	4	2	1
Eva	7	3	2
Bruno	4	3	2
Aline	4	8	0
Camille	2	9	3
Charline	4	5	2
Thomas	11	8	8
Sonia	9	4	3
Patricia	3	17	1
Julien	5	3	2
Claire	5	0	0
Eve	4	0	1
Marie	5	6	0
Alicia	10	7	3
Marion	13	5	2
Annie	7	4	3
Marc	6	1	0
Anna	8	6	0
Alice	7	3	2
Sarah	2	1	3
Sabine	3	3	0
TOTAL	167	138	53

Prénoms des adolescents témoins	Nombre de réponses marquées uniquement par la pulsion de vie	Nombre de réponses marquées uniquement par la pulsion de mort	Nombre de réponses marquées uniquement par l'entrecroisement des deux pulsions
Romane	8	5	2
Eliane	10	3	4
Aurélien	9	3	1
Carine	13	12	2
Charlotte	10	9	15
Paul	13	7	7
Sabine	14	11	11
Emilie	22	15	12
Barbara	4	5	4
Luc	6	6	5
Line	7	8	3
Perrine	5	6	4
Guillaume	10	9	3
Sophie	13	6	8
Natacha	7	6	4
Adrien	4	5	2
Mathilde	9	6	2
Claire	9	4	5
Pauline	8	2	6
Simon	6	1	1
Julia	4	3	2
Cindy	15	11	1
Line	15	5	2
Marie	3	0	1
Charlotte	6	6	2
Alice	4	2	2
Frédéric	8	4	0
Gérald	11	7	4
Michel	6	4	6
Ffrancine	4	2	2
Théo	3	3	2
TOTAL	266	176	125

Echec scolaire, pression parentale et risques dépressifs chez l'enfant et l'adolescent

Chantal Delestienne

1. DE LA PRESSION SOCIALE À LA PRESSION PARENTALE

Dans notre société de plus en plus compétitive, les enjeux de la réussite scolaire dépassent largement le cadre strict des apprentissages et engagent en profondeur l'économie des relations au sein de la famille et du champ social. Face à cette exigence sociale, l'angoisse parentale est légitime. Mais chez certains parents, cette angoisse se manifeste par une pression éducative et psychologique omniprésente, pression parfois tout à fait démesurée et souvent dommageable pour le développement de l'enfant et le bien-être de la famille.

L'enfant, l'adolescent se doit d'être performant dans son « métier » d'élève, gage rassurant de sa réussite future dans son « métier » d'adulte. Si cette performance n'est pas au rendez-vous, l'enfant, l'adolescent se doit d'engager tous les moyens pour y arriver et peut-être même plus si nécessaire, au risque d'une souffrance narcissique parfois importante...

2. ÉCHANTILLON DE TRAVAIL

Les arguments que je développerai ici s'articulent autour de plusieurs situations cliniques d'enfants et d'adolescents, désignés objectivement ou subjectivement en échec scolaire, ayant eu à supporter parfois depuis de nombreuses années une pression scolaire très intense de la part de leurs parents.

Ces enfants ou adolescents et leurs familles ont été rencontrés dans le cadre d'une consultation ambulatoire au sein d'un centre pluridisciplinaire d'aide pour enfant en difficulté scolaire. J'y travaille en collaboration étroite avec plusieurs logopèdes (orthophonistes) et une psychomotricienne, thérapeute du développement.

Mon échantillon de travail reprend 8 situations rencontrées ces dernières années, 6 situations concernent des garçons, 2 situations concernent des filles. Leur âge s'étend de 6 ans 1/2 pour Marie, la plus jeune, à 18 ans pour Thierry, le plus âgé. La tranche d'âge la plus représentée étant celle des 9-12 ans. Ces tranches d'âge nous indiquent que si la pression scolaire peut s'installer ou se maintenir à n'importe quel âge, certains âges charnières sont « à risque ». Je pense à l'entrée et la fin des années primaires, l'entrée et la fin des années du secondaire.

Il est important de préciser qu'à part l'un d'entre eux, ces enfants ne présentent pas de troubles d'apprentissage spécifiques, de troubles instrumentaux ou neurologiques.

3. SCENARIOS INTERACTIONNELS ET MODALITÉS AFFECTIVES COMMUNES

Le point de départ de notre réflexion a été le repérage, au fil des séances avec les enfants, de scénarios interactionnels communs et de modalités affectives communes à ces familles. Modalités et scénarios étonnamment semblables malgré la grande diversité de personnalité des enfants et des parents, de gravité de l'échec scolaire, de parcours de vie familiale, de niveaux socioculturels qui les caractérisent.

Ainsi sur le plan interactionnel, ces familles semblent s'être figées dans une relation à l'enfant uniquement centrée sur « le scolaire ». L'enfant n'est plus investi en tant que personne en devenir mais uniquement en tant qu'élève. Il y a une focalisation parentale sur le scolaire, sur le symptôme scolaire. Là où des familles peuvent naturellement adapter leur niveau d'exigence aux capacités et motivations de l'enfant, ces familles-ci ne peuvent plus ou ne peuvent pas effectuer ce travail d'ajustement. L'apprentissage n'est plus perçu comme un processus progrédient, mais comme une expérience en tout ou rien. Les acquis d'aujourd'hui ne rassurent plus face aux acquisitions futures...

Des mesures radicales sont prises. Une très grande part du temps familial se centre sur le travail scolaire de l'enfant, des heures entières sont passées tous les soirs et les week-ends auprès de l'enfant. Un empiétement important sur le temps de loisir, sur le temps des vacances et même sur le temps de sommeil s'observe. Il y a nécessité de rentabiliser son temps, le jeu, le sport, les relations avec les enfants du même âge ne font presque plus partie de l'emploi du temps de l'enfant, emploi du temps déjà surchargé par diverses prises en charge et par divers cours particuliers.

L'enfant en permanence sous le contrôle parental fait et refait des exercices, répète inlassablement ses leçons durement mémorisées. Mais la matière ne s'intègre pas pour autant au psychisme de l'enfant. Les exercices répétitifs, la mémorisation que je qualifierais de « sèche », épuisent enfant et parents et n'amènent pas les performances escomptées. L'enfant fuyant une vraie compréhension de la matière et par là-même une confrontation au non-savoir, se construit des pseudo-apprentissages. Il n'y a pas de véritable appropriation des processus cognitifs. Ces enfants développent ce que Danièle Flagey appelle un « faux-self cognitif », qui en se fixant finit par constituer un obstacle majeur aux apprentissages. L'investissement libidinal soutenant l'apprentissage ne peut se déployer, la relation épistémophilique au monde est inhibée (D.Flagey, 2002).

La nécessité pour l'enfant de donner sens et de faire sien son travail scolaire n'est pas ou plus à l'ordre du jour. L'enfant, prolongement narcissique de ses parents, se doit de réaliser les attentes parentales insatisfaites.

Dans cette situation de contrôle, l'enfant ou l'adolescent est cantonné dans une immaturité affective et une dépendance aux parents inadéquate par rapport à son âge.

> Thierry, 18ans, évoque lors d'une séance son sentiment d'humiliation face au contrôle parental quotidien : « Tous les soirs quand ma mère m'oblige à lui montrer mon journal de classe, je me sens comme un mioche de 6 ans... elle ne se rend même pas compte comme ça me prend la tête... l'école, toujours l'école, y'a qu'ça qui compte pour elle ».
>
> Au travers des méthodes projectives, des thématiques de forçage sont repérées. Thierry nous dit à la planche 3 du TAT : « C'est un enfant qui trav... c'est un enfant ? Enfin un ado qui travaille dans les mines, il est épuisé à cause des heures supplémentaires que son patron l'oblige à faire et donc il est dans son heure de repos et comme il a mal travaillé, les jours suivants, il est mis au cachot sans nourriture et sans eau... Comme ses parents sont morts lors d'un éboulement dans la mine, il ne sait plus quoi faire et il veut se laisser mourir. Il veut quitter sa merde d'esclave, il veut aller au paradis pour avoir une belle vie ». Au test de Rorschach, il voit, planche 1 : « un écureuil qui aurait bien besoin d'ailes pour échapper aux prédateurs. »

> Medhi, 12 ans, explique le rythme infernal qui lui est imposé depuis sa rentrée scolaire en première année secondaire. Devoirs et leçons, tous les soirs jusqu'à 23 heures, le samedi toute la journée. Les cours de remédiation à l'école, les cours de remédiation avec son prof particulier pour les maths et les sciences. L'obligation de tout réciter à sa mère, de faire contrôler tous les travaux à rendre. Il est épuisé, perdu, terriblement honteux, tout le dépasse...

Corentin, 10 ans, plutôt bon élève et au QI supérieur à la norme, explique lui la pression maternelle. Sa maman voit dans le léger fléchissement de ses notes les signes d'un échec inéluctable (de 90% en primaire, il passe à 80% en 5ème). La crainte d'éventuels problèmes nécessite un approfondissement de la matière actuelle et une anticipation de la matière à venir. Il n'est pas question pour Corentin d'utiliser d'autres méthodes d'apprentissage que celles décrétées par la maman, au point de parfois devoir recommencer un travail s'il n'a pas été fait dans les règles subjectives imposées...

Marie, 6 ans, évoque bien cette focalisation de la vie familiale sur le scolaire lorsqu'elle nous parle du rituel du coucher : « Papa, il me fait lire une histoire tous les soirs avant que je fasse dodo, mais moi j'aime pas ça parce qu'il s'énerve, il crie quand je fais des fautes, moi après je pleure toute seule, j'aimais bien quand il me racontait des histoires avant... »

4. RISQUES DÉPRESSIFS

Sur le plan affectif, certains de ces parents se sont présentés de prime abord particulièrement peu enclins à s'identifier à la souffrance de leur enfant, le déni du vécu affectif et des difficultés subjectives était particulièrement marquant. L'enfant en difficulté, blessé, en proie à des ressentis d'impuissance et de découragement est vu « fainéant », « je m'en foutiste », « de mauvaise volonté », ces perceptions disqualifiantes justifiant d'autant plus le forçage parental. L'enfant devient parfois le mauvais objet de la famille tout entière, fratrie comprise, celui sur lequel se projettent toutes les attentes déçues. L'amour parental semble comme conditionné à l'obtention de bonnes notes, ce qui met l'enfant dans une insécurité affective profonde. Certains en arrivent à développer un vécu persécutif par rapport à leurs parents, à leurs professeurs ou par rapport au travail scolaire, avec le risque d'un rejet massif de l'investissement des fonctions cognitives et de la réussite personnelle. Les parents et enfants semblent établir des relations parallèles, distantes, la confiance de base enfant/adulte est rompue.

Autour de ces aspects affectifs, je pense par exemple à :

Medhi : Lors du premier rendez-vous, il s'effondre en pleurs, il pleure toute la séance dans de gros sanglots profonds. Ses parents ne peuvent témoigner d'aucune empathie face à leur enfant effondré, en pleurs. Aucune parole apaisante ne peut être dite, aucun regard, aucun geste protecteur ne peut être porté, seul son « manque de courage » de pleurer ainsi devant moi, sa faiblesse personnelle seront relevés par la maman...

Cinthia, 9 ans, en échec massif et résistant en calcul dans une famille d'universitaire et d'ingénieur, est sur-encadrée par ses 4 frères et sœurs qui ont repris à leur compte la pression parentale, avec une grande rigueur et parfois une grande cruauté...

Mathieu, 15 ans, pour qui échec scolaire et réorientation en enseignement technique résonne, dans sa famille où la représentation sociale est importante, comme un risque imminent d'abandon, de rejet, de perte d'amour... En entretien il explique combien il ne supporte plus de trouver le matin la liste dressée par son père de tout ce qu'il doit faire de la journée pour son travail scolaire. Il conclut : « Je finirai peut-être par trouver qu'il a raison avec ses méthodes à la con, mais donner raison à Hitler c'est pas évident.... »

Thierry rapporte en entretien, comment après avoir réussi « enfin » son année en première session, après plusieurs années d'échec et de seconde session, son père accueille cette nouvelle avec un blessant «c'est bien mais t'as intérêt à réussir ton permis de conduire cet été ».

Grégory, 12 ans, explique lors d'un moment d'élaboration autour d'un Squiggle que son dessin d'un enfant attaché à sa maman par un élastique au nombril, lui fait penser à lui: « chaque fois que je veux m'en aller un peu, que je veux aller jouer, elle (maman) fait hop (mime le geste de tirer sur l'élastique) et me dit 'y'a tes devoirs à terminer Grégory' ».

Ces situations nous paraissent hautement « dépressiogènes ». L'enfant malmené narcissiquement pendant des années, en proie à de constants sentiments d'impuissance et d'incapacité devant l'effort à accomplir, n'a pas d'autres choix face à cette menace narcissique insupportable que de mettre en place des mécanismes de défense coûteux sur le plan psychique. Pour certains d'entre eux, cette pression enclenche une lutte anti-dépressive importante, mais les risques d'effondrement sont grands. Leur estime de soi si fortement abîmée ne peut se déployer, l'échec s'intègre au cœur de leur identité.

Marie, toute jeune lectrice a déjà ancré en elle sa difficulté ; elle ne comprend pas pourquoi pour elle, la lecture, ça ne va pas, elle ne comprend pas comment les autres y arrivent...

Thierry déplace son échec scolaire sur ses relations avec les filles, il est persuadé qu'il n'est pas suffisamment beau, pas suffisamment sympa pour pouvoir aborder les filles qu'il trouve jolies, et il se laisse donc aborder sans conviction par les filles les moins jolies...

Mathieu nous donne comme réponse à la planche 5 du test de Rorschach : « C'est une chauve-souris qui n'est pas comme les autres, elle a de grandes oreilles, son clan l'a rejetée. Elle décide de partir toute seule mais en vol, elle s'est fait attaquer par d'autres rapaces et ses ailes sont déchirées... elle va s'écraser au sol. »

Grégory est en phase de régression quand je le rencontre, ses apprentissages s'enlisent et malgré sa rééducation logopédique soutenante, ses performances déclinent, il a totalement désinvesti la lecture et l'écriture. Comme il le dit en séance, il est en panne d'essence...

5. PERCEPTION DANGEREUSE DU MONDE DES ADULTES

Certains de ces enfants semblent renoncer à être eux-mêmes en cherchant désespérément à être conformes au désir de leur entourage. Il s'opère un appauvrissement parfois impressionnant de toute capacité d'initiative personnelle, de créativité et même de désir...

Dans ce contexte, ils construisent une représentation inquiétante, dangereuse du monde adulte au travers des mises en garde parentales sur l'avenir. *« Tu finiras sous les ponts » « Tu n'es qu'un incapable, tu ne sauras jamais te prendre en charge tout seul »*, qui inhibent d'autant leurs capacités d'autonomie et de développement. Ils se sentent mal armés pour affronter l'avenir. L'équation « examens ratés = existence ratée » est présente chez plusieurs des enfants ou adolescents de l'échantillon.

6. DÉTERMINANTS DE LA PRESSION PARENTALE

La compréhension de ces situations de pression scolaire ne peut évidemment pas se réduire à un seul facteur. Pour chaque famille, ces situations sont à comprendre cliniquement dans leur propre cheminement, dans leur propre rapport aux apprentissages, à l'éducation, rapport nourri des représentations sociales et familiales.

Si pour certains parents de notre échantillon, c'est leur propre vécu d'enfant en difficulté scolaire qui ressurgit et les empêche de rester des parents protecteurs, pour d'autres, c'est leur « valeur » en tant que parents qui est mise à mal, laissant émerger des blessures, des conflits latents avec la génération précédente ou entre conjoints. Pour d'autres, parents eux-mêmes enseignants, c'est leur narcissisme professionnel qui est en danger, face aux parents, face aux collègues... Pour tous, en tout cas, la souffrance narcissique est intense et aveuglante.

Mais pour tous, le premier échec de l'enfant est celui d'échouer dans sa mission de réparation parentale...

De manière exploratoire, il m'a semblé que ces situations pouvaient être également symptomatiques d'une problématique d'attachement précoce à l'enfant. Pour certains parents, il semble subsister des traces de l'inadéquation du bébé réel d'avec le bébé imaginaire. Autant de traces d'un rendez-vous manqué depuis la naissance.

Rendez-vous manqué repris à son compte par Thierry, en des termes clairs : *« Ce ne sont pas les parents que j'aurais voulu avoir, j'en aurais voulu des mieux ».*

7. PERSPECTIVES DE PRISE EN CHARGE

Une prise en charge à la fois individuelle et familiale me semble adéquatement complémentaire. Au-delà du regard diagnostique et de compréhension des conflits infantiles en jeu, l'enfant, ayant été soumis à une telle pression, a grand besoin d'une expérience de restauration narcissique, d'un lieu de parole tiers, d'un lieu d'expression non-jugeant, d'un lieu pour reprendre goût « à penser à ses pensées ». La prise en charge familiale est indispensable pour pouvoir prendre en compte la souffrance parentale et approcher les déterminismes transgénérationnels de ces situations, indispensable pour qu'une parole intra-familiale puisse se remettre à circuler, pour qu'une décentration du symptôme scolaire puisse avoir lieu et qu'une nouvelle dynamique émerge.

8. PRESSION CONTRE-TRANSFÉRENTIELLE

Néanmoins, ce travail individuel et familial n'est pas facile à mettre en place, les réticences sont grandes chez les parents et parfois chez les enfants. En tant qu'intervenant, le travail du psychologue n'est pas toujours évident, surtout quand la situation est enkystée depuis plusieurs années. Dans les contacts parentaux, ces suivis nous donnent à vivre « évidemment » des ressentis contre-transférentiels proches d'une certaine pression, pour ne pas dire d'une pression certaine. La démarche parentale est d'ailleurs souvent empreinte de demande magique. *« On vient vous voir pour qu'il réussisse son prochain bulletin ».*

Dans ce contexte subjectif d'urgence et de danger, se permettre de penser les choses, de prendre le temps pour avancer au rythme de la parole de l'enfant, n'est pas chose aisée.

C'est difficile pour des parents contrôlants de ne pas être présents dans l'ici et maintenant de la séance, c'est difficile pour eux de ne pas organiser notre travail avec l'enfant, de ne pas planifier les horaires et le contenu des séances. Les tentatives de contrôle sont d'ailleurs nombreuses. Je pense, par exemple, à la maman de Mathieu qui lui mettait une pression importante avant chaque séance pour qu'il réclame de passer des tests, *« car parler c'est bien mais faudrait avancer, les examens ne sont pas loin »*...

Le travail de lâcher prise est vraiment très douloureux pour les parents. Il leur faut beaucoup de confiance pour accepter de suivre différemment l'enfant, accepter de l'aider à construire une nouvelle autonomie, au risque dans un premier temps d'une baisse des résultats scolaires...

9. MODALITÉS D'UNE DÉMARCHE PRÉVENTIVE

Dans la perspective d'une démarche de prévention, objet du présent Colloque, il nous semble nécessaire de réfléchir à la mise en place d'une action précoce prévenant l'engluement dans des inhibitions tenaces et des interactions relationnelles familiales aussi pathogènes que celles décrites aujourd'hui.

Les intervenants du champ pédagogique sont ceux qui peuvent, en tant qu'acteurs de première ligne, repérer les indices d'une amplification de la pression, détecter les situations de soutien scolaire qui dérivent graduellement vers une pression parentale.

Ainsi, les parents de notre échantillon ont souvent fait appel aux instituteurs et professeurs, ils les ont interpellés pour s'enquérir des progrès, pour s'inquiéter des échecs, pour demander du travail supplémentaire, voire pour doubler les punitions éventuelles, et souvent pour réclamer une attention particulière à l'enfant. La pression s'est évidemment aussi déposée sur leurs épaules...

Il me semble important d'aider les enseignants à décrypter ces situations où graduellement la frontière entre suivi adéquat et pression inadéquate est franchie... L'écoute des parents en difficulté dans la scolarité de leur enfant est probablement la porte d'entrée thérapeutique de ces familles.

Une attention toute particulière au vécu interactionnel et affectif des enfants en difficulté scolaire me semble donc fondamentale, et pas seulement pour les enfants turbulents : laissons aussi une place aux enfants dociles et sages... comme l'étaient la plupart des enfants et adolescents de l'échantillon !

En deuxième ligne, une collaboration entre les différents intervenants auprès des enfants, des adolescents est nécessaire, un travail de partenariat entre logopède, école, parents, médecin traitant, psychologue est fondamental pour repérer les interactions pathogènes et ne pas les renforcer en tant qu'intervenant.

Requestionnons la relation intime et intriquée du développement cognitif et affectif chez les enfants ; requestionnons la place de l'école dans la vie de l'enfant, la place de l'enfant-élève dans sa globalité d'être humain.

10. POUR CONCLURE

Pour conclure, je dirais que lorsque nous entendons que la notion d'échec scolaire atteint maintenant l'école maternelle, que certains parents réclament des devoirs, des exercices de vacances pour leurs bambins... La tâche qui nous attend est d'ampleur.

BIBLIOGRAPHIE

Berger, M. (1999). *Les troubles du développement cognitif*. Paris : Dunod.

Boimare, S. (1999). *L'enfant et la peur d'apprendre*. Paris : Dunod.

Cordié, A. (1993). *Les cancres n'existent pas. Psychanalyses d'enfants en échec scolaire*. Paris : Seuil.

Delassus, C. (1993). *Le secret ou l'intelligence interdite*. Marseille : Hommes et perspectives.

Ducasse, H. ; Mouras, JP (2001). Le Roman familial des enfants en difficulté scolaire, *NeuroPsychiatrie Enfance Adolescence*, N°49, p. 313-323.

Franck, C. (2003). Quand apprendre n'est pas simplement plaisir ? *Revue Belge de Psychanalyse*, N°42, p. 25-41.

Flagey, D. (2002). *Mal à penser, mal à être*. Erès.

Flagey, D. Familles d'enfants atteints de troubles cognitifs, *Cahiers de Psychologie Clinique*, 9, 2. Bruxelles : De Boeck Université

Geissmann, C. ; Houzel, D. (dir.) (2000). *L'enfant, ses parents et le psychanalyste*. Paris : Bayard.

Gibello, B. (1984). *L'enfant à l'intelligence troublée*. Paris : Centurion.

Humbert, P. ; Zanone, F. ; Kauer-Tchicaloff, C. et al. (1988). Image de Soi et échec scolaire, *Bulletin de psychologie*, Tome XLI, N°384.

Hafman, A. ; Schoeman, N. (1999). Apprentissage de la lecture et de l'orthographe : de la compétence médiatisée à la compétence autonome, *Thérapie Familiale*, vol 20, N°2, p. 201-210, Genève.

Widlöcher, D. (1983). *Les logiques de la dépression*. Paris : Fayard.

Sport de haut niveau et troubles dépressifs à l'adolescence

Karine Duclos

1. INTRODUCTION

Au-delà du désir exacerbé des fédérations, des entraîneurs, des financeurs, de vouloir considérer les jeunes sportifs engagés vers le haut niveau comme une élite, une catégorie à part vouée à l'excellence, uniquement centrée sur la performance sportive, nous ne devons pas oublier que ces adolescents sont bien semblables aux autres, à la différence près que leur « choix » doit être bien souvent entendu comme une modalité particulière de défense, de refuge, de recherche de contenant, de tentative de structuration identitaire. La pratique sportive ne doit pas être l'arbre qui vient cacher la forêt de la problématique adolescente.

Nous rencontrons chez ces jeunes sportifs de haut niveau[1] des états psychiques singuliers : des troubles du comportement divers, des troubles alimentaires, des plaintes somatiques lancinantes et répétitives, des états dépressifs, des conduites toxicomaniaques, des tentatives de suicide, qui ont tous un rapport avec la destructivité. Nombreux sont ceux qui viennent nous voir pour évoquer l'un ou l'autre de ces symptômes. Tous partagent un sentiment aigu de vide, souvent proche d'une dépression sans objet.

Cette forme de dépressivité est fréquente à l'adolescence, comme l'énonce Cahn (1991), *« la dépression est toujours et partout présente lors de la crise adolescente, depuis la plus banale ou la plus névrotique jusqu'à la plus dramatique ou la plus psychotique ».* Dans une perspective préventive, je propose d'interroger cette problématique sur deux versants : celui du rapport au corps d'une part et celui de la quête identitaire d'autre part.

1 Au CREPS de Lorraine, au cours de nos interventions au sein des pôles espoirs.

2. ADOLESCENCE ET SPORT DE HAUT NIVEAU : UNE RENCONTRE À L'EXTRÊME DU CORPS

Il est aujourd'hui courant de considérer le sport de haut niveau comme une pratique de l'extrême. Il organise une centration sur le corps dans sa mise en mouvement intense, voire violente. *« Le sport de haut niveau pousse à l'exercice de l'excès et à la répétition de la démesure »*, (Labridy, 1997).

L'adolescence, parce qu'elle occasionne un bouleversement radical de l'équilibre psychique antérieur, interroge elle aussi l'extrême. Elle correspond à un moment de rupture dans le développement, à un moment de crise qui peut parfois mettre le sujet en péril. En effet, elle entraîne un remaniement général de la vie psychique. Il s'agit pour l'essentiel d'aménager de nouvelles modalités de gestion des excitations exacerbées par la puberté, de réaménager les relations d'objet et d'affronter la délicate question de la construction identitaire. La question du rapport au corps n'est pas absente de la problématique adolescente. Le corps devient un étranger pour le sujet lui-même. La sexualité génitale devient possible et de nouvelles sensations inconnues jusqu'à présent apparaissent. Il y a une perte de repères dans le sens où l'adolescent ne peut plus se référer à son corps idéalisé d'enfant, et il ne peut pas davantage se référer à ce corps dont il ne perçoit pas encore les limites clairement. Ce corps n'est plus contenant. Il va falloir le mettre à l'épreuve pour en percevoir les limites, se le réapproprier dans la reconstruction de l'image du corps. Que se joue-t-il dans cette rencontre entre l'adolescence et le sport de haut niveau ? Que se noue-t-il dans ces impossibilités au repos du corps souvent observées chez les jeunes sportifs que nous accompagnons ?

Dès la conception de l'enfant, l'activité motrice spontanée apparaît comme synonyme de vie et de santé. Certains athlètes font de ce constat une certitude sur le mode « je bouge donc j'existe ». Dès lors, l'immobilisation du corps – suite à une blessure, à des périodes de repos – se décline sur le registre de l'insupportable : un athlète confie « il faut que je bouge tout le temps, je ne peux pas m'arrêter… je pourrais me tirer une balle dans la tête ». Nous observons fréquemment une recherche de l'activité physique à la limite de leurs résistances. Cette recherche pouvant permettre de trouver des repères, des marques, afin de se sentir exister, ne serait-ce qu'un moment.

L'adolescent extériorise souvent dans son comportement ce qu'il ne se représente pas clairement dans son vécu psychique, la fréquence de recours aux agirs reflète quelque chose d'essentiel au phénomène adolescent. L'agir semble être un moyen privilégié car il est favorisé par la fragilité narcissique, par la fragilité du Moi mis à mal par l'émergence pulsionnelle, et l'affaiblissement du refoulement si efficace lors de la période de latence. Ces fragilités ne permettent pas de mettre en œuvre – ou difficilement – des processus secondaires de défense. La régression vers l'agir devient une forme de protection en organisant une régression vers les systèmes de sensations-perceptions au détriment du champ représentatif.

Quand ce type de fonctionnement est mis en avant – en dehors de toute élaboration psychique – l'engagement des adolescents dans une pratique sportive intensive peut être lu comme une voie ouverte à l'exercice de cette tendance à l'agir qui constitue une occasion d'expulser hors psyché des contenus affectifs ou représentatifs ressentis comme persécuteurs ou traumatiques. Dans ce sens, la pratique sportive peut s'apparenter à un recours à des procédés autocalmants tels qu'ils ont été définis par Claude Smadja (1993). Dans ce cadre précis, l'activité sportive peut venir pallier la défaillance des fonctions du Moi. Le Moi régresse pour investir les systèmes sensori-moteurs et perceptifs dans une tentative pare-excitatrice de liaison des excitations, afin de lutter contre l'angoisse pour que l'appareil psychique ne soit pas trop envahi par cette dernière.

Dans ces conditions, l'activité physique intensive permet l'évitement d'une confrontation à soi-même, à ses désirs et ses angoisses. Il s'agit alors d'une recherche de sensations corporelles dans des activités mécaniques, musculaires, programmées. Ce sont ces sensations qui doivent venir remplacer les représentations mentales et les affects absents. Le corps s'inscrit dans le registre du travail et devient un véritable corps-machine destiné à la performance et à l'exploit. C'est à ce point nodal que se joue la rencontre avec le discours sportif : les entraînements intensifs, sans cesse répétés, les directives des fédérations transmises, imposées par les entraîneurs, vont conduire l'athlète à se forger un corps idéal, conforme aux exigences de sa pratique, sous le primat du rendement et de la réussite, de la performance. C'est ce qu'exprime C. Carrier (1996) quand elle évoque l'image du « néo-corps » du sportif. *« Le néo-corps sportif bien conçu est soumis à une obligation de rendement. Quelles que soient les disciplines sportives, les niveaux de pratique, les catégories d'âge et les sexes concernés, la tendance actuelle voit augmenter les heures et les cadences d'entraînements : toujours plus souvent, plus longtemps, plus intensivement ».*

Ce modelage du corps exigé par la pratique sportive de haut niveau rencontre les angoisses corporelles propres à la problématique adolescente : le corps va être transformé, mais cette fois, au lieu de subir ces transformations, elles sont agies. Mais s'il s'engouffre dans les exigences liées à ce modelage de façon plus passive, il risque alors une véritable fuite en avant sans réelle intégration psychique de l'image du corps.

Ce surinvestissement du registre musculaire au détriment de la sphère psychique est un phénomène fréquent chez l'adolescent. Cependant, dans une perspective préventive, il est nécessaire de repérer ce type de fonctionnement. La recherche des limites corporelles par la voie comportementale conduit souvent les jeunes athlètes à oublier la réalité organique du corps, jusqu'à la rupture, la recherche de la douleur, le traumatisme, la blessure, la contre-performance ou encore le dopage. En effet, quand la performance et la reconnaissance sportives ne sont pas au rendez-vous, quand cette modalité défensive n'est pas opérante, le jeune athlète de haut niveau risque de s'engouffrer dans une surenchère comportementale et sensorielle, car les conduites addictives ou les conduites traumatophiliques que nous pouvons observer sont des formes de réalisation désespérée de soi dans la confrontation à la violence du réel, dans une tentative de constitution du Moi et de ses frontières internes et externes.

Élodie est une jeune fille qui intègre un pôle espoir ce qui satisfait son désir de bénéficier de meilleures conditions d'entraînement. À l'occasion d'un entretien, elle exprime de nombreux doutes concernant ses capacités sportives et ne se sent pas à sa place au sein du pôle. Elle se démotive. Elle souffre de l'éloignement d'avec sa famille et de ses amis, ne réussit pas à s'intégrer à la structure, chute dans ses résultats scolaires. Elle présente un tableau de pertes de repères à tous les niveaux : familial, amical, personnel, scolaire et sportif. En dépit de ce mal-être se généralisant, elle refuse ensuite notre proposition de suivi en assurant que tout va bien. Très rapidement, elle s'isole de plus en plus, s'efface, semble s'éteindre, ne parle plus et me fuit quand elle a l'occasion de me croiser. Son état semble correspondre à un abattement général, elle oscille entre des périodes de surentraînement intensif en dépit de blessures répétitives qui l'handicapent et ruinent toute perspective de performance sportive, et des périodes de « disparition » de la vie collective quotidienne et sportive. C'est après la découverte de sa consommation intensive de cannabis qu'elle revient me voir, dans un sentiment de rupture globale, de perte de tous les investissements qui étaient initialement les siens. C'est seulement à cette occasion qu'une véritable prise en charge thérapeutique a pu se mettre en place dans le travail sur son parcours au sein du pôle, sur la place de son investissement sportif, dans l'élaboration de ses angoisses et des conflits internes qu'elle avait déniés jusqu'alors. Ce n'est qu'au terme de ce travail qu'elle a pu relancer un projet de vie, d'avenir, en considérant son désir propre.

3. LA QUÊTE IDENTITAIRE

« *Les pratiques sportives, en privilégiant l'action, mettent l'accent sur l'être, sur l'effet d'existence, et pas sur la pensée.* » (Moussay, 1993).

La problématique de la quête identitaire qui s'impose à l'adolescent rencontre celle de la course à l'identité illusoirement extérieure à sa propre conscience d'existence. Pour cela, il doit puiser dans des modèles identitaires reconnus par la société, comme le démontrent les effets « Zidane » ou « David Douillet ». Dans ce cadre, la pratique sportive permet à certains adolescents d'occuper une place d'exception – au regard des autres – équivalente à une tentative d'échapper aux remaniements identitaires. Souvent la constitution d'une carapace de sportif permet de lutter pour un temps contre le sentiment de vide intérieur.

La pratique sportive devient alors identitaire : c'est peut-être ce que signifie Champignoux (1992) quand il énonce : *« Ce que l'athlète montre dans l'espace esthétique, c'est ce qu'il a réussi à faire, il ne montre plus ce qu'il est, mais ce qu'il a fait. »*. Et ce qu'il a fait lui donne le titre de champion, de ce fait il a une identité, « il est le champion », et ceci dès les compétitions de niveau régional. De plus, cette identité lui permet de garder son fantasme de toute-puissance, d'omnipotence infantile pré-œdipienne, et de colmater l'hémorragie narcissique qui ébranle l'estime de soi. Le corporel deviendrait ainsi le meilleur représentant du sportif, il peut en tirer des bénéfices narcissiques, surtout si son image est médiatisée. Le corps au travail va devenir l'axe-pivot identitaire du sujet sportif.

Cependant, ceci n'est que temporaire et cette identité si durement gagnée risque d'être perdue, il faut alors recommencer pour ne pas la perdre. *« Les sportifs s'aperçoivent qu'aussitôt produite, la performance leur échappe, et n'assure d'aucun être, et qu'il faut toujours recommencer l'effort »*, (Labridy, 1997). Le champion qui existe pour les performances de son corps s'identifie à l'image qui lui est renvoyée par sa famille et son public. Le regard d'autrui sur soi prend alors toute son importance et peut avoir une fonction narcissisante.

Ce qui est recherché dans le spectacle sportif semble s'apparenter à une confirmation narcissique de soi dans le regard de l'autre – spectateur, supporter, entraîneur, famille – signalant peut-être par la même occasion des ratages ou tout au moins des points de fragilité dans les relations mère/enfant. Fréquentes sont les carences environnementales et familiales chez les jeunes sportifs. L'athlète, par ce qu'il donne à voir, obtient l'admiration de ceux qui n'accomplissent pas les mêmes exploits, il devient le héros qui permet d'entretenir un fantasme de toute-puissance collectif. Par l'admiration qu'il suscite chez l'autre, il peut se voir comme dans un miroir et s'identifie à l'image du héros.

Cette exigence d'être remarquable – dans la crainte de ne pas être remarqué – entraîne une véritable addiction sportive. Un tel surinvestissement, la carrière sportive comme seul projet dans l'existence, présentent des risques. En effet, si les résultats sont absents, cette néo-identité chute, entraînant dépression, passage à l'acte et autres troubles du comportement, révélant par la même occasion la fragilité primaire.

Nathan est en pôle espoir depuis deux ans quand il vient me consulter pour un sentiment de vide envahissant qu'il ne peut qualifier clairement. Aucune angoisse n'est verbalisée mais il se plaint de fatigue intense et de troubles du sommeil : il n'a plus goût à rien. Depuis quelques mois, il ne supporte plus la vie au CREPS et ses règlements. Les divers troubles du comportement qu'il présente ont tous un lien avec son rapport à l'autorité : il est de plus en plus agressif, violent verbalement avec le personnel, les problèmes relationnels avec son entraîneur se sont amplifiés jusqu'à la rupture de l'entraînement. Ses résultats scolaires sont mauvais. Ses résultats sportifs sont inégaux et globalement en chute, malgré un bon potentiel initial. Le travail avec lui révèlera plusieurs éléments signifiants. Nathan a abandonné la pratique du cyclisme en dépit d'excellentes performances parce qu'il n'était « pas suivi par sa famille », adepte de l'athlétisme. C'est son père qui a organisé son intégration au pôle, « c'est lui qui m'a fait entrer ici, à l'entretien je n'ai rien dit, c'est lui qui a parlé ». Nathan verbalise un fort désir de ne pas le décevoir sans pourtant autant mesurer toute la portée de ses propos, il dit vouloir tout faire pour satisfaire ses parents. L'entrée au pôle espoir athlétisme coïncidera avec des rencontres externes qu'il qualifie de « mauvaises fréquentations » et qui le conduiront à des délits mineurs et à une consommation régulière de cannabis.

Nathan illustre bien le cas où l'Idéal du Moi se fait tyrannique, par identification à l'idéal paternel, et engendre de grandes souffrances – exacerbées par une forte dépendance affective à l'égard de ses parents – du fait de l'impossibilité de lui correspondre.

Le travail avec lui a permis de mettre à jour progressivement l'écart entre le désir paternel et son propre désir, son besoin de se conformer à cette identité sportive idéale qui lui était présentée comme modèle. Ceci lui a permis de renouer une communication plus équilibrée avec ses parents – à sa grande surprise – et de rebondir sur un autre projet – et sa sortie du pôle.

4. CONCLUSION

Comme toute pratique humaine, la pratique sportive présente à la fois des risques et des ressources pour le sujet. Cependant, l'idéologie qui la constitue en activité systématiquement positive permet difficilement encore de prendre en compte les risques qu'elle produit.

Nous avons été frappés par le nombre d'adolescents plongés dans un état affectif particulier où tout espoir, toute capacité de rêverie au présent et de possibilités de projection dans l'avenir semblaient être barrés. Cet état affectif est lui-même révélateur du processus de désinvestissement général qui se déclenche alors et qui peut conduire à une désubjectivation parfois radicale. Ceci n'est pas sans rappeler ce qu'explique Smadja (2002) au sujet de la dépression essentielle : *« La catastrophe que représente la dépression essentielle lors de la perte de capacité de rêverie devient alors compréhensible si l'on pense que cet événement a interrompu tout espoir à l'horizon du sujet. »*

Dans une perspective préventive, il s'avère nécessaire de repérer les indicateurs d'un tel phénomène. Ces signes sont nombreux et appartiennent à différents registres. Ce sont souvent les plaintes somatiques qui se manifestent dans un premier temps : une sensation de fatigue intense associée à des troubles du sommeil plus ou moins aigus, des troubles alimentaires, des douleurs diverses qui entraînent une augmentation de la fréquentation du service de santé. Sur le plan sportif, les doutes se font envahissants et le risque « d'amotivation » émerge. L'adolescent oscille souvent à ce moment entre un arrêt de l'entraînement et une forme de surentraînement individuel. Les relations à l'entraîneur et au groupe des pairs se détériorent elles aussi progressivement. Plus généralement, ces sujets semblent atteints d'un mal-être général qui les conduit à l'isolement, à la fuite des adultes, à des idées suicidaires et fréquemment à la consommation de drogue.

La demande d'aide auprès du psychologue n'est pas une chose aisée pour ces jeunes. Elle l'est d'autant moins dans ces filières d'accès au haut niveau sportif qu'elle peut être considérée comme un signe de fragilité qui va à l'encontre de l'excellence, de l'esprit combatif généralement prônés et recherchés. Ces jeunes en difficulté sont placés sous le signe du paradoxe : comment correspondre à l'excellence alors que les questions de la construction identitaire et de la reconstruction de l'image du corps se font douloureusement sentir ?

Il s'agit alors pour le psychologue d'apporter une attention particulière, d'être présent et disponible dans l'institution, de rester en quelque sorte le phare dans la tempête. Un travail de collaboration étroite avec les entraîneurs, le personnel médical, le personnel du CREPS est également essentiel pour qu'une prévention soit efficace et opérante.

BIBLIOGRAPHIE

Berger, M. (1998). Le sport de haut niveau : une emprise compulsive sur le corps, *Cahier de psychologie clinique*, 10, p. 117-135.

Cahn, R. (1991). *Adolescence et folie*. Paris : PUF.

Carrier, C. (1996). Le « musculaire », produit du travail de l'adolescent sportif de haut niveau, *Adolescence*, 14, 2, p. 153-167.

Champignoux, F. (1992). La victoire en souffrant. In Genzling, C (dir.) *Le corps surnaturé*. Paris : Editions Autrement.

Labridy, F. (1997). La performance. In *Sport, Science et Psychanalyse*. Paris : PUF.

Morhain, Y. (1992). Enjeu du corps, corps en-je, *Nervure*, V, 2, p. 41-42.

Moussay, J.D. (1993). Le sacrifice sportif, *Pas tant, Revue de la découverte freudienne*, 33, Presse Universitaire de Toulouse.

Smadja, C. (1993). À propos des procédés autocalmants du Moi, *Revue Française de Psychosomatique*, 4, p. 9-26.

Smadja, C. (2002). La perte de l'espoir, *Actualités psychosomatiques*, 5, p. 29-40.

Du surinvestissement sportif à la substitution de la métamorphose adolescente

Stéphane Proïa

1. INTRODUCTION

Entre culte de la performance (Ehrenberg, 1991) et accumulation des richesses (Viderman, 1992), immergé dans un monde qui prône esprit d'entreprise et adaptabilité permanente, bercé par les slogans racoleurs célébrant le goût du risque, la vitesse, la frénésie de l'action, via le culte de la jeunesse triomphante, l'homme d'aujourd'hui est enclin à se trouver une place du côté de l'euphorie maniaque sous peine de succomber à la dépression, à la honte du *déficit*.

À ce titre, il est tentant d'opposer à l'espace rétréci du déprimé et à sa tristesse hyperexpressive, la figure dynamique du sportif et sa propension à se dépenser sans compter, donnant l'impression à l'observateur extérieur qu'il est habité par une énergie inépuisable, à l'instar des « esclaves de la quantité » décrits par M. de M'Uzan (1984).

Cependant, si l'activité physique est classiquement associée à la santé, c'est au regard d'une pratique modérée et adaptée qu'il convient de lui conserver une connotation positive.

À l'inverse, le surinvestissement sportif, l'obsession de la dépense physique jusqu'à la banalisation de la douleur physique, nous orientent clairement vers les conduites de dépendance et ses aménagements suivant les différents âges de la vie. Même si la quête incessante du dépassement alliée à l'entraînement intensif n'est pas l'apanage du sport de haut niveau, voire même de la compétition, comme en témoignent ceux qui s'adonnent au jogging forcené ou à la musculation à outrance (Proïa, Martinez, 2001), nous avons choisi de présenter le cas d'une discipline sportive résolument tournée vers l'excellence via l'idéalisation de l'esprit compétitif et de l'autocontrôle ascétique : la gymnastique rythmique et sportive (GRS).

Au-delà de sa vocation de sport strictement féminin, la GRS, dans sa déclinaison dite de haut niveau, présente comme autre caractéristique de ne concerner qu'une population adolescente. Il s'agit en effet d'une *spécialité à maturité précoce*[1] (Lévêque, 1992) dont les méthodes d'apprentissage particulièrement contraignantes, basées sur la répétition inlassable des mêmes enchaînements (figures imposées) alliées à des charges de travail considérables[2], des restrictions alimentaires draconiennes, et rythmées par un discours de l'entraîneur imposant une totale obéissance, révèlent des conditions d'exercice aptes à générer une *souffrance au travail* et un cortège de stratégies individuelles et collectives de défense (Dejours, 1998).

2. PROBLÉMATIQUE(S)

Si au regard de la maigreur généralisée des corps exhibés sur le devant de la scène gymnique féminine, la question du lien avec des conduites anorexiques s'impose immanquablement, il ne s'agit pourtant pas de considérer comme seules responsables de la vulnérabilité des athlètes, l'institution sportive et notre culture contemporaine, grande ordonnatrice chez les femmes d'un idéal de minceur. À l'instar de P. Jeammet (2000), qui réfère l'addiction à la rencontre d'une personnalité avec un produit dans une certaine conjoncture, les risques que nous allons examiner dépendent également des dispositions psychiques des personnes. C'est dire que la contextualité n'est en quelque sorte qu'une structure gigogne, une chambre d'écho susceptible d'atténuer ou d'amplifier la portée ou la résonance des perturbations (Martineau, 1995).

Dans un précédent travail, nous avons mis l'accent sur l'emprise de l'environnement affectif, articulée autour du *refus du féminin* et des désirs parentaux de restauration narcissique via l'enfant perçu comme objet de complétude, pour expliquer l'inscription des jeunes gymnastes dans des conduites anorexiques (Proïa, 2003). En effet, les injonctions répétées de maintien, voire de perte de poids de la part de l'encadrement gymnique sous couvert d'assentiment maternel (le père étant le plus souvent complice passif), et l'entraînement la plupart du temps ininterrompu malgré blessures et fatigue chronique, que nous interprétons comme relevant de procédés défensifs visant à endiguer « une angoisse permanente face à l'inquiétante sexualité féminine » (Parat, 2001), placent la jeune gymnaste dans une position aliénante où l'accès au féminin est inconsciemment frappé d'interdit.

Partant de l'hypothèse que le surinvestissement sportif (ou l'adaptation excessive) est un mécanisme de défense mobilisé pour traiter la violence que nous inflige le réel et/ou fuir la rencontre avec son *soi caché* (Masud Khan, 1976), cette

1 Avec la natation et le patinage artistique. La danse classique est un cas à part, puisque cette discipline est considérée comme étant une activité artistique.

2 Le cahier des charges des centres d'entraînement français, avalisé par le Ministère des Sports, prévoit un maximum de 25 heures hebdomadaires pour la catégorie des seniors (au-delà de 15 ans). Mais en pratique il arrive fréquemment que ces jeunes gymnastes dépassent les trente heures, notamment à l'approche des compétitions !

communication veut contribuer à la compréhension des risques de décompensation dépressive lors de l'abandon de la pratique sportive. Nous proposerons dans un deuxième temps des perspectives en termes de prévention primaire.

3. RECUEIL DE DONNÉES

Le matériel utilisé pour produire nos hypothèses provient de plusieurs sources de données :

– d'une part, d'un environnement strictement institutionnel[3], où nous sommes acteur de prévention auprès d'une population de jeunes sportives et sportifs (issus de centres d'entraînement et d'un CREPS) aspirant à rejoindre l'élite de leur discipline. Les actions menées ici se déroulent sous forme de groupes de parole animés par un binôme mixte ;

– d'autre part, de notre pratique clinique (entretiens individuels à visée psychothérapeutique) au sein du Centre de Psychologie du Sport de l'Hérault, puis en consultations privées ;

– et enfin, de rencontres avec des professionnels de l'éducation, issus de différentes institutions (professeurs d'EPS, infirmières scolaires, éducateurs et futurs éducateurs sportifs ainsi que des médecins du sport) dans le cadre de nos activités de formateur[4].

4. LE SURINVESTISSEMENT SPORTIF : ADDICTION OU DÉFENSE MANIAQUE ?

Du strict point de vue de l'observation des comportements, il paraît délicat de séparer une pratique sportive intensive revêtant les caractéristiques d'une conduite addictive (visant la décharge rapide de toute tension psychique), d'une autre ayant pour finalité de palier un travail de deuil trop douloureux à engager (problématique dépressive). Dans les deux cas, la réalité perceptivo-motrice (Jeammet, *op. cit.*, 2000) est surinvestie au détriment de l'élaboration psychique.

Entre autosuffisance et peur de l'espace du vide inhérent à l'absence d'activité socialement valorisée, le sujet sportivement occupé trouve effectivement de quoi éviter toute *liaison affect-représentation* (de Tychey, 2001), conjurer la figure de l'absent ou contourner l'épreuve de la perte d'un bout de soi.

Afin de différencier *l'hyperactivité physique addictive*, de *la défense maniaque* (Winnicott) à connotation sportive, nous considérons que l'appétence pour tout ce qui promet d'alimenter un état euphorique en parallèle d'un besoin continuel d'exercer une emprise omnipotente sur la réalité extérieure, d'être optimiste coûte que coûte (défense maniaque) révèle la non-intégration de la

3 D.R.J.S. de Montpellier (Direction Régionale de la Jeunesse et des Sports).

4 Pour le CIRDD de l'Hérault et l'AMLD Languedoc-Roussillon (Antenne Médicale de Lutte contre le Dopage).

capacité dépressive (angoisse de la perte) tandis que la relation addictive se traduit par la focalisation sur une activité élective et un évitement de la résonance affective (désaffectation), et relève d'une « pathologie des phénomènes transitionnels » (Mc Dougall, 2000). En d'autres termes, à l'inverse de l'addicté qui anticipe tout jaillissement affectif en reproduisant à l'identique ses moments de fuite avec son « objet athlétique » adéquat (substitution émotionnelle par la sphère sensationnelle), l'hypomaniaque *rebondit* d'objet en objet pourvu que l'exaltation émotionnelle (euphorie) soit au rendez-vous et lui permette de se maintenir à distance psychique du temps introspectif.

En permanence disponible à tout ce qui peut être générateur d'excitations, d'une élévation de l'humeur, ce dernier est en quelque sorte *hyper-vigilant et réceptif* vis à vis du milieu environnant, et capable de se galvaniser à partir d'un « presque rien » (Jankélévitch, 1981).

De manière schématique, nous avons donc d'un côté une recherche de *sensations* continuelle à partir d'une activation gestuelle exclusive qui tient lieu d'objet addictif (supposée apporter la plénitude), comme parade substitutive à toute élaboration possible d'un lien affectif (addiction sportive).

De l'autre, nous reconnaissons une recherche de *stimulations* destinée à anticiper dans un flux temporel qui défile en accéléré, l'écart entre l'objet perdu et l'objet à investir, synonyme de douleur psychique – passage par la perte – (défense maniaque).

5. ENTRE PRESSION FORMATIVE ET EMPRISE SUR LE CORPS : L'ADDICTION GYMNIQUE

Si nous avons évoqué les risques de décompensation dépressive lors d'un abandon brutal de l'activité sportive chez l'adolescent compétiteur, il ne faudrait pas en déduire, à la lumière des deux mécanismes qui viennent d'être présentés, que l'investissement athlétique de la jeune gymnaste procède d'une défense maniaque. L'exclusivité (adjointe à la vie scolaire) rattachée aux exercices physiques pratiqués de manière compulsionnelle, leur valorisation par l'environnement humain participant d'une « normalisation », le clivage consommé entre l'aliment et les fonctions érogènes du corps, le plaisir conditionné par la seule obtention d'un résultat (convergence des regards sur soi), la satisfaction d'avoir un corps sous emprise (ce qui n'est pas habiter son corps), en perpétuel mouvement, tonique, élancé, léger, presque aérien, proche du phénomène de *seconde peau musculaire* décrit par D. Anzieu (1985), concourent à défendre l'hypothèse d'une relation addictive possible à l'activité gymnique.

Seulement, contrairement au cas de l'adulte indépendant, pour qui l'addiction ou la dépendance sans recours (Pedinielli, 1994) est par essence une solution pour transformer un vague malaise (émergence des affects) en plaisir grâce à l'objet électif (non substituable), dans l'investissement massif juvénile sous la férule d'une obstination parentale à l'excellence sportive, c'est toute la période de réorganisation de l'investissement libidinal conjointe à la dialectique de la séparation-individuation propre à l'adolescence, qui se trouve scotomisée.

Au-delà du rejet violent du corps sexué comme signifiant symptomatique des sports typiquement féminins (GRS mais également danse classique, patinage artistique), l'adolescente « compétitrice d'élite », du fait qu'elle est immergée dans un milieu clos (souvent accentué par la vie en internat sportif), n'ayant quasiment pas d'activité de loisir (faute de temps) et ne côtoyant que des doubles d'elle-même, ne peut faire l'expérience de la « rencontre concrète de l'altérité » (Donnet, 2001).

Si le sport (l'étymologie – *desport* – renvoie à se divertir) peut permettre à l'adolescent de se dégager (différent de rupture) de l'appartenance exclusive à la famille, d'aller/revenir de *port en déport* (excursions dans le panel des disciplines), d'éviter l'*embolie* (l'impasse, l'ennui, l'habitude, l'inhibition) comme la *diabolie* (la « casse », l'agir destructeur) (Martineau et coll., 2002), dans le cas de la pratique intensive de la gymnastique de haut niveau et de l'idéalisation de la performance qui fédère le milieu, nous avons affaire à des adolescentes qui apprennent à ne pas s'écouter, à contrôler leurs émotions (préparation mentale), à s'habituer aux brimades, à accepter la douleur comme faisant partie intégrante de leur quotidien (jusqu'à la fracture de fatigue dans certains cas), et ce depuis le plus jeune âge[5].

Face aux accusations de harcèlement à la performance, les entraîneurs se justifient toujours en disant que les jeunes filles veulent en faire toujours plus. Il convient alors de ne pas se focaliser sur le principe que « la pratique d'un comportement mais aussi d'un mode de pensée en suscite et en renforce le besoin » (Jeammet, *op. cit.*, 2000) pour dénouer le paradoxe de cet attachement à un objet frustrant, mais de tenir compte également des enjeux narcissiques et identitaires liés à la place dévorante qu'occupe le sport dans l'affirmation de soi.

6. LE GEL DE LA MÉTAMORPHOSE ADOLESCENTE

Lorsque depuis la petite enfance on n'a cessé d'évoluer sous les regards experts « es gym » de ceux qui font figure de référents identificatoires, que l'on a fait l'expérience d'un seul et unique type d'investissement objectal pour se sentir exister aux yeux des autres, il devient relativement difficile de rebrousser chemin et de franchir le pas vers l'inconnu d'un changement d'objet « d'amour ». De surcroît lorsque l'on baigne dans un univers porté par *l'illusion groupale* (Anzieu, 1971) qui participe de l'idéalisation de l'objet sportif. La dépendance à l'objet étant en effet proportionnelle à l'espoir qui a été placé en lui.

C'est en ce sens que les risques de décompensation dépressive sont culminants dans les cas où l'activité élective doit être abandonnée brutalement, car du fait du caractère illusoire du processus d'idéalisation, l'adolescente se

---

5 Pour la grande majorité des cas, les jeunes filles rencontrées où les témoignages rapportés, font état d'une première rencontre avec la gymnastique dès l'âge de 3 ou 4 ans. Les premiers championnats nationaux étant disputés à partir de 8 ans !

(re)trouverait confrontée au traumatisme de son impuissance à continuer de se créer soi-même (Gutton, 2000) et à sa dépendance à l'égard d'un monde extérieur subitement évanoui.

Le travail de deuil de l'enfance, les remaniements identificatoires et objectaux, le besoin de se différencier, les bouleversements pubertaires, propres au passage adolescent, que le surinvestissement sportif avait réussi à masquer, ressurgirait alors avec fracas, imposant un douloureux travail de symbolisation de la perte, non pas d'un objet mais d'une *illusion maintenue* (Pontalis, 1971) pendant le temps si long de la relation addictive.

Ainsi, dans le contexte d'une construction identitaire s'étayant sur un unique pôle d'investissement, comme c'est le cas pour ces apprenties championnes, l'actualisation de la menace dépressive se révèle particulièrement critique, car elle ne s'alimente pas tant d'une séparation objectale que d'une cassure (au sens de M. Laufer) dans un mode de fonctionnement ayant jusque-là gelé le processus d'*adolescens* (Gutton, *op. cit.*, 2000). Dès lors, trouver une issue psychique à ce qui se rapproche d'une dépression sans objet, nécessite de (re)conquérir la capacité de créer du lien à l'autre, mais surtout de pouvoir reprendre le cours d'un développement interrompu à l'orée de l'irruption de la maturité sexuelle.

Ce qui n'est pas une mince affaire et requiert un soutien psychologique à la fois suffisamment contenant et bienveillant, et qui soit également accepté par l'entourage affectif de l'adolescente en demande d'aide.

7. MODALITÉS PRÉVENTIVES

D'une manière générale, la prévention des conduites à risques en milieu sportif est particulièrement délicate, *a fortiori* lorsqu'il est question d'une population destinée au plus haut niveau de pratique. Par vocation, la compétition sportive ne peut donner lieu à une pratique de juste mesure, elle relève de l'excessif, de la démesure (Morhain, 1994). Et bénéficiant d'un fort pouvoir d'attraction et de vertus sublimatoires spectaculaires, elle brouille nos repères logiques habituels.

Dans la continuité de cette remarque, si nous acceptons le débat autour de la notion de *limite* et de la nécessité de disposer d'un mythe actuel (ici la figure du champion) pour conjurer nos angoisses collectives, nous ne pouvons souscrire à la culture de l'exploit et au souci du rendement lorsqu'il s'agit de jeunes mineurs. Au nom des performances exigées et de principes normatifs aveugles, la pression formative qui pèse sur les adolescents et pré-adolescents dans les CREPS, les centres d'entraînement labellisés et toutes les filières d'accès à l'élite sportive, pose de *graves questions éthiques* concernant aussi bien ceux qui réussissent que ceux qui échouent au bord du chemin. Le prestige dont bénéficie aujourd'hui le sport ne saurait légitimer la culture de l'endurance à la douleur et du non-dit de la plainte.

À partir de notre expérience de terrain de six années, nous soutenons l'idée qu'une prévention primaire des risques de décompensation dépressive et plus généralement des conduites à risques en milieu sportif, peut être efficiente :

– si elle s'adresse, sous la forme de groupes restreints et avec une certaine continuité, à la fois aux parents (réunions d'information, soirées-débat), aux éducateurs sportifs et futurs éducateurs (par l'intermédiaire de la formation continue et initiale), mais aussi aux médecins du sport (formation complémentaire), bien souvent pris dans les rets de la passion sportive. La reconnaissance des spécificités propres à l'adolescence et de son attachement au sport reste bien entendu centrale, avec en filigrane quelques idées directrices comme la nécessité de s'interroger sur sa propre implication (dynamique transférentielle et projective), de renvoyer un message positif à l'adolescent (en opposition à l'attitude autoritaire et de rétention émotionnelle si souvent de mise en milieu sportif), de privilégier la convivialité et *le partage autour de la table* plutôt que la course aux résultats, d'instaurer un cadre accueillant et non-instrumentalisant, et surtout de ne pas négliger la parole des jeunes et de prendre en considération leurs intérêts multiples et tout ce qui peut se dire dans l'après-coup du temps sportif ;

– si l'accompagnement au quotidien de l'adolescent compétiteur dans sa quête d'expériences exaltantes et d'exploits visant, d'une part à le protéger contre l'envahissement conflictuel issu du désir d'autonomie, du besoin de se différencier conjoints à la dépendance aux objets parentaux, et d'autre part à colmater d'éventuelles failles narcissiques, est placé sous l'égide d'une bienveillance indépendante de la dialectique victoire/défaite, d'un rappel des *limites* du cadre sportif aussi souvent que nécessaire, et qu'il ouvre sur la possibilité de mettre des mots sur les sensations éprouvées afin de contrebalancer l'importance prise par les actes au détriment de la « mentalisation » (Dollander, 2001).

Pour résumer, nous pensons que la prévention primaire passe par la *médiation* entre les différents référents des jeunes athlètes et repose sur l'intervention de professionnels extérieurs au champ sportif, avec pour mission de faire émerger les capacités éducatives prioritairement au service de l'adolescent et non du sport. Avec pour fondement que « la médiation ne réunit pas des entités, ne raisonne pas en état des lieux mais considère les processus, les corrélations en mouvement, [...] le principe d'incomplétude » (Martineau, 2002).

BIBLIOGRAPHIE

Anzieu, D. (1971). L'illusion groupale, *Nouvelle Revue de Psychanalyse*, 4, p. 73-93.

Anzieu, D. (1995). *Le Moi-Peau.* Paris : Dunod.

Dejours, Ch. (1998). *Souffrance en France. La banalisation de l'injustice sociale*. Paris : Editions du Seuil.

Dollander, M. (2001). Conditions et avatars de la symbolisation de la perte. In de Tychey, C. (dir.), *Peut-on prévenir la psychopathologie ?*. Paris : L'Harmattan, p. 162-169.

Donnet, J.L. (2001). La crise pubertaire et l'épreuve du biologique. In Cournut, J. ; Durieux, M.C. ; Emmanuelli, M. ; Nayrou, F. (dir.), *La vie amoureuse*. Paris : PUF, p. 121-127.

Ehrenberg, A. (1991). *Le culte de la performance*. Paris : Calmann-Lévy.

Gutton, P.(2000). Une métamorphose s'achève, *Adolescence*, 36, p. 433-448.

Jankélévitch, V. (1981). *Le Je-ne-sais-quoi et le Presque rien. La manière et l'occasion*. Paris : Le Seuil.

Jeammet, Ph. (2000). Les conduites addictives : un pansement pour la psyché. In Le Poulichet, S. (dir.), *Les addictions*. Paris : PUF, p. 93-108.

Lévêque, M. (1992). La relation entraîneur-entraîné : perspective clinique sur sa dynamique affective, *Science et Motricité*, 17, p. 18-25.

Khan ; Masud. R. (1976). *Le soi caché*. Paris : Gallimard.

Mac Dougall, J. (2000). L'économie psychique de l'addiction. In Duparc, F. (dir.). *Joyce aux mille et un visages*. Paris : Delachaux et Nieslé, p. 319-345.

Martineau, J.P. (1995). Penser le risque : cindynique ou risquologie, *Homo XXXIII,* Toulouse : PUM, p. 5-30.

Martineau, J.P. (2002). Homediator, *Homo XXXVII,* Toulouse, PUM, p. 1-14.

Martineau, J.P. ; Morhain, Y. ; Proïa, S. ; Stitou, R. (2002). Les risques de distorsion des relations de table dans le monde sportif de haut niveau : pathologies alimentaires et dopage, *Bulletin des Travaux Scientifiques de l'Université de Pardubice,* p. 89-106.

Morhain, Y (1994), Psychothérapie du sportif de haut niveau, *Psychothérapies,* 2, p. 107-111.

M'Uzan, (de) M. (1984). Les esclaves de la quantité, *Nouvelle Revue de Psychanalyse,* 30, p. 129-138.

Parat, H. (2001). Elixirs d'amour, *Revue Française de Psychanalyse,* 65 (5), p. 1487-1506.

Pedinielli, J.L. (1994). Corps et dépendance. In Bailly, D. ; Venisse, J.L. *Dépendance et conduites de dépendance.* Paris : Masson, p. 105-117.

Pontalis, J.B. (1971). L'illusion maintenue, *Nouvelle Revue de Psychanalyse,* 4, p. 3-11.

Proïa, S. ; Martinez, D. (2001). De l'idéal esthétique à l'addiction sportive : le dopage comme contre-production, *Synapse,* 179, p. 49-52.

Proïa, S. (2003). Déni du féminin et servitude volontaire en gymnastique féminine, *Adolescence*, 45, p. 581-597.

Tychey (de), C. (2001). Surmonter l'adversité : les fondements dynamiques de la résilience, *Cahiers de Psychologie Clinique,* 16, p. 49-68.

Viderman, S. (1992). *De l'argent en psychanalyse et au-delà.* Paris : PUF.

QUATRIÈME CHAPITRE

PRÉVENTION DES DÉPRESSIONS DANS LE CHAMP DE L'ADULTE

Les dépressifs et leurs objets

Jean Bergeret

1. INTRODUCTION

Il semble imprudent, tout autant d'un point de vue théorique que d'un point de vue clinique, de parler *du* « dépressif » ou de *la* « dépression », dans les deux cas *au singulier*, alors qu'il nous faut partir, dans tout dialogue à ce sujet, du postulat qu'il n'existe que *des* formes différentes de « dépressifs » et *des* formes différentes de dépression.

Du point de vue psychanalytique, tout mouvement dépressif est conçu comme corrélatif à un dysfonctionnement de la relation que le sujet entretient avec son objet.

Par voie de conséquence, nous devons donc partir de la spécificité que peuvent prendre ces deux pôles relationnels que sont d'une part le sujet et d'autre part son objet. En effet, nous sommes tous d'accord depuis longtemps entre nous pour reconnaître qu'il n'y a pas qu'une seule variété de « sujets » ni qu'une seule sorte d'« objet ».

En préalable à un Colloque comme celui qui se trouve organisé ici, et étant donné la diversité, à la fois fort logique et très utilement complémentaire, des spécialités comme des positions théoriques représentées, je pense qu'il appartient à un psychanalyste de rassurer ses collègues de disciplines voisines. Je pense en effet que pour être assuré d'un dialogue non seulement possible mais surtout fécond, il ne convient plus de se faire des psychanalystes une représentation toujours fidèle à celle que ceux-ci ont si longtemps voulu afficher, c'est-à-dire celle de vigiles intransigeants des espaces de culte d'un monothéisme sexuel et œdipien.

Les psychanalystes, qui se sont progressivement intéressés davantage au traitement de leurs patients qu'au besoin de justifier une théorie (non pas fausse vis-à-vis des buts de la maturité affective, mais trop restrictive quant aux étapes du développement de tout psychisme), n'ont pu faire autrement que de reconnaître la relative rareté des névrotiques authentiques qui venaient les solliciter. Or, comme ils ne prenaient en compte qu'un nombre réduit de psychotiques ou prépsychotiques, il fallait bien que leurs préoccupations conceptuelles se portent sur l'étude de la catégorie de beaucoup la plus importante de patients dont ils acceptaient la charge, c'est à dire les dépressifs.

Et, après quelques hésitations, il n'était plus loisible, pour un psychanalyste, de tricher en faisant comme s'il était possible de ramener de force l'Œdipe et la sexualité jusqu'aux premiers moments de la vie du « bébé ». Pourquoi pas au stade de l'embryon ?

Les psychanalystes ont été peu nombreux, au début, à accepter de prendre en compte les travaux fort remarquables de Robert Stoller (1989) rendant évidente la différenciation entre la notion primitive, narcissique et phallique de « genre » (le simple genre initial du petit garçon et le simple genre initial de la petite fille) et la notion plus tardivement secondarisée de « sexe » (le sexe masculin et le sexe féminin). Confondre en particulier le phallus, représentation symbolique de succès légitime du narcissisme chez la fille tout autant que chez le garçon, avec le pénis, organe sexuel masculin complémentaire (et non rival) de l'organe sexuel féminin, risque d'entraîner de bien fâcheuses confusions. Une de ces confusions étant de sexualiser trop vite, donc de prendre pour des « névroses » des situations cliniques qui appartiennent à des variétés narcissiques de dépressions. Étant bien entendu par ailleurs que toutes les formes cliniques de dépressions n'appartiennent pas pour autant à de purs problèmes narcissiques.

Pour survoler très rapidement les différentes variétés d'économies dépressives que nous rencontrons, je fixerai mon attention sur les formes spécifiques de relations à l'objet dont il peut être question, de façon assez spécifique, dans chaque situation. Ce qui nous conduit à définir plusieurs types d'« objet », selon le mode de structuration, sur le moment, qui organise la personnalité du sujet lui-même.

Freud relie d'une façon permanente la notion d'« objet » à son concept fondamental de « pulsion ». Il précise ses vues en 1915 en déclarant que *« l'objet de la pulsion est la chose au regard de laquelle ou à travers laquelle la pulsion est à même de réaliser son but ».* Or en 1915, Freud venait de présenter sa théorie du narcissisme. En matière de « pulsion », il ne pouvait donc plus s'agir exclusivement de pulsion sexuelle. Le groupe des instincts narcissiques apparaissait dans le champ de ses préoccupations psychanalytiques : instincts de conservation, violence défensive, pulsion de vie (ou plutôt de « survie »). N'y mêlons pas le très équivoque « instinct de mort » qui appartient à une toute autre problématique et qui n'a rien à faire ici. Nous pouvons nous en tenir, dans notre survol actuel, aux deux formes de poussées libidinales définies par Freud comme constituant la libido sexuelle d'une part, et la libido narcissique d'autre part.

2. LA « DÉPRESSION NÉVROTIQUE » ET SON OBJET

Bien que je ne sois pas personnellement enclin à trop rapprocher la notion de « névrose » (qui correspond à une structure sexuelle et œdipienne bien définie) de la catégorie clinique dépressive (dont les formes les plus nombreuses et les plus variées ne sont pas névrotiques), il nous faut bien reconnaître que, dans certains cas de névroses, nous rencontrons des signes de dépressivité, surajoutés à la symptomatologie névrotique.

Le cas le plus évident (et sans doute le plus célèbre) étant celui de « Dora » présenté comme le prototype de la névrose hystérique. Or, à côté des symptômes que Freud analyse comme reposant sur des mécanismes névrotiques, Dora souffre de phénomènes sans aucun doute dépressifs. Au point même que, de nos jours, certains auteurs se demandent si Dora n'était pas une dépressive plutôt qu'une hystérique.

Nous n'entrerons pas dans un tel débat, mais nous pouvons estimer qu'une structure névrotique idéalement parfaite, c'est-à-dire seulement névrotique sous une forme pure, n'existe pas. Toute structure de la personnalité, quel qu'en soit le modèle, comporte des failles dans on système organisationnel. Et il est logique (la nature ayant horreur du vide) que de telles failles, plus ou moins importantes, soient comblées par des éléments hétérogènes appartenant à d'autres variétés économiques que celle qui domine comme mode principal organisateur de l'affectivité du sujet dont nous nous occupons.

Ce qui importe, pour définir une structure névrotique, c'est de connaître la forme que prend, dans de tels cas, la représentation que le sujet se fait de son objet. Dans le cas d'une structure « névrotique » (c'est-à-dire basée sur un imaginaire essentiellement sexuel et œdipien), l'« objet » est vécu par le sujet selon trois caractéristiques fondamentales :

a. il s'agit d'un être qui est vécu comme ayant une autre identité propre de « sujet » et dont les différences identitaires sont acceptées ;

b. il s'agit d'un être qui se trouve, en valeur absolue, dans une situation conçue comme égalitaire affectivement par rapport au sujet ;

c. il s'agit d'un être dont le potentiel spécifique est concevable comme complémentaire dans sa relation au sujet.

Une telle définition était sans doute tellement évidente pour Freud, et ses successeurs, qu'elle a envahi dans le langage psychanalytique l'ensemble du champ conceptuel concernant l'idée qu'on se fait de la « relation objectale ». Quand on parle de « relation de mode objectal », même à l'heure actuelle, on fait allusion quasi-exclusivement à la relation d'un sujet de structure névrotique avec son objet (également de structure névrotique). Nous nous trouvons ainsi fort gênés pour évoquer la forme de relation (également « objectale », mais au sens large du terme) entretenue par des organisations psychotiques ou dépressives de modèle « limite ».

3. LA « DÉPRESSION PSYCHOTIQUE » ET SON OBJET

Un certain nombre d'états dépressifs constatés en clinique, et correspondant à des formes assez graves et parfois suicidaires, appartiennent à la lignée structurelle psychotique, tout en évitant le délire. Il s'agit d'ailleurs souvent de « prépsychoses ». K. Abraham (1920) s'était lui-même très tôt attaché *à « l'approfondissement de la structure psychotique de certaines dépressions »*. Et très près de cela nous devons ranger un certain nombre des patients que O. Kernberg (1975) considère comme des sujets « Border-Lines » (et que nous n'avons cliniquement aucun intérêt à confondre avec les « États-Limites » tels que la plupart d'entre nous les décrivent en Europe).

Les signes de dépression accusés par des structures psychotiques correspondent à des épiphénomènes assez superficiels, à but essentiellement défensif contre la décompensation psychotique franche et le délire. De la même façon que la plupart des comportements dits « obsessionnels » ne constituent en fait nullement des symptômes névrotiques mais jouent simplement un rôle défensif au sein d'une structure sous-jacente de nature psychotique luttant contre la décompensation. Nous trouvons la preuve de cette façon de voir les choses dans le fait qu'un dépressif ou qu'un obsessionnel reposant sur une structure psychotique de base, lorsqu'il n'est pas soigné (ou bien encore lorsqu'il est mal soigné car confondu avec un état névrotique) va se décompenser à la longue selon un mode qui ne laissera plus de doute alors sur la nature psychotique de son fond structurel.

L'« objet » du psychotique se trouve décrit dans l'observation de l'« Homme aux rats ». Il s'agit d'un objet vécu comme persécuteur et perversifié dans la mesure où une telle se voit par la suite érotisée. P.C. Racamier (1989, 1992) a décrit le mouvement à la fois ante- et anti-œdipien de la relation psychotique et il a évoqué le caractère non pas incestueux mais « incestuel » des projections réalisées par le psychotique sur son objet. Cette relation « incestuelle » entretenue avec l'objet devient une sorte de déguisement de la classique relation incestueuse du névrotique. L'érotisation de l'attaque, par le psychotique, de l'objet de son désir, se trouve ensuite retournée en attaque sadique dirigée sur le sujet par un objet qui ne peut plus être représenté comme l'objet d'un désir sexuel.

Les situations dépressives que je viens d'évoquer se présentent à la fois comme écran et comme défense contre des manifestations psychotiques pouvant émaner de structures primitivement psychotiques, c'est à dire inscrites de façon très précoce dans la trajectoire épigénétique d'un sujet. Dans d'autres cas, les aspects dépressifs ne prennent que secondairement une tournure évolutive psychotique. Dans une première étape, nous avions affaire à une pathologie simplement narcissique (du type « État-Limite ») mais la situation affective et relationnelle s'étant aggravée, le passage vers une structuration psychotique tardive s'est soudain manifestée. Qu'il s'agisse alors de maladie maniaco-dépressive ou de mélancolie, l'aspect nettement dépressif appartient au mode de fonctionnement lui-même de la structure. Et l'« objet » visé devient alors, comme dans toute situation psychotique, marqué par le clivage, les projections de l'agressivité et des affects sadiques devenus persécuteurs.

4. LA DÉPRESSION « LIMITE » ET SON OBJET

Rangeons tout de suite dans une catégorie à part, comme je l'ai déjà fait plus haut (Bergeret 1974, 1975, 1992, 1999), un certain nombre de « Border-Lines » décrits par des auteurs anglo-saxons (et parfois traduits par des éditeurs français sous le vocable d'« États-Limites ») et qui correspondent en réalité à des variétés diverses de prépsychoses. Nous pouvons alors considérer que les pathologies du narcissisme rangées en Europe sous l'appellation d'« États-Limites » représentent la catégorie de patients dépressifs qui font le plus souvent appel à nous.

Il s'agit d'échecs assez précoces intervenus à l'étape narcissique au cours de laquelle devrait se constituer l'identification primaire du sujet. Cette étape se termine logiquement au moment de l'adolescence où, sur une identité primaire narcissique assez solidement établie, va se construire l'identité secondaire, c'est à dire vraiment et définitivement sexuelle, du sujet.

L'exemple clinique le plus fameux de ce genre de dépressif a fort bien été présenté par Freud lui-même sous la forme de l'« Homme aux loups ». Il s'agit de personnalités qui n'ont pu profiter des tourments de la crise d'adolescence pour parvenir à intégrer (pour l'essentiel du moins) leur légitimes besoins narcissiques au sein d'une problématique sexuelle et œdipienne.

L'« objet » de l'« État-Limite » a depuis longtemps été décrit comme un objet de nature anaclitique, c'est à dire un objet de dépendance pour le sujet. Et à ce propos une certaine ambiguïté ne cesse de troubler le potentiel relationnel de l'« État-Limite ». En effet, un tel sujet hésite sans cesse entre une représentation trop grandiosement idéalisée de l'autre, représentation grandiose dont il ne sait pas ce qu'il en peut attendre comme gratifications nécessaires pour lui, le petit, ou bien aussi tout ce qu'il peut redouter de la part d'un personnage aussi puissant qu'il va falloir séduire (narcissiquement) afin d'éviter de se sentir menacé par lui. À une telle ambiguïté s'en ajoute une seconde, de nature à augmenter encore les affects dépressifs, dans les cas où l'objet est imaginé lui-même aussi comme étant petit, faible, impuissant et, de ce fait, incapable de répondre aux immenses besoins de gratifications narcissiques du sujet.

Nous avons vu que la relation « objectale » correspondant à la maturation affective d'un sujet était caractérisée par le sentiment que l'objet se trouvait caractérisé, par rapport au sujet, par une triple représentation : celle d'un être différent du sujet ; celle d'un être doté *a priori* d'un statut d'égalité par rapport au sujet ; et celle d'une position de complémentarité heureuse de la personnalité du sujet.

Le dépressif-limite demeure fixé à une représentation plus archaïque et plus puérile de son objet. Pour lui, l'objet demeure un « identique » à lui-même, doté des mêmes angoisses, des mêmes faiblesses et des mêmes violences. Mais tout en partant d'une identité de conflits et de rivalité, la seule distinction reconnue entre le sujet et l'objet ne réside pas dans une différence de droit de penser, mais dans une différence de puissance narcissique. Il n'y a pas des individus distincts, égaux et complémentaires mais des semblables en constant rapports de forces, de puissance, de domination, et d'essais de mainmise violente.

C'est pourquoi l'« État-Limite » véritable est en perpétuelle situation d'agitation (antidépressive) d'idéalisation de la puissance de l'autre dont il peut tout attendre et en même temps tout redouter. Sa principale arme relationnelle étant la séduction (narcissique) de l'autre, pour en tirer le maximum de bénéfices et éviter autant que possible son éventuel sadisme.

L'origine prégénitale des fixations objectales auxquelles l'« État-Limite » reste désespérément rivé, ne fait aucun doute du point de vue de la psychogenèse, et explique en même temps l'instabilité du lien engagé avec des objets facilement interchangeables, puisque si peu solidement investis.

5. UNE DÉPRESSION « SANS OBJET » ?

L'affinement progressif, au cours de ces dernières décennies, de la clinique et des points de vue théoriques concernant la psychopathologie, a conduit nombre d'auteurs à différencier de plus en plus de formes de comportements dépressifs, et chercher à concevoir des formes nouvelles de relations à l'objet.

Nous connaissons tout l'intérêt porté, et à juste titre de nos jours, aux travaux des psychosomaticiens. En particulier aux hypothèses émises par l'école parisienne de l'IPSO. Lors des premières recherches sur les formes les plus graves et les moins directement compréhensibles de situations foncièrement dépressives qu'il rencontrait dans sa pratique, P. Marty (1968) en était arrivé à envisager l'existence d'une « dépression sans objet ». Dans la suite de leurs travaux, les psychosomaticiens ont été naturellement conduits à nuancer une position aussi radicale et difficilement intégrable dans la théorie de la relation, je dirai, « à tous ses étages ».

En effet, dès l'époque freudienne, on était parvenu à ne plus limiter aux économies névrotiques (donc sexuelles et œdipiennes) la possibilité de disposer d'une « relation à l'objet ». Dès 1914, Freud ouvrait la voie à l'étude d'une relation possible à un « objet » qui n'était pas de statut sexuel et œdipien, mais dont on admettait la nature narcissique. On a également parlé d'« objet homoérotique » et même d'« objet » en référence à l'auto-érotisme. Le terme d'« objet » était assez vite débarrassé de l'ancien préjugé uniquement sexuel et œdipien dans lequel il avait été tout d'abord enfermé. On admet donc assez facilement de nos jours l'existence de formes bien diverses de relations à l'objet, ce qui implique la possibilité de rencontrer différentes formes d'« objet ».

Avec un certain nombre de collègues, nous avons pu effectuer, à Lyon, quelques recherches consistant à retrouver chez des adolescents ou des adultes, les traces éventuellement laissées, au-delà des conflits œdipiens ou des blessures narcissiques anciennes, par des carences graves ou des traumatismes sérieux survenus à la période fœtale. Nous nous sommes également appuyés, dans de telles recherches, sur les travaux des équipes qui, en France, en Allemagne et dans les pays anglophones, s'intéressent aux aléas de la vie intra-utérine et de la périnatalité.

Il nous a semblé que les psychosomaticiens qui se préoccupent des origines les plus archaïques des avatars de la vie psychique auraient avantage à étudier la forme prise par « l'objet » tel que peut le pressentir un fœtus à travers la relation qu'il entretient avec l'environnement placentaire et utérin maternel. Une dimension nouvelle et complémentaire nous semble envisageable en vue de la compréhension de certaines dépressions jusque-là difficiles à cerner quant à leurs origines et au modèle très particulier d'« objet » relationnel initial.

L'ensemble de toutes les formes d'« objet » qu'il est possible d'envisager au sein d'une problématique dépressive, semble d'une très grande importance pour ne pas se tromper de cible dans le choix d'une indication de cure. Il en est de même pour les réflexions qui peuvent nous conduire à des projets préventifs plus largement envisagés en matière préventive, et adaptés avec pertinence non pas à *« la »* dépression en général, mais en particulier à telle ou telle forme spécifique de dépression.

BIBLIOGRAPHIE

Abraham, K. (1965). *Œuvres complètes.* Paris : Payot.

Bergeret, J. (1974). *La personnalité normale et pathologique*. Paris : Dunod.

Bergeret, J. (1975). *La dépression et les États-limites*. Paris : Payot.

Bergeret, J. (1992). Les dépressions et leurs bases dans une optique thérapeutique, *Bulletin de la société du Rorschach et des Méthodes Projectives,* 36, p. 5-23

Bergeret, J. & coll. (1999). *L'érotisme narcissique : Homosexualité et homoérotisme*. Paris : Dunod.

Freud, S. (1914). Pour introduire le narcissisme. In (1969). *La Vie sexuelle.* Paris : P.U.F.

Freud, S. (1952). *Métapsychologie* (1915). Paris : Gallimard.

Freud, S. (1973). *Introduction à la psychanalyse* (1915). Paris : Payot.

Kernberg, 0. (1975). *Les troubles limites de la personnalité.* Toulouse : Privat.

Marty, P. La dépression essentielle, *Revue Française de Psychanalyse*, XXXII, 4, p. 594-599

Racamier, P.C. (1989). *Anti-Œedipe et ses destins*. Paris : Apsygée.

Racamier, P.C. (1992). *Le génie des origines*. Paris : Payot.

Stoller, R. (1989). *Masculin ou Féminin.* Paris : P.U.F.

Dépression essentielle et désorganisation progressive : une démarche préventive est-elle possible ?

Christophe Dejours

1. INTRODUCTION

Avant de discuter la question qui intéresse spécifiquement ce Colloque, à savoir si une démarche préventive est possible, il faudrait sans doute préciser comment on comprend les liens entre dépression et risque de désorganisation somatique.

Depuis la description princeps de la dépression essentielle par Marty en 1968, on s'accorde généralement, du moins en France, à considérer qu'existe un lien serré entre cette forme particulière de dépression et l'apparition de maladies somatiques qui se succèdent et se compliquent. Processus conduisant à des lésions dont l'accumulation semble se poursuivre inexorablement, malgré les traitements médicaux conventionnels qui, de surcroît, ont parfois des effets paradoxaux et catastrophiques. À ce point que le pronostic vital puisse être remis en cause.

Ces configurations cliniques existent bel et bien et constituent une des conjonctures les plus redoutables auxquelles il arrive au psychosomaticien de se trouver confronté. Redoutables, ces configurations le sont, parce que l'abord psychothérapique selon les règles classiques est ici notoirement insuffisant. Il est fréquent, en effet, que pour continuer à voir le patient, il faille se rendre à l'hôpital en service de médecine, parfois en chirurgie et, de façon non-exceptionnelle, en réanimation. Pour avoir une chance de maintenir avec lui une relation, il faut le voir chaque jour et parfois plusieurs fois dans la même journée. Cette prise en charge est donc extrêmement contraignante. Son résultat est parfois spectaculaire, mais il est plus souvent décevant et quand le malade ne décède pas, il survit en général avec des séquelles graves exigeant des traitements lourds, au long cours.

Lorsqu'on a été confronté une fois à une situation clinique de ce type, il est facile ensuite au praticien de la reconnaître, d'entrée de jeu, lorsqu'elle se présente à nouveau avec d'autres patients. La difficulté ne réside pas dans le diagnostic, qui est tellement caractéristique qu'il y a peu de risques d'erreurs. La difficulté est, répétons-le, dans les modalités de la prise en charge.

2. LE LIEN CAUSAL ENTRE DÉPRESSION ET SOMATISATION

Dans la conception de Marty, le lien entre la dépression essentielle et la désorganisation somatique est un lien de causalité. La dépression essentielle est, en somme, la caricature de la pensée opératoire et de l'effacement des défenses psycho-névrotiques. En l'absence de toute ressource mentale mobilisable, le patient semble incapable d'opposer la moindre réaction au processus mortifère dans lequel il est emporté. Il n'est pas rare qu'il fasse montre d'une sorte d'indifférence à ce qui se passe en lui. Il assiste, sans affect, à la destruction de son corps et au processus mortifère, il ne se défend pas, comme s'il s'abîmait dans une passivité quasi-anesthésique et aboulique. Lorsqu'on le soigne médicalement, il se laisse faire, mais il n'apporte pas de vraie coopération à son traitement. Marty évoquait une sorte de sidération psychique et l'on comprend que, dans ce contexte de profonde négligence à soi-même, rien ne fasse obstacle à tous les processus morbides. Chaque jour dans un organisme vivant commencent de multiples maladies infectieuses et dégénératives. En temps normal, la surveillance immunitaire fait son travail et enraye le développement de ces processus pathogènes. Mais en cas de dépression essentielle, se produirait comme un engourdissement de toutes les défenses, y compris des défenses biologiques. C'est pourquoi cette pathologie psychique pourrait être tenue pour un facteur favorisant, voire pour le *primum movens* de maladies somatiques chroniques, en particulier de cancers. Mais on a pu observer aussi, dans ce contexte clinique, l'évolution catastrophique de certaines pathologies bactériennes ou virales comme, par exemple, une tuberculose. Du fait que le patient ne réagit pas, il n'appelle pas non plus à l'aide, il continue de fonctionner normalement dans la vie ordinaire, sociale et professionnelle, et l'on ne découvre finalement la maladie qu'à un stade déjà très évolué de ses complications, dans ces formes cliniques que la médecine qualifie joliment de formes « historiques », car on ne les observe plus guère dans la pratique médicale moderne.

En dépit de tous ces arguments qui plaident en faveur de la relation de cause à effet entre dépression essentielle et désorganisation somatique, je voudrais évoquer certaines situations cliniques qui pourraient remettre en cause cette conception de l'histoire naturelle de la désorganisation psychosomatique. Je signale au passage que l'on s'est relativement peu intéressé aux étapes qui précèdent ou annoncent l'apparition d'une dépression essentielle, et qu'il est donc malaisé de formuler des recommandations sur la prévention de cette affection assez déconcertante, tant que l'on en reste à cette lecture de la maladie.

3. LES DÉSORGANISATIONS SANS DÉPRESSION ESSENTIELLE

Avant d'aborder la question des cas de dépression essentielle en désaccord avec la théorie, je voudrais signaler que des processus de désorganisation somatique surviennent aussi parfois en dehors de tout contexte de dépression essentielle. Ces cas sont intéressants pour le problème qui nous occupe, à savoir celui de la **dépression**. En effet, dans ce cas, lorsque le diagnostic de la première maladie inaugurant le processus de désorganisation est posé, le contexte psychologique est tout sauf celui d'une dépression. Le patient est en quelque sorte fauché par une maladie, alors que rien, du point de vue psycho-affectif, ne le laissait prévoir. Le contexte est au contraire celui d'une angoisse majeure, d'une réelle coopération du patient aux investigations cliniques et para-cliniques, ainsi qu'aux traitements. Mais rien n'y fait ! La maladie continue d'évoluer, de se compliquer et le patient décède lorsque toutes ses forces l'ont abandonné, dans un état d'affaiblissement et d'épuisement que rien n'apparente à une dépression essentielle.

J'ai suivi ainsi un jeune homme de 20 ans, atteint d'un ostéosarcome. Il m'a été adressé à l'IPSO alors qu'il avait déjà été amputé du membre inférieur. Le pronostic porté par le cancérologue était réservé. Cet homme jeune était à l'École Normale Supérieure. Il travaillait avec ardeur à ses études à l'École et préparait en même temps un DEA de mathématiques. Sujet à une angoisse intense, il accordait beaucoup d'importance à sa psychothérapie. Alors qu'il était surveillé de près par l'équipe médico-chirurgicale, voilà que survient brusquement une métastase pulmonaire. L'ablation de la tumeur est aussitôt décidée pour la semaine suivante. En 8 jours, la métastase atteint la taille d'une orange. L'intervention se passe convenablement, la tumeur est facilement opérée (clivage du parenchyme sain). Le patient récupère remarquablement vite de la thoracotomie. Ce qui se jouait alors, au plan psychopathologique, était tout sauf une dépression essentielle. Il vient en effet de tomber amoureux d'une jeune étudiante qui semble sincèrement éprise de lui. Dans ce contexte exceptionnellement favorable, peut-être le plus heureux de sa vie, survient une nouvelle métastase dont la croissance volumétrique est aussi brutale que la première. Nouvelle intervention. Nouveau succès. Il n'empêche ! Vont survenir une deuxième, puis une troisième, puis une quatrième métastase, entraînant à chaque fois un nouveau geste chirurgical. Très entouré par sa petite amie et la famille de cette dernière, malgré un investissement qui ne se démentira pas de sa thérapie, après une énième intervention chirurgicale qui se complique d'une insuffisance rénale, il finit par décéder. Tout au long de cette histoire, le patient n'a jamais montré de signe de dépression, mais au contraire une volonté de lutte que je ne suis pas prêt d'oublier et qui lui a sans doute permis de triompher de plusieurs de ses métastases et de connaître quelques 18 mois de bonheur affectif et érotique.

De ce cas et de quelques autres que j'ai connus, je retiendrai que le lien entre désorganisation progressive et dépression essentielle n'est certainement pas univoque.

4. REMISE EN CAUSE DU LIEN CAUSAL

Je voudrais maintenant évoquer des cas en contradiction avec la théorie ; à savoir : des cas où la dépression essentielle ne précède pas la désorganisation somatique mais lui succède. Il s'agit de patients souffrant de maladies somatiques chroniques que j'ai suivis pendant plusieurs décennies. Je prendrais pour exemple une patiente diabétique que j'ai commencé à soigner lorsqu'elle avait 14 ans. Elle se montrait extrêmement indisciplinée avec le traitement de sa maladie. Mais pas du tout par négligence, comme en cas de dépression essentielle. Elle jouait avec les aliments interdits par son régime, notamment avec le chocolat et le coca-cola dont elle consommait des quantités industrielles, à la fois pour le plaisir que cela lui procurait, mais aussi par provocation délibérée. Elle avait ainsi réussi à déclencher l'ire et le rejet de presque toutes les équipes diabétologiques de France et de Navarre. Elle faisait des acidocétoses, avait plusieurs fois failli faire des comas hyperosmolaires. Les complications ont relativement tardé à apparaître : rétinopathie diabétique majeure, neuropathie périphérique, hyper-tension artérielle, insuffisance rénale. À chaque fois que se profilait la catastrophe définitive, comme la cécité ou l'anurie complète, nécessitant l'épuration extra-rénale, comme par miracle, la complication était surmontée.

La provocation franchement risquée de cette patiente était entretenue, il est vrai, par sa famille. Chaque membre apportait, à qui mieux mieux, sa contribution au scénario en offrant des chocolats à la patiente, en l'invitant systématiquement à des agapes absolument incompatibles avec son état, mais auxquelles elle ne parvenait pas à se dérober, car c'était dans ces occasions, justement, qu'elle trouvait aussi l'amitié, l'affection, la réjouissance et les rapports amoureux.

Grâce à un diabétologue exceptionnel et une équipe infirmière très entraînée, la patiente finit par établir une relation de confiance et à coopérer enfin à une stratégie hygiéno-diététique plus rationnelle. Peu à peu se constitue autour d'elle un réseau de spécialistes de haut niveau qui vont tous œuvrer pour la soigner avec une attention et un zèle dont tout malade pourrait rêver. La qualité des soins et de l'aide qu'elle reçoit sont, je pense, le résultat de son changement d'attitude à elle. Désormais, tous les médecins qui la soignent sont émus et attachés à elle. Tout le monde s'accorde, parmi ces médecins, à considérer que l'évolution de la patiente est liée à sa psychothérapie qui est d'ailleurs devenue une analyse à trois séances par semaine, de sorte qu'aucun d'entre eux ne sabote, pendant toutes ces années, le travail analytique qu'elle poursuit avec passion, bien qu'il ait duré extrêmement longtemps. Pendant des années, l'état de la patiente restera sinon stabilisé, du moins assez bien contrôlé. Mais, malgré tout, les vaisseaux et les nerfs de l'organisme ont été sérieusement endommagés par les années de désinvolture et de provocation. Les complications évoluent. Je ne peux pas décrire ici la progression de la maladie, ce serait trop long.

Ce à quoi je veux en venir, c'est qu'au fur et à mesure de cette évolution, je constate qu'elle doit abandonner sa vie professionnelle, puis rétrécir ses loisirs. Elle se bat avec acharnement et garde son sens de l'humour, mais force est de reconnaître que, malgré tout, son fonctionnement psychique se rétrécit et s'appauvrit. En particulier sa vie onirique jusque-là très riche, se tarit. En quelques mois se constitue une dépression essentielle contre laquelle je ne réussis à rien, en dépit de toutes les stratégies que j'ai tentées, y compris après avoir demandé l'avis de confrères analystes chevronnés que j'ai appelés en consultation, pour avoir des avis éclairés.

Ici, il apparaît que la dépression essentielle est **secondaire** à la désorganisation somatique.

5. LES SIGNES PRÉCURSSEURS DE LA DÉPRESSION ESSENTIELLE

Ayant suivi nombre de patients comme cette jeune femme, j'en arrive à la conclusion inverse de celle de Marty : dans la majorité des cas, la dépression essentielle est secondaire à l'évolution d'une maladie grave et non, comme le soutiennent les psychosomaticiens, le *primum movens* de la désorganisation.

En dehors des arguments psychodynamiques, il y a aussi des arguments génétiques qui plaident contre la fonction causale de la dépression essentielle. J'avais remarqué depuis longtemps, parmi les patients chez lesquels je faisais le diagnostic de dépression essentielle dans les services de médecine, qu'en insistant auprès des internistes pour qu'ils poursuivent les investigations para-cliniques, quand il n'y avait aucun signe d'appel, on parvenait finalement à découvrir, assez souvent, un cancer. Soit ! Cela me valait une certaine réputation à l'hôpital. Mais il y avait tout de même un « bémol ». C'est que parmi les cancers ainsi découverts, il semble bien que le temps nécessaire à leur maturation dépassait de plusieurs années l'apparition de la dépression essentielle. Par exemple, il fallait sept ans d'évolution d'un clone cancéreux pour, qu'avec les moyens de l'époque, la tumeur fût cliniquement détectable, alors que la dépression essentielle ne datait que de 6 mois. La dépression essentielle ne pouvait donc pas être la cause de la maladie somatique.

6. L'EXPÉRIENCE DU CORPS DANS LA DÉPRESSION ESSENTIELLE

C'est en travaillant sur d'autres configurations cliniques, que je suis revenu, dans l'après-coup, sur ces cas contradictoires avec la théorie standard. En réfléchissant, au plan théorique, sur la généalogie du corps érogène, on peut proposer une conception étiologique des étapes conduisant à la dépression essentielle. Dans les psychoses, les états-limites et les toxicomanies, de nombreux auteurs accordent une fonction fondamentale aux désordres affectant le corps, dans la genèse des troubles dont souffrent ces patients. Dans les psychoses, Gisela Pankow (1964) théorise ces désordres à partir du concept d'image du corps ; dans les états-limites, Anzieu (1987) les théorise à partir du concept de moi-peau. En psychosomatique, j'ai tenté pour ma part de les théoriser à partir du concept de corps érogène. Quels que soient les concepts utilisés dans ces théories, on retrouve l'idée que c'est à partir du corps que naît la pensée et qu'à l'inverse, c'est dans la partie inhabitée du corps que s'abîme la pensée et que le sujet fait alors l'expérience atroce du vide.

Dans la conception que je soutiens en psychosomatique, au départ de toute pensée, il y a d'abord un affect. En somme, la pensée serait non seulement mobilisée par un affect, mais toute pensée authentique, c'est-à-dire toute pensée estampillée par la subjectivité, ne serait rien d'autre qu'une élaboration ou une perlaboration de ce qui, d'abord, s'éprouve subjectivement comme un affect.

Le problème maintenant se déplace : pour qu'un affect advienne, il faut d'abord et avant tout un corps pour l'éprouver. Il arrive parfois que la rencontre avec l'autre, au lieu de susciter le désir, l'excitation, la curiosité, la jalousie, l'agressivité... provoque au contraire l'expérience de l'effacement total de tout affect, de l'indifférence affective radicale, redoutable parce qu'elle emporte avec elle le principe même de toute sensibilité. C'est l'expérience de la frigidité absolue, de l'inexcitabilité, de l'absence de toute couleur aux idées : ni souffrance, ni plaisir, rien !

Si la vie est ce qui s'éprouve affectivement, alors l'effacement de toute affectation ou affectabilité, n'est autre que l'expérience de la vie qui se dérobe à elle-même, de la vie subjective qui s'absente du corps.

Le pire dans la vie psychique n'est pas la souffrance, ni la tristesse. C'est l'insensibilité totale, dont les schizophrènes, les hébéphrènes, en particulier, font l'expérience horrible : le vide, qui est absence d'affect et par voie de conséquence, arrêt de la pensée et apragmatisme. Le toxicomane ou le schizophrène en viennent parfois à se brûler volontairement la peau ou à s'infliger des excoriations mutilantes pour tenter de retrouver l'expérience sensible qui a déserté leur corps. Désertion de la sensibilité par quoi le corps n'est plus un corps en ce sens précis que ce qui a disparu c'est l'aperception même du corps qui éprouve, en soi, la vie.

La dépression essentielle est une des expériences majeures d'effacement de la sensibilité affective, jusqu'au point où aucune souffrance morale n'est plus accessible. Dans la dépression essentielle, il n'y a aucune angoisse, aucun affect, et c'est certainement ce que cette forme de dépression a de plus déconcertant par comparaison avec les autres formes de dépression répertoriées par la psychopathologie classique. Dans la dépression essentielle, l'alexithymie dépasse la forme habituelle, elle est athymie. Plus qu'alexithymie, elle est athymormie.

J'insiste sur cette massivité de l'abrasion de toute formation symptomatique dans la phase d'état de la dépression essentielle, parce qu'elle se rapproche beaucoup de l'anhédonie, de l'apathie, de l'aboulie, et de l'athymormie des psychoses dissociatives, mais pourtant les dépasse encore parce qu'à ce stade, il n'y a plus de souffrance du tout. La défaite est totale et le sujet est devenu radicalement indifférent à son état actuel, comme à son devenir.

7. AVANT LA DÉPRESSION ESSENTIELLE : LA PHASE DE LUTTE

Or il arrive qu'avant la défaite, le tableau clinique soit très différent de celui qui vient d'être évoqué, presque opposé même. Avant la capitulation et l'indifférence affective, il y a parfois une phase de lutte qui se caractérise par la peur paroxystique de ce dérapage qui s'annonce. Cette peur prend une forme caractéristique que je désignerais sous le nom « d'angoisse de dérocher ». Cette angoisse est éprouvée affectivement par la subjectivité encore vivante, qui sent la vie se dérober d'elle. Ce terme de « dérocher » est emprunté à l'alpinisme. C'est la chute dans le vide, quand la prise sur la paroi cède. L'angoisse de « dérocher » s'éprouve comme si le sol se dérobait sous les pieds et que s'ensuivait une chute sans fin. L'angoisse de dérocher est aussi un vertige effroyable qui s'annonce par une impression de froid gagnant progressivement le corps. Avec la chute, il y a la frigidité qui s'empare du corps. Ce froid peut durer. Il est paradoxalement une forme de souffrance extrême, comme si dans le temps même où la sensibilité se retire, il y avait une sensibilité exacerbée à cette défection de l'expérience du corps. C'est en somme comme une anesthésie douloureuse, une insensibilisation hyperesthésique. Cette angoisse n'est à nulle autre pareille. Les patients font parfaitement la différence avec les autres angoisses ordinaires dont ils sont coutumiers. L'hyperesthésie se traduit par une intolérance irritative à toutes les stimulations. Au bruit, notamment, au contact avec autrui : toute stimulation semble capable d'aggraver la sensation de chute et la sensation de froid. Le patient ne peut plus dormir, il peut se mettre à hurler, il peut aussi céder à un raptus clastique. L'angoisse de dérocher est tellement insupportable que de nombreux patients pensent alors à se suicider. Se suicider, en effet, est maintenant un moindre mal et surtout un moyen de se libérer de cette angoisse littéralement intolérable. Les passages à l'acte ne sont pas rares.

Cette forme extrême de l'angoisse de dérocher se rencontre surtout chez les psychotiques et chez les toxicomanes.

En clinique psychosomatique, généralement, l'angoisse de dérocher n'atteint pas ses paroxysmes et la bascule se fait soudain, dans la dépression essentielle, où tout se tait. Le calme revient. Cette bascule est déconcertante et difficilement compréhensible. Très différente de ce qu'on observe chez le psychotique et le psychopathe où l'angoisse de dérocher conduit plutôt chez l'un à la catatonie, chez l'autre au raptus clastique. Ici, c'est au contraire le silence et le calme qui d'un seul coup succèdent à l'angoisse. La défaite dans l'indifférence affective succède à la phase de lutte.

Il faudra expliquer pourquoi et comment se produit cette rupture insolite qui ressemble à une fracture. La dépression essentielle est ce qui arrive « après la chute ».

Je reviens au cas de cette patiente diabétique insulino-dépendante dont j'ai parlé précédemment. C'est dans l'après-coup seulement, et trop tard malheureusement, que j'ai reconnu les signes de cette angoisse de dérocher qui avaient précédé la dépression essentielle sans que j'aie su, à l'époque, établir le rapport génétique entre les deux phases ou les deux états. Elle avait effectivement traversé à plusieurs reprises de tels épisodes d'angoisse, avec des moments confinant à la confusion mentale, surtout la nuit, où les cauchemars se mélangent à un état proche de l'amentia (Levy-Frisacher 1983), que je n'avais pas su rattacher à ce processus qui annonce la dépression essentielle.

Reconnaître dans cette angoisse la spécificité de l'angoisse de dérocher permet de la rattacher électivement à un processus très particulier : celui d'une activation intempestive des registres de sensibilité et d'expressivité inutilisables ou inaccessibles, parce que atrésiques, agénésiques ou atrophiques. Cette angoisse, lorsqu'elle est reconnue comme angoisse de dérocher, signale une crise spécifique du corps érogène. Qu'est ce donc qui vient ainsi solliciter des registres affectifs auxquels il ne fallait pas toucher ? Ce peut être une rencontre amoureuse, ou encore la maladresse de l'analyste qui vont trop loin, en quelque sorte.

Faute de trouver des issues convenables à cette angoisse, c'est la maladie somatique qui s'aggrave jusqu'à ce qu'elle ait absorbé toute l'excitation délétère et que s'installe la dépression essentielle.

En d'autres termes, cette observation, confirmée par plusieurs autres, suggère qu'avant la dépression essentielle il y a souvent une symptomatologie bruyante où l'on peut identifier, à condition d'y penser, l'angoisse de dérocher. C'est que la subjectivité est menacée de désubtantialisation par la stimulation intempestive de registres de sensibilité qui ne peuvent pas fonctionner chez le patient, parce qu'ils correspondent à des fonctions qui ont été proscrites de la subversion libidinale. Cette proscription, qui ampute le corps érogène d'une partie de ses ressources potentielles, est le résultat ou la marque indélébile de la violence que le corps de l'enfant a subi de la part de l'adulte.

Lorsqu'on pousse un patient dans ses retranchements, c'est-à-dire dans les zones impotentes de son corps érogène, alors il fait l'expérience atroce de la néantisation affective.

Revenons à la question fatidique : comment le patient peut-il se trouver acculé au bord du gouffre ?

Deux types de situations sont particulièrement dangereuses : la rencontre amoureuse, parce que le patient peut se laisser entraîner dans le mouvement du corps à corps érotique, jusque dans les zones dangereuses, par amour pour l'être aimé, zones où il s'était jusque-là gardé de s'égarer, tant qu'il était seul. Le deuxième type de situation, c'est le transfert, pour des raisons qu'il est sans doute inutile de préciser ici.

Dans le cas de cette patiente diabétique et comme je l'ai observé avec de nombreux autres patients contraints par leur maladie et par les soins, à une hyper-médicalisation, on peut trouver un troisième type de situation : ce sont les médecins qui, parfois, entraînent sans le savoir le patient dans des situations insoutenables, qui l'acculent au bord du vide psychique. Bien que plus rare que les deux situations de références – rencontre amoureuse et transfert – la médicalisation très intense constitue aussi une épreuve critique pour le corps érotique, sur laquelle un nombre non négligeable de patients décompensent.

8. GÉNÉALOGIE DE LA DÉPRESSION ESSENTIELLE

Dans cette perspective, comment peut-on expliquer le passage de la phase de lutte dominée par « l'angoisse de dérocher », à la phase de défaite, dominée par l'indifférence affective et l'athymie? Le processus en cause, une fois élucidé, est en fait assez simple. L'angoisse de dérocher, ai-je dit précédemment, conduit le psychotique dans la catatonie et le psychopathe vers le raptus clastique. Avec le patient souffrant d'une maladie chronique, l'excitation s'engouffre dans la faille somatique. C'est le phénomène de « capture de l'intentionnalité par la maladie ». Dans la cas du diabète, l'excitation paroxystique de l'angoisse déclenche maintenant la contre-régulation glycémique. Il en résulte en quelques minutes une ascension de la glycémie. Elle peut conduire à une acido-cétose ou à un coma hyperosmolaire. Mais chez des patients porteurs de plusieurs complications dégénératives, en quelques minutes se produit aussi une hémorragie rétinienne ou un accident rénal. La maladie somatique absorbe toute l'excitation et il n'y a plus de mobilisation psychique possible. Après plusieurs à-coups de cette nature, le corps s'épuise et la dépression essentielle s'installe, laissant place à l'effondrement de la pensée. C'est pourquoi la dépression essentielle est la seule forme de dépression où il n'y a aucun symptôme positif.

Les ressorts subjectifs de la pensée ont été totalement emportés dans la décompensation somatique. C'est sans doute à cause de la maladie somatique que la dépression essentielle est une dépression sans angoisse.

Ainsi parvient-on à une interprétation étiologique de la dépression essentielle qui constitue, en quelque sorte, un retournement de la théorie standard : ce serait la décompensation somatique qui déclencherait la dépression essentielle et non l'inverse. La décompensation somatique fonctionnerait comme un gouffre qui attirerait la pulsion, où elle se dissoudrait sans reste ; sans aucun reste.

Dans la dépression essentielle, l'indifférence affective signe la ruine de ce que Laplanche (1969), après Freud (1914), désigne sous le nom « d'intérêts du moi ».

J'attire votre attention sur un point qui pourrait passer inaperçu : dans cette conception de l'étiologie en deux temps de la dépression essentielle, le passage de l'angoisse de dérocher à la dépression essentielle patente, est assurée par la capture somatique de l'excitation. Cela suppose donc une faille somatique **pré-existante**. L'angoisse de dérocher **élargit** la faille et la transforme en gouffre. La crise somatique absorbe toute l'excitation. Il faut, donc, pour arriver jusqu'à la dépression essentielle, qu'il y ait, préalablement, une maladie somatique susceptible de décompenser. Prenons maintenant l'analyse du processus à l'envers : que ce passerait-il s'il n'y avait pas, préalablement à l'angoisse de dérocher, une maladie somatique susceptible de décompenser ; s'il n'y avait pas une faille somatique capable de se transformer en gouffre ? Eh bien, l'angoisse de dérocher ne pourrait pas conduire à une dépression essentielle. Si l'issue somatique était verrouillée, qu'adviendrait-il de l'angoisse de dérocher, dont je vous rappelle qu'elle témoigne tout de même d'une situation critique, où le corps érogène est menacé, où le clivage est en train de se rompre et où la subjectivité risque de se défaire. En l'absence de faille somatique, c'est une autre forme de décompensation qui surviendrait : décompensation psychotique dissociative ou raptus clastique ou suicidaire. Mais dans les trois cas, l'angoisse de dérocher annonce une décompensation où l'on reconnaîtra toujours l'œuvre de la compulsion non-sexuelle de mort.

Nous pouvons maintenant comprendre pourquoi la dépression essentielle est tellement dangereuse. Une fois installée, en neutralisant les intérêts du moi, elle met le patient dans une situation inédite où il ne réagit plus, où il ne se défend plus, où il ne se protège plus, où il n'envoie aucun signal de détresse, où il n'appelle pas. Pendant ce temps, rien n'arrête plus le processus de destruction du corps, porté par la maladie somatique. Immanquablement, la maladie fait des dégâts, souvent irréversibles. Si la maladie chronique est à l'origine de la dépression essentielle, en retour, la dépression essentielle favorise la progression de la désorganisation[1].

9. REGARDS SUR LA PRÉVENTION

Dans la perspective que j'ai tenté de vous présenter, la dépression essentielle n'est pas le *primum movens* de la désorganisation somatique. C'est l'inverse. La désorganisation somatique engendre, après un certain temps d'évolution, une dépression essentielle.

Du point de vue de la prévention, le moment-clé de l'intervention se situerait en amont de la dépression essentielle. Dans de nombreux cas, comme je l'ai déjà indiqué, des poussées évolutives de maladies chroniques se produisent dans un contexte d'angoisse. C'est somme toute banal. Mais si l'on étudiait attentivement ces épisodes anxieux, on pourrait identifier, dans certains cas, des signes évocateurs de l'angoisse de dérocher, en particulier lorsque l'on retrouve des signes de sub-confusion, des cauchemars et une insomnie rebelle.

1 En somme, la description princeps de la dépression essentielle par Marty était cliniquement juste, mais étiologiquement erronée. Elle confondait la maladie chronique originelle avec ses complications aiguës ; à savoir : la décompensation et la désorganisation somatique. En fait il semble que la maladie chronique soit présente avant la dépression essentielle et en soit aussi, la condition *sine qua non*. De mon point de vue, ce serait plutôt le couple formé par la maladie chronique et l'angoisse de dérocher, qui entraînerait à la fois la dépression essentielle et la désorganisation somatique.

Cette forme d'angoisse pourrait annoncer un risque de dépression essentielle, avec ses conséquences somatiques catastrophiques. L'action préventive consisterait ici à traiter cette angoisse de dérocher, dès qu'elle est reconnue.

Mais il y a quelques principes à respecter :

– il ne faut pas traiter cette angoisse avec des médicaments psychotropes. Et, surtout si l'angoisse est très intense et s'accompagne d'agitation et de confusion, il faut récuser, radicalement, les neuroleptiques qui aggravent la crise et précipitent la bascule dans la dépression essentielle. J'en ai vu plusieurs exemples, y compris des patients jeunes qui sont morts à la suite du traitement neuroleptique instauré dans ce contexte ;

– il faut se méfier des diagnostics à la mode, notamment de celui de « dépression masquée ». Ce diagnostic a surtout le pouvoir de masquer tout le travail d'analyse qu'il faudrait faire pour élucider les processus psychopathologiques sous-jacents à la conjoncture clinique. Et surtout, le diagnostic de dépression masquée conduit à des chimiothérapies qui dédouanent le médecin d'avoir à écouter le patient, et d'avoir à entendre, en particulier, cette donnée qui manque rarement au rendez-vous : la demande de surseoir à des investigations médicales et à des traitements qui le déstabilisent psychiquement et qu'il ne peut pas endurer. Je crois qu'il convient d'adopter, ici, une position nuancée. Car s'il est vrai que le psychanalyste a de bonnes raisons, parfois, de dénoncer l'activisme médical de certains somaticiens, aveugles aux difficultés psychologiques avec lesquelles se débat le patient, il vaut mieux éviter de jeter l'anathème avec condescendance sur ces praticiens. La prise en considération de la souffrance du patient place effectivement le médecin dans un conflit de rationalités entre ce que suggère le traitement conventionnel de la maladie somatique et la nécessité de surseoir à ce traitement pour ménager les conditions permettant au patient de perlaborer son angoisse. Or, ce conflit, il serait injuste de le banaliser. Il peut être difficile à arbitrer. L'angoisse de dérocher, qui s'inscrit dans une crise confusionnelle ou amentiale, s'accompagne de troubles somatiques souvent spectaculaires, comme je l'ai indiqué précédemment. L'angoisse de dérocher élargit en quelque sorte la faille somatique pour en faire un véritable gouffre. Ce qui, au plan physiopathologique, signifie qu'une affection chronique jusque-là contrôlée connaît soudain une poussée évolutive, avec bien sûr un risque majeur de décompensation. Hémorragie rétinienne chez le diabétique hypertendu porteur d'une prolifération vasculaire, poussée inflammatoire suraigüe d'une polyarthrite rhumatoïde..., placent indiscutablement le médecin face à une situation d'urgence. La réplique à coups de traitements intensifs est logique.

Reprenons l'exemple de la patiente diabétique. L'angoisse de dérocher s'accompagne d'une poussée hypertensive avec apparition de signes neurologiques centraux : hémorragie cérébrale ou ischémie ? Il faut un diagnostic différentiel pour décider du traitement. Immanquablement, le médecin demande un scanner en urgence. Mais la patiente ne peut pas supporter l'idée de refaire un tel examen. Son comportement paraît d'autant plus irrationnel qu'il s'agit d'une exploration anodine, indolore et sans risque. Bien évidemment, le médecin est tenté de passer outre l'opposition de la patiente. Mais alors elle s'affole encore davantage et si l'on ne renonce pas à l'examen, elle va encore faire une poussée hypertensive que les traitements ne parviennent à contrôler que très imparfaitement.

Mais, au fait ! Pourquoi cette angoisse discordante qui risque bien de la tuer ? Lorsqu'elle était enfant, cette patiente subissait de la part de son père des rituels équivoques. Soi-disant pour lui faire des séances d'irradiation par les UV, il exigeait qu'elle se déshabillât et se couchât sur une table. Puis il la tripotait. Ce père, par ailleurs génial, était sujet à des accès aigus de persécution, au cours desquels il ne sortait plus sans son garde du corps et portait sur lui un pistolet. Il faisait aussi des crises de colère et frappait dès que l'enfant n'obtempérait pas à ses caprices, voire sans raison intelligible. Cette violence du père rendait difficile ou impossible le maniement mental de la « séduction par l'adulte ». C'est une situation typique de proscription par la violence, qui prend la place du refoulement en neutralisant tout le travail psychique de traduction du message. Que s'est-il passé exactement entre le père et la fille ? Il n'a jamais été possible de le savoir parce que dans ce cas, il n'y a pas de refoulement et, donc, pas de remémoration possible. En revanche, lorsqu'on stimule le sujet sur cette zone de fonctionnement du corps érogène, c'est une décompensation qui risque de survenir (rupture du clivage de l'inconscient dans la troisième topique). Aussi le scanner, en venant chercher la patiente sur cette zone proscrite du corps érogène, constitue effectivement une épreuve érotique, critique pour la subjectivité . La peur et les manifestations endocrino-métaboliques de la peur se déchaînent. Voilà donc ce qui se cachait derrière la rétivité de la patiente à passer un scanner.

Soit ! Ceci est facile à comprendre pour le psychosomaticien qui suit la patiente depuis des années. Mais on ne peut tout de même pas exiger du diabétologue qu'il comprenne tout cela. Il lui faudrait un don de double vue. C'est grotesque.

Du point de vue pratique, cela suppose que dans ces situations cliniquement très difficiles, puisse fonctionner immédiatement une collaboration entre somaticien et psychanalyste. On voit ce que cela implique en termes de disponibilité du côté du psychanalyste, ce qui souligne, une fois de plus, la difficulté de ces prises en charge psychosomatiques. Concrètement, cela signifie que, pour prévenir ces accidents, il est nécessaire que des psychosomaticiens fassent effectivement partie du staff médical, pour pouvoir délibérer de la conduite à tenir, en temps et en heure.

Pour conclure, je dirai que si une prévention de la dépression essentielle est possible, c'est au niveau du travail médical qu'elle se situerait principalement. Il s'agirait ici de former les médecins à savoir reconnaître quand l'angoisse d'un patient somatique justifie de renoncer à l'activisme thérapeutique, appelle des compromis tels qu'un délai accordé au patient pour lui donner le temps nécessaire à la perlaboration de son angoisse, ou suppose de mander le psychosomaticien en consultation.

Dans le contexte actuel de rationalisation des soins, en particulier à l'hôpital, avec pour objectif la réduction des durées de séjour et la course aux contrats d'objectifs, la prévention des dépressions essentielles est peut-être une gageure peu réaliste. Je n'en sais rien, mais la question mérite au moins d'être soulevée, si tant est que l'on se réfère aux conceptions étiologiques suggérées par la théorie et la clinique en psychosomatique, en matière de prévention de la dépression essentielle et de ses complications.

BIBLIOGRAPHIE

Anzieu, D. (1987). Les signifiants corporels et le Moi-Peau. In D. Anzieu (dir), *Les Enveloppes psychiques*. Paris : Dunod.

Levy-Friesacher. *Meynert-Freud : l'amentia*. Paris : P.U.F.

Marty, P. La dépression essentielle, *Revue française de Psychanalyse*, XXXII, 4, p. 594-599

Pankow, G. (1964). L'image du corps chez une malade asthmatique. In P. Aboulker, P. ; L. Chertok ; M. Sapir. *Psychosomatique et Chronocité*, p. 243-248

Discussion de l'exposé de Christophe Dejours

Claude de Tychey : Christophe, je te remercie de cette mise en question très convaincante de la position initiale de Marty sur la dépression essentielle. Je te remercie aussi d'avoir introduit un nouveau concept que tu n'as jamais développé à ma connaissance dans tes écrits antérieurs, ce concept « d'angoisse de dérocher » qui certainement appellera plusieurs réflexions cliniques chez les cliniciens qui suivent les patients en désorganisation somatique. J'avais plusieurs questions à te poser mais comme nous sommes en temps dépassé, je m'abstiendrai de te les poser et je vais également frustrer l'amphithéâtre en n'autorisant pas les gens à s'exprimer. Je voudrais d'abord donner la parole à Michèle Bertrand.

Pr Michèle Bertrand : Je trouve moi aussi que vous développez une thèse originale en inversant la causalité psychosomatique et en disant que la dépression essentielle n'est pas la cause du désordre somatique mais, au contraire, que c'est la désorganisation somatique qui précède la dépression essentielle. Je dis intentionnellement « qui précède », après avoir entendu tout ce que vous avez dit sur le corps érogène qui est porteur de désirs, qui est porteur de symptômes – ce qu'illustre d'ailleurs admirablement votre cas clinique de la jeune fille diabétique qui refuse le scanner et ce que signifie le scanner pour elle. Je me demande si, bien que vous parliez d'étiologie, si c'est de ça qu'il s'agit quand vous dites que *« la pensée émerge du corps, se construit sur le corps »*.

Je pense que c'est une idée forte, importante, que je partage, étant un peu spinoziste comme vous le savez. Je pense effectivement que ce que vous dites à partir des travaux de Gisela Pankow sur « l'image du corps », ou d'Anzieu sur le « Moi-Peau », nous donne à nous interroger sur où commence le psychisme et où finit le somatique. Donc, je me demandais si nous avions vraiment besoin de la notion de causalité, ce sera ma première question.

Christophe Dejours : C'est vrai que je ne suis pas certain qu'on ait besoin d'une notion, mais je constate que parmi mes collègues, dans toutes les discussions poussées avec les psychanalystes, quand on avance dans la métapsychologie, il s'avère qu'ils ont une conception bien arrêtée de la causalité. Même si, d'une certaine façon, ils préféreraient ne pas en avoir, ou pouvoir s'en passer, mais ce n'est pas si simple de se passer de toute référence à une causalité et de rester vraiment rigoureux sur la question des enchaînements.

Je ne sais pas si vous accepteriez ce terme que j'ai pris chez Fageot-Largeot, qui est le « chemin causal », ce qui n'est pas tout à fait pareil qu'une causalité. Je crois que tout cela est construit non pas pour proposer une causalité, mais plutôt dans un travail à rebours pour remettre en cause la causalité psychique, en dépit de ces dénégations, celles de tous mes collègues de l'IPSO, je pense qu'ils ont tous une idée d'une causalité psychosomatique. Même quand ils la nient, en fait, ils font, y compris dans leur pratique, le pari, non, une hypothèse, qui a cette importance car elle oriente, elle organise leur pratique, elle leur donne la praxis avec l'idée que le psychique précède le somatique et que le psychique est la cause du somatique.

C'est un point de vue que je tire de mes discussions avec mes collègues mais peu importe, ce n'est peut-être pas là le problème. Votre question est : est-ce qu'on a besoin d'une conception de la causalité ? Oui, idéalement, je pense qu'il vaudrait mieux s'en passer, je suis d'accord avec vous.

Pr Michèle Bertrand : Je crois que c'est quand même très différent de que vous avez dit sur le « cheminement causal », parce que c'est l'idée d'une causalité singulière, c'est-à-dire ce qui s'est passé pour une singularité, et c'est tout à fait différent d'une causalité au sens des règles générales.

Christophe Dejours : Oui, tout à fait. De la discussion avec Marty et aussi de ses textes, je pense que l'on peut déduire qu'il a une conception d'une causalité psychosomatique, qu'il y a une dépression essentielle qui est la cause de la désorganisation somatique. Je ne propose pas le renversement de cette cause, pour répondre à votre question. Je ne pense pas que la désorganisation progressive est la cause de la dépression essentielle. Je pense qu'il y a une condition de l'ensemble du processus qui est qu'il faut d'abord une maladie chronique puis quelque chose qui fait décompenser, qui est liée plus à la rencontre. Là, je pense que l'on est plus concordant.

Je crois qu'il y a la rencontre amoureuse, qui est le modèle de la rencontre, la rencontre érotique est une situation hautement dangereuse, dans la mesure où elle mobilise le corps érotique et les impasses du corps érotique. À ce moment-là se déclenche l'angoisse, et si la faille somatique est là, il y a le risque que cela se termine en décompensation. Mais il n'y a pas vraiment de causalité là-dedans, ou alors il faudrait dire que la cause est la rencontre amoureuse, ou alors… Vous comprenez, on n'en sort pas car, après tout, je vous dirais que la rencontre amoureuse n'est vraiment pas la cause, ce qui est la cause, c'est que ce corps érogène ne soit pas habitable par la patiente. Pourquoi le corps érogène n'est pas… ? Parce que papa a fait un certain nombre de choses… Et pourquoi papa… ? Enfin, non.

Pr Michèle Bertrand : J'ai également été très sensible au rôle important que vous accordez à l'excitation. À plusieurs reprises, vous en faites état, notamment lorsque vous parlez de cette « angoisse de dérocher » que je trouve être une idée, une métaphore très parlante. Vous dites notamment : « Qu'est-ce qui va faire basculer dans la chute » les personnes, les adolescents dont vous parlez ? Et vous évoquez le danger de la stimulation érotique, le danger transférentiel et, en troisième lieu, la médicalisation. Est-ce que c'est exactement sur le même plan que les deux premiers ?

Christophe Dejours : Oui, pour moi c'est sur le même plan, c'est-à-dire, on ne sait pas toujours. D'ailleurs, comme entre l'adulte et l'enfant, l'adulte ne sait pas ce qu'il est en train de mettre comme sexuel dans le corps de l'enfant quand il s'en occupe. De la même façon, le médecin, à mon avis, n'est pas formé en médecine, et même si on était formé ça ne suffirait pas, on ne sait pas quand on est médecin et quand on s'occupe médicalement du corps d'un patient, ce qu'on est en train de faire sur le plan sexuel avec lui, ce qu'on est en train de mobiliser chez lui du plan sexuel. Ces situations ne sont pas exceptionnelles : vous prescrivez le scanner et elle en a tellement peur qu'elle va mourir, elle va déclencher l'hémorragie cérébrale, ce n'est pas de la plaisanterie.

Donc, qu'est-ce qui est en cause là-dedans ? Évidemment, si on a le relais... Moi, j'avais la chance de connaître cette patiente depuis longtemps, alors je pouvais dire : *« Attendez, là, si le scanner doit la tuer, on ne fait pas le scanner »*. Mais il faut pouvoir le défendre devant le médecin qui vous indique : *« Attendez, moi aussi j'ai une urgence, j'ai un cerveau et un système vasculaire en péril, qu'est-ce que je fais ? »*.

L'arbitrage a été de faire le traitement en mesurant les choses uniquement à partir des signes cliniques et sans examen paraclinique, et nous l'avons quand même sortie d'affaire. Cela aurait pu ne pas marcher, mais nous n'avons pas fait le scanner dans ces conditions-là parce que sinon vous déclenchez une hémorragie rétinienne et en l'occurrence, on aboutit à l'échec.

Alors, qu'est-ce qui est en cause ? C'est le corps érogène dans tous les cas, simplement on ne sait pas, on ne se rend pas compte de tout ce qu'il peut y avoir comme charge érotique ou comme épreuve, plutôt. Ce n'est pas une charge érotique parce qu'après tout on peut admettre que le médecin n'est pas dans un grand mouvement érotique à l'égard de la patiente. Je sais qu'ils aimaient bien cette patiente, mais quand même, ils n'avaient pas forcément envie d'avoir un échange très passionné ou passionnel avec elle, mais ce qu'ils déclenchent en retour du côté de la patiente, là je crois qu'on ne peut pas le prévoir, c'est tout de même une expérience assez banale. On pourrait poser même la question : son père l'a séduite, son père l'a tripotée, l'a regardée sous l'ultraviolet ?

On peut mettre un peu de provocation dans la discussion, moi je peux vous dire qu'il y a des histoires comme ça qui sont quand même assez fréquentes entre les pères et les filles, plus souvent qu'entre les mères et les garçons. Or, tous les enfants ne s'en sortent pas d'une manière aussi grave que ça ; certaines filles que j'ai eues en analyse arrivent à traduire ça et à en faire quelque chose mentalement, et à ne devenir ni psychotiques, ni malades somatiques.

Pourquoi chez elle ça déclenche ça ? Cela reste quand même une énigme aussi sur son incapacité à traduire cela : est-ce que ça vient d'elle, du père... ? Voilà, je crois que le père ne sait pas ce qu'il fait, nous ne savons pas ce que nous faisons avec nos enfants quand nous les tripotons et que nous les séduisons. Comme dit Laplanche, *« Tous les adultes sont des pédophiles »*, qu'on le veuille ou non. Quand je m'occupe du corps d'un enfant, je mobilise mon inconscient sexuel que je le veuille ou non, et en plus, je ne sais pas ce que je suis en train de mobiliser, donc j'excite le corps de l'enfant. C'est vrai que la question de l'excitation est importante et après c'est à la charge de l'enfant de se débrouiller de cette excitation, ce qui est une affaire compliquée.

Pr Michèle Bertrand : Une dernière question, pour dire que parlant de l'excitation, de ce débordement par l'excitation, on évoque immédiatement effraction, trauma, etc. Alors comme le rappelait Philippe Jeammet tout à l'heure, des traumas, nous en avons tous subis, cela fait partie de la vie, mais nous en sommes sortis plus ou moins bien en trouvant les moyens de négocier la chose.

Alors qu'est-ce qui en fait le caractère vraiment crucial, parce que là c'est vraiment une situation cruciale, cette avant-chute, ce basculement : est-ce qu'il y a une fatalité génétique ? Est-ce qu'il y a un manque de soutien social de l'entourage ? Est-ce qu'il y a une erreur de l'écoute, de l'entente par le praticien ? On se demande pourquoi dans les cas que vous évoquez, on a tellement le sentiment de se trouver devant quelque chose de crucial.

Christophe Dejours : Je suis d'accord avec tout ce que vous avez dit là, je crois que la difficulté sur cette théorie du traumatisme, c'est qu'une fois qu'on a mis le terme « traumatisme », on ne sait pas si c'est un point d'arrivée ou un point de départ du point de vue théorique et peut-être du point de vue clinique. Vous savez qu'il y a une forte tendance à l'Institut Psychosomatique à Paris à considérer que finalement, c'est le point d'arrivée de l'investigation, le dernier terme c'est la vulnérabilité au traumatisme, c'est cette fameuse absence de fonctionnement psychique qui fait que ces gens sont très vulnérables à n'importe quel incident. Dans le cas présent, on aurait dit : *« Ben voilà, on lui fait un scanner, ça suffit pour la faire décompenser »*, donc ça montre que c'est sa structure. Ce qui est vrai, mais d'un autre côté, pour moi c'est l'inverse, c'est-à-dire que c'est le point de départ, exactement comme vous posez la question.

Donc il faut une théorie de ce qui nous permet à nous autres, si tant est que nous y parvenons, à surmonter le traumatisme et l'excès d'excitation. Là évidemment, je ne veux pas faire de cours de métapsychologie, mais je pense qu'il est absolument indispensable de le faire et de se placer dans les différentes réponses qui sont faites à cette question. Si l'excitation monte, c'est que l'on est dans la déliaison, donc c'est ce fameux principe « liaison-déliaison », il faut lier cette excitation. La théorie qui me paraît la plus pertinente, percutante, convaincante, c'est celle de la traduction : il s'agit de traduire ce qui est vécu comme une excitation dans le corps de l'enfant, cet effort de traduction qui est un effort de la pensée, est en fait un travail de liaison qui relève du préconscient. Quelles sont les conditions de cette traduction ?

Là je pense qu'il faudrait déployer un certain nombre de chaînons intermédiaires, ce que je ne peux pas faire là maintenant, mais je pense qu'il n'y a pas d'opérations magiques dans la liaison ou dans l'opération de traduction. Il y a des conditions pour que cela soit possible, y compris des conditions d'accompagnement, parce que la traduction reste quand même un processus de communication au sens noble de la communication, c'est-à-dire d'une tentative d'intelligibilité commune. Voilà, après on entre dans des histoires plus compliquées mais très passionnantes évidemment, c'est au fondement de la discussion psychosomatique.

Philippe Jeammet : J'ai été très heureux d'entendre la façon très pertinente dont tu as remis en cause cette notion trop rapide de causalité. Je crois qu'effectivement nous avons pêché par excès de causalisme, nous savons maintenant que dans tous ces comportements, il y a une pluralité de facteurs et un enchaînement dont il est très difficile de dire qu'il y a une cause, mais plutôt un enchaînement sur un terrain avec des vulnérabilités diverses. Mais on peut penser aussi qu'il y a des cas où l'état de dépression essentielle puisse créer une vulnérabilité qui favorise l'émergence, chez des sujets qui ont déjà d'autres vulnérabilités, de pathologies, donc cela peut être dans les deux sens. Peut-être que l'École de Psychosomatique a eu le tort, mais c'est normal quand on met en place quelque chose, de ne voir que d'un côté.

L'autre question, c'est quand même, en t'entendant, une confirmation de ce que je pense de plus en plus, que les sujets très vulnérables, il ne faut pas les mettre en psychanalyse. C'est-à-dire qu'il ne faut pas les mettre dans une situation où on va exacerber le transfert, mais il faut davantage être dans des situations d'enveloppement très prudent, d'être dans un soutien de leur Moi et essayer de leur redonner des défenses pour justement mieux contenir les souvenirs, les fantasmes, les émotions qui peuvent surgir et qui peuvent avoir un rôle profondément et gravement désorganisateur. Là, mettre ces patients dans une situation de transfert tel qu'il est vu classiquement, a une portée potentiellement traumatique, si j'ai bien compris ce que tu disais, qui nous obligera à une très très très grande prudence. C'est important de le souligner pour, comment dire, qu'on voie comment il peut être important de renforcer à ce moment-là le Moi, c'est-à-dire les mécanismes conscients, dire : *« Attention, je suis ce que je suis, je suis votre médecin, je ne suis pas... »*. Donc, des tas de facteurs de réalisme ou par exemple la phrase de Laplanche, qui dans un certain contexte est évidemment très compréhensible, *« Nous sommes tous des pédophiles »*, non seulement ne veut plus rien dire, et j'aimerais avoir une position là-dessus, si on l'emploie comme ça, de manière générale, mais en plus, a un effet pathogène. C'est-à-dire que c'est une source d'excitation qui enlève la méconnaissance nécessaire qu'a une mère pour s'occuper de son bébé, le soigner dans des soins intimes et qui doit pouvoir le faire sans être obsédée par l'idée *« Est-ce que je suis pédophile ou pas ? »*. Là, certains effets de dévoilement ont aussi une potentialité traumatique, en ce sens qu'ils exacerbent l'excitation qui va enlever le plaisir naturel d'un certain nombre de choses.

Je crois, en t'entendant, que je dis aussi : *« Oui, raison de plus pour protéger ce Moi »*. J'aimais bien effectivement, pour parler de l'angoisse aiguë, ta métaphore de « dérocher », parce que cela prouve bien l'effondrement du Moi. Le roc, c'est ça, le sujet se vit comme ayant une certaine consistance et une certaine continuité, c'est notre Moi. On voit dans les rêves que quelquefois le rocher peut en être une représentation, une figuration, donc « dérocher » ça veut dire : *« Je suis menacé de désorganisation »* par une excitation qui est d'autant plus traumatique, celle du transfert, qu'elle vient réveiller des expériences précédentes. Je serais quand même partisan de travailler avec elle (la patiente) sur le fait que le scanner, ce n'est que le scanner, et lui en parler, lui expliquer même d'une manière extrêmement factuelle.

Les défenses que ces sujets vont prendre, je crois que ce n'est pas pour rien, les défenses factuelles qu'on a mises en évidence, la pensée opératoire chez ces sujets, c'est une production du Moi qui comme toute protection à un moment donné, peut tellement devenir excessive qu'elle étouffe la vie émotionnelle, mais elle a aussi sa raison d'être.

Il faut aider ces sujets à retrouver, est-ce que tu serais d'accord avec cela, une factualité bien tempérée pour que justement, par exemple, le scanner ne soit plus la répétition des expériences traumatiques mais soit ramené à ce que c'est, c'est-à-dire un examen médical, point. Comment arrêter ces courts-circuits que ces sujets font entre la réalité perceptive et leurs émotions les plus intimes ? Je crois que ce n'est pas dans la libre association que l'on va les aider, c'est au contraire dans une reprise peut-être de leurs associations, pour les aider, aider leur Moi à pouvoir refaire cette séparation entre les représentations et les affects qui sont en train de les déborder.

Christophe Dejours : En parlant de prévention, donc, je vous ai dit de faire attention, les médecins sont des gens qui peuvent être très dangereux par leur séduction. Il [Philippe Jeammet] vous répond : *« Il vaut mieux éviter surtout les psychanalystes, vous voyez... qui vont encore aller chercher dans des liaisons à l'analyse, etc. »* Je lui laisse sa proposition, je ne peux pas répondre comme cela et évidemment, je ne suis pas tout à fait sûr que ce soit la seule réponse possible, mais cela demande quand même une argumentation importante.

Deuxième proposition de Philippe Jeammet qu'il convient d'ajouter : si je vous ai révélé, si vous ne le saviez pas, que tous les adultes sont des pédophiles, c'est une affaire de psychanalystes, je ne vous ai pas dit de le répéter dans la Cité ! Voilà, ce sera une deuxième prévention.

Traumatisme et prévention de la dépression : représenter et dire sa mort pour protéger sa vie

Pascal Le Maléfan, Anne Aubert-Godard

1. INTRODUCTION

De telles expériences de « mort subjective » se rencontrent dans les états de conscience mixtes, entre veille et sommeil, à l'entrée et au sortir du coma, en début et fin de vie (de M'Uzan, 1994), lors d'un accouchement (Bouchart 1989), ou encore « autour d'une mort annoncée ». Il s'agirait pour le sujet de parvenir à penser sa mort et sa position de sujet « avec la mort », autrement dit, tenter de (se) figurer sa mort à travers un acte, agi ou subi et dans l'actuel du mourir subjectif. Or, le sujet tentant d'approcher les limites liées à sa finitude, se heurterait à ses propres limites, incapable de les penser seul. À nouveau tributaire du miroir, il serait tenu de s'en remettre à un autre, mis en position d'Autre, pour interpréter sa position nouvelle de mortel.

2. PASSER PAR UN AUTRE

Nous soumettons à la discussion l'idée qu'une fonction réparatrice du réel de la mort ne peut s'accomplir pour le sujet dans l'expérience du sentiment de la mort approchée que du fait qu'elle soit reconnue par un autre.

Ces expériences de l'extrême peuvent en elles-mêmes être traumatiques, répéter et réactiver des traumatismes plus anciens et susciter de nouvelles répétitions mortifères du traumatisme, ainsi que des formes de dépression négative, mettant le moi en échec. La crainte phobique de l'effondrement des défenses primitives (Winnicott, 1974) et du retour d'une agonie (Roussillon, 2002) sans lieu psychique pour la gérer, dans un état de dépendance nécessitant un soutien du moi alors défaillant, serait le contre-investissement psychique du trauma resté inélaboré. Passer par un autre auquel ces mouvements psychiques sont adressés est une condition pour les élaborer dans un lien psychisé. Or c'est la relation intersubjective initiée par le parent dans une anticipation imaginaire et symbolique langagière qui permet au sujet d'advenir (Aulagnier, 1975) et de s'engager à son tour dans une relation de langage à l'Autre parlant. Les fonctions phoriques de la mère « porte-parole, porte-symptôme, porte-rêve » pourront être reprises par le psychanalyste dans le cadre d'une analyse transitionnelle (Anzieu, 1979) à propos d'expériences de mort.

Là où se trouve l'espace-temps de l'inclusion traumatique, le sujet n'a pas de lieu où se tenir. Seule une nouvelle situation mettant en présence un sujet disposant d'une capacité de rêverie disponible, un lieu intermédiaire, et l'être en détresse qu'est un sujet traumatisé, pourra transformer cette zone a-sensée en expérience historisable (Kaès, 2002).

Ainsi certaines EMI (Expérience de Mort Imminente, ou Near Death Experience, NDE) faites à l'approche de la mort (Aubert, 1998), à l'occasion de tentatives de suicide (Le Maléfan, 2002), en état de conscience modifiée comme à l'entrée ou à la sortie de crises psychiques et somatiques d'hypoglycémies diabétiques… ou sur le seuil du coma (Oppenheim, 1996), sont à remarquer en tant qu'expériences psychiques en attente d'authentification. Elles se présentent le plus souvent sur un mode fantasmatique, « romantisées », comme des reconstructions après-coup dans le cadre d'un récit fait à un autre qui écoute. Elles peuvent aussi, d'après les récits faits en dehors des crises par des survivants ayant approché la mort, apporter des représentations ou des scènes énigmatiques, chargées d'un sens à décrypter, notamment la présence de personnes déjà mortes porteuses de paroles ou de signes, ou bien le retour de scènes importantes de la propre vie, comme en rêve. On peut supposer que ces expériences sont, en tant que telles, déjà une tentative d'élaboration du traumatisme, à travers des actes psychiques engagés dans un registre transférentiel porteur d'un contre-transfert potentiel (Widlöcher, 1998). Ce ne sont pas des hallucinations mais des représentations conscientes insolites. Elles peuvent être accompagnées d'affects négatifs et de sentiments positifs, voire très positifs, de soulagement, de bien-être, d'abandon à une puissance supérieure. Pour certains (Greyson, 1992), cette « rencontre avec la mort », dans le réel biologique, et dans la réalité imaginaire, est l'occasion d'une réévaluation de la vie et de son sens : elle est chargée d'une portée ordalique. Pourtant ces expériences, qu'elles soient éprouvées comme horreur d'anéantissement de soi ou élation d'une libération de l'âme séparée du corps, ne pourraient dépasser le statut de traumatisme et occuper un statut d'opérateur signifiant au sein du monde psychique, notamment auprès du « je », et y déployer leur dynamique transformatrice de la position du sujet, qu'à travers une expérience intersubjective proche de la relation spéculaire (Lacan, 1949 ; Winnicott, 1971). Comme l'enfant, le sujet des situations extrêmes, c'est-à-dire confronté trop directement à du réel qui fait effraction et déborde les capacités de son moi à encadrer et lier cet élément nouveau, a d'abord besoin de la médiation contenante de la présence attentive d'un autre pour faire attention lui-même à cette expérience et l'intégrer à son monde, la subjectiver (Fonagy, 1994).

Cet autre secourable certifie le sujet de l'expérience et l'expérience elle-même ; il en authentifie la nature et les émotions qu'elle a suscitées ; il la délimite et la contient dans un cadre (Mellier, 2002) en la partageant. C'est en fait une réponse – l'attention de cet autre –, qui rend possible le dévoilement de la portée traumatique de ce qui prend alors lieu, de ce qui trouve alors lieu par le miroir dans l'expérience et par l'expérience reconnue par un autre. La nature traumatique de l'origine de l'acte en cours de symbolisation n'est révélée comme telle que par le traitement adéquat de la souffrance qu'elle provoque.

3. TEMPORALITÉ DE L'EXPERIENCE, TEMPORALITÉ DE L'ÉLABORATION

La possibilité de faire psychiquement l'expérience, de l'éprouver dramatiquement, serait la première manifestation d'un début d'élaboration : avoir quelque chose à raconter. L'attention empathique et respectueuse portée par un autre au récit que le sujet d'une situation extrême pourra en faire après-coup en serait le facteur nécessaire, dans la confiance en l'autre qui engage tout son être. Le récit serait alors le deuxième temps d'élaboration, où le sujet traumatisé prend le risque d'une répétition si l'autre n'accrédite pas son expérience. Nous supposons que cet échange intersubjectif rappelant la relation étayante entre le bébé et la mère, ou plutôt entre le bébé et son parent attentif (Golse, 1998), a une valeur préventive de la dépression, du fait du pont qu'il crée pour passer outre, surmonter et non dénier ou annuler l'écart entre les deux corps, entre les berges de la conscience et du réel, entre le sujet et la mort. La présence de l'autre attentif et sensible dans la réalité extérieure qu'est le thérapeute, conforte immédiatement narcissiquement un sujet fragilisé dans sa position par sa rencontre avec une forme de mort. Elle conforte et réanime la figure interne du parent et de son message symbolique. À plus long terme, l'identification à l'autre pensant relance une activité de pensée possible qu'elle étaye à propos de la mort. La rencontre avec l'anéantissement n'est vivable pour un sujet que dans une perspective temporelle à trois temps, par la médiation symbolique et affective d'un autre qui permet que la rencontre devienne « signal d'un nouveau fondement ontologique », troisième temps de l'élaboration du traumatisme.

Dans une précédente recherche, l'un d'entre nous (Le Maléfan, 2002) a attiré l'attention sur le problème, quantitatif et ontologique, de santé publique que constitue le suicide, notamment chez les jeunes adultes, dont plus de la moitié récidive. Une prévention de la répétition du passage à l'acte par un progrès d'intégration des mouvements pulsionnels engagés dans cet acte serait accomplie si l'acte commis pouvait être co-accueilli, chargé de sens par le sujet et par son environnement, reconnu comme tel, en particulier par l'analyste qui accepte d'en être l'adresse. Cette relation donnerait lieu et organisation, dans un contexte de travail du trauma, à des productions psychiques hétérogènes, expressions brutes en attente de psychisation où sont amalgamés dedans et dehors, éprouvés sensoriels et fantasmes : l'acte entraînant la mort et la « mort » figurée elle-même, pourraient être reconnus comme des « expériences-lien » (Oppenheim-Gluckman 1996), destinées à assurer une continuité par-delà l'apparence de rupture autour de la mort.

Au cours d'une tentative de suicide, l'acte visant explicitement la mort et la « mort » elle-même, des éléments hétérogènes, éprouvés sensoriels et productions intra-psychiques, sont amalgamés. À être représenté, l'acte change de statut pour devenir psychique. Le mouvement de projection-introjection se soutient et s'alimente d'un contact sensoriel retrouvé avec une réalité objectale dans le transfert. Les articulations permettent une histoire à laquelle elles donnent lieu (Aulagnier, 1975). Avec l'autre, le « Je » regarde, écoute, fait attention à ce qu'il éprouve dans la réminiscence et à ce qui se donne à voir et à entendre à eux deux au regard d'un tiers. Le « Je » met de l'ordre dans les sensations, les distingue, les qualifie, les désigne et les commente. Or, la capacité à prêter à l'autre une activité mentale va de pair avec cette capacité à faire attention à sa propre pensée et à ses états émotionnels et psychiques, enracinée dans la fonction maternelle d'origine. C'est pourquoi, celui qui fait précocement une expérience d'agonie psychique dont il ne réchappe pas (Winnicott,1974 ; Roussillon, 1999), est noyé dans cette catastrophe et privé de tout autre en lui. Il ne peut supposer à aucun autre une telle capacité d'attention et de compréhension nécessaire à une première mise en forme du trauma. Le thérapeute face au sujet ayant à nouveau éprouvé une telle expérience d'anéantissement, doit pouvoir proposer des représentations au sujet démuni, sans le laisser dans le silence. On peut en effet considérer l'acte autodestructeur à l'origine d'une EMI, au même titre que les conduites traumatophiles (Drieu et Genvresse, 2003), comme une répétition d'un trauma primaire resté inélaboré, irreprésentable, un mouvement en quête de sens. L'acte lui-même peut alors représenter la première émergence signifiante d'un trauma ancien, susceptible de se déployer en un réseau de liens métaphoriques avec l'aide d'une « personne secourable » (Freud, 1895), d'un Autre, Autre divin ou parental comme dans la structure classique des EMI. « La jouissance de se savoir l'objet du regard ou de l'attention de l'Autre » (Le Maléfan, 2002) viendrait signer la reprise d'une identification symbolique à l'Autre, parfois explicitement métaphore paternelle à travers une voix masculine entendue attestant un : « Il ne veut pas me perdre ! ». Ces « scènes de mort » opèrent pour le sujet à la croisée du psychique et du physique une liaison entre sa destructivité (tournée vers soi ou vers l'extérieur) agie et une activité libidinale à visée de plaisir à représenter. Bien que d'apparence macabre, ou bienheureuse, jusqu'à l'extatique, elles mettent en évidence la présence de la pulsion de vie à travers des productions fantasmatiques (Rolland et Quenard, 1981). C'est ce qu'Orphée (Barrois, 1998) n'aurait pas pu faire après avoir vu la mort en face et doublement perdu Eurydice. Sa capacité à intriquer la mort et la vie, à travers la création de musique et de poésie pour un objet à séduire, s'est trouvée anéantie, au profit de la seule dépression (Bailly, 1998), dépression essentielle (Marty, 76).

4. CONCLUSION

Les EMI pourraient donc être une expérience de la mort subjectivée. Certaines personnes font état d'une expérience de mort, ponctuelle ou répétée, comme en une sorte de « jeu avec la mort », très dramatique parfois, qui se distingue des conduites strictement ordaliques au cours desquelles le sujet prendrait délibérément des risques et s'en remettrait à une puissance supérieure pour décider de sa vie ou de sa mort. Il s'agirait de rendre compte d'un état subjectif hors du commun, de « faire quelque chose » de dicible, d'une expérience de rupture radicale éprouvée comme destruction de soi, et ce faisant de prévenir la répétition du traumatisme dont ils sont le signe. Les personnes dont il est question ne sont pas dans un état délirant. Il semble qu'elles aient approché la perte de conscience et rencontré des images sensorielles aux limites de la formalisation associées à un sentiment de destruction, d'anéantissement, de tout ou d'une partie de soi, au bénéfice de perceptions inhabituelles comme celle de se voir d'au-dessus, parfois de sensations cénesthésiques, somesthésiques, ou comme un dédoublement de soi.

ANNEXE :
ILLUSTRATION AVEC UN CAS CLINIQUE

Mme A, une patiente diabétique d'une quarantaine d'années, est venue consulter l'un d'entre nous, souffrant de fréquentes et assez graves hypoglycémies qu'elle ne sent pas venir. Elles sont notamment une gêne dans le cadre professionnel et une source de honte compte tenu des perturbations de la conscience que ces états entraînent devant les collègues.

Cette mauvaise régulation, malgré l'insuline, se trouve associée à un contexte surchargé de mort pour elle-même et ses proches. Elle dit, en passant, qu'elle « meurt » chaque nuit, et ressuscite chaque matin, sans compter les trous noirs dans lesquels elle risque si souvent de tomber, lors de ses crises diabétiques. Sa sœur s'est suicidée. Son mari est menacé de mort subite étant donné une pathologie cardiaque... Sa mère lui demande répétitivement de « la tuer quand elle sera morte pour qu'elle soit morte de façon certaine et ne puisse être enterrée vivante ». Elle-même a parfois des impulsions suicidaires d'une grande brutalité. L'évocation de sa première enfance permet de construire progressivement des agonies primitives alors que sa mère la nourrit à heure fixe, la pèse avant et après chaque tétée, la dépose à l'autre bout de l'appartement pour ne pas l'entendre crier de longues nuits. Elle a appris à annuler tout sentiment et toute expression, ne doit rien montrer, tout cacher jusqu'à ne rien sentir, comme si elle était morte... Ses hypoglycémies s'éclairent : ces états qu'elle ne sent pas venir, qui trahissent sa vigilance, qui lui laissent le sentiment d'une mort imminente... sont des occasions de laisser s'exprimer le self authentique, en-deça des mots : « je meurs de faim ». Elle en sort péniblement, avec un violent désir d'être nourrie et le sentiment d'être volée d'une part d'elle-même. Quand elle se sent disparaître, elle lutte, refuse, dénie les signes et les remèdes...

Un lent travail à deux de reconnaissance et de désignation de l'éventail de ce qu'elle éprouve dans ces moments-là, de l'importance qu'ont ces expériences et de l'intérêt qu'elles suscitent chez le thérapeute, d'un sens latent enfin de ces crises qui émerge dans le transfert. Cette position initiée et maintenue par le thérapeute, bien que Mme A. cherchât longtemps à y échapper de multiples façons, intriquant plusieurs niveaux de compréhension non-verbale, préverbale et verbale, a permis à la patiente de se dégager d'une forme d'emprise maternelle dont seule la mort pouvait la délivrer, emprise ayant sens dans son histoire singulière mais aussi de façon transgénérationnelle.

BIBLIOGRAPHIE

Anzieu, D (1979). La démarche de l'analyse transitionnelle en psychanalyse individuelle. In Kaès, R (Dir). *Crise, rupture et dépassement.* Paris : Dunod, p. 184-219.

Aubert-Godard, A (1998). Clinique de la prime parentalité. In Séchaud, E (Dir.). *Psychologie clinique, approches psychanalytique.* Paris : Dunod.

Aubert-Godard, A (1998). Clinique des soins palliatifs. In Séchaud, E (Dir.). *Psychologie clinique, approches psychanalytique.* Paris : Dunod.

Aubert-Godard, A (1998). Devenir père, un risque narcisssique ? In Dugnat, M (Dir.). *Devenir père, devenir mère.* Montpellier : Erès.

Aubert-Godard, A (1998). Entre adulte et bébé, l'étrange désordre de la naissance : l'intime est mis à nu, l'étranger imposé. In Mellier, D (Dir.). *Le bébé, l'intime et l'étrange*. Montpellier : Eres.

Aulagnier, P (1975). *La violence de l'interprétation.* Paris : PUF.

Bailly, L. (1998). Maladie grave : l'annonce est-elle un événement traumatique ? *Pratiques psychologiques*, 1, p. 3-8.

Barrois, C (1998). *Les névroses traumatiques.* Paris : Dunod.

Bouchart-Godard, A (1989). Alice ou de l'opportunité d'une hospitalisation conjointe mère-enfant en psychiatrie adulte, *Psychanalyse à l'Université,* 14, 56, p. 41-70.

Bouchart-Godard, A (1989). Témoignage. In Bouchart, A ; Rapoport, D ; This, B (Dir.). *Délivrance ou le placenta dévoilé.* Paris : Stock, p. 13-14.

De M'Uzan, M (1994). *Dernières paroles, La bouche de l'inconscient.* Paris : Gallimard.

Drieu, D (2003). La consultation de crise à l'adolescence : l'intérêt de la co-construction du dispositif thérapeutique avec l'adolescent et ses parents, *Dialogue*, 159.

Drieu, D ; Genvresse, P (2003). Anorexie mentale et problématique familiale, *L'Evolution psychiatrique.*

Fonagy, P ; Steele, M ; Steele, H ; Higgitt, A ; Target, M (1994). The Emanuel Miller Memorial Lecture. The theory and practice of resilience, *J. Child Psychol.Psychiat* 35, 2, p. 231-257.

Freud, S (1895). *La naissance de la psychanalyse.* Paris : PUF

Golse, B (1998). L'attention, *Spirale 9,* Toulouse : Erès.

Golse, B (2002). Des émotions à la lutte contre les émotions : souffrance et psychopathologie périnatale. In Mellier, D (Dir.). *Vie émotionnelle et souffrance du bébé.* Montpellier : Erès, p. 23-34.

Green, A (2000). La mort dans la vie, quelques repères pour la pulsion de mort. In Guillaumin, J (Dir.). *L'invention de la pulsion de mort*. Paris : Dunod, p. 161-184.

Greyson, B (1992). *La mort transfigurée.* Paris : Belfond.

Houzel, D (2002). *Autisme et conflit esthétique. L'aube de la vie psychique, Etudes psychanalytiques*. Paris : ESF.

Kaès, R (2002). Médiations, analyse transitionnelle et formations intermédiaires. In Chouvier, B (Dir.). *Les processus psychiques de la médiation.* Paris : Dunod, p. 11-28.

Lacan, J (1966). Le stade du miroir comme formateur de la fonction du Je. *In Ecrits*. Paris : Le Seuil.

Le Malefan, P (2001). Les expériences de mort imminente (EMI) au regard de la clinique psychanalytique, *Perspectives Psy,* 40, 2, p. 125-132.

Le Maléfan, P ; Latreille, S (2002). Expérience de Mort Imminente et Suicide, *L'information psychiatrique,* n°5, vol. 78, p. 507-514.

Marty, F (2002). Introduction, Le travail du lien ou le chaos. In Marty, F (Dir.). *Le lien et quelques unes de ses figures.* Rouen : PUR.

Marty, P (1976). *Les mouvements individuels de vie et de mort t.I, Essai d'économie psychosomatique.* Paris : Payot.

Mellier, D (2002). Le travail intersubjectif de contenance des anxiétés primitives dans le soin. La souffrance primitive, l'empathie et la fonction de l'attention. In Mellier, D (Dir.). *Vie émotionnelle et souffrance du bébé.* Paris : Dunod.

Mellier, D (2002). Souffrance et émotion, un enjeu intersubjectif. In Mellier, D (Dir.). *Vie émotionnelle et souffrance du bébé.* Paris : Dunod.

Oppenheim-Gluckman, H (1996). *Mémoire de l'absence. Clinique psychanalytique des réveils de comas.* Paris : Masson.

Rolland, JC ; Quenard, O (1981). L'énigme du suicide. Essai sur l'économie des pulsions dans la tentative de suicide, *Psychanalyse à l'Université*, 6, 22, p.333-350.

Roussillon, R (1999). Angoisse signal d'alarme et agonie primitive. In *Agonie, clivage et symbolisation.* Paris : PUF.

Roussillon, R (2002). Le transitionnel et l'indéterminé. In Chouvier, B (Dir.). *Les processus psychiques de la médiation*. Paris : Dunod, p. 61-80.

Stern, D (1997). *La constellation maternelle.* Paris : Calmann Lévy.

Widlocher, D (1998). De l'empathie à la co-pensée, *Revue de psychothérapie psychanalytique de groupe,* 30, p. 9-22, 1998.

Winnicott, D.W (1968). *De la pédiatrie à la psychanalyse.* Paris : Payot.

Winnicott, D.W (1971). Le rôle de miroir de la mère et de la famille dans le développement de l'enfant. In *Jeu et réalité.* Paris : Gallimard.

Winnicott, D.W (1974). La crainte de l'effondrement, *Nouvelle Revue de Psychanalyse,* 11, p. 35-44.

Grossir-maigrir : manifestations dépressives et/ou stratégies d'élaboration de la perte

Nathalie Dumet

1. INTRODUCTION

Quels liens éventuels existe-t-il entre troubles dépressifs et troubles du poids ?

Telle est la question que je vous propose d'examiner. Dans la mesure où la surcharge pondérale et l'obésité sont des phénomènes en majoration croissante dans notre société contemporaine, au point d'ailleurs de constituer une véritable priorité de santé publique, en France comme dans de nombreux autres pays industrialisés, je limiterai mon propos à ces troubles et je l'organiserai autour de trois grands axes : les troubles dépressifs dans l'obésité, l'obésité comme équivalent dépressif, l'obésité et la question de la perte, ou plutôt des pertes, tant d'objet que narcissique. Chacun de ces axes sera agrémenté de courtes vignettes cliniques ; et pour conclure, nous envisagerons la question de la prévention de la dépression dans l'obésité.

2. OBÉSITÉ ET TROUBLES DÉPRESSIFS

Une étude française[1], présentée lors du dernier congrès international de l'obésité tenu au Brésil en août 2002, a montré l'absence de relation entre surpoids et dépression dans la population masculine (16% d'obèses déprimés contre 19% chez les hommes normo-pondéraux), mais a en revanche établi un rapport significatif chez les femmes (25% de femmes obèses déprimées contre seulement 14% chez les normo-pondérales). Les auteurs de l'étude concluent que cette

1 M. Cœuret-Pellicier, M.A. Charles, J.M. Borys, A. Basdevant et le groupe d'études FLVS, « Association between obesity and depressive symptoms in general population », Observatoire des habitudes alimentaires et du poids, 2002.

dépression serait la conséquence du vécu de l'obésité, compte tenu de l'ostracisme, voire même du racisme ambiant vis-à-vis du surpoids (un ostracisme qui serait donc plus prononcé à l'égard du corps féminin, soit). À vrai dire, ces résultats ne sont pas nouveaux : dans les années 80, des études comme celles de T.A. Wadden, A.J. Stunkard, (1985, 1987), J. Rodin et collaborateurs avaient déjà noté l'effet dysphorique et dépressiogène de l'obésité sur son porteur.

De nombreuses autres études ont également montré l'existence de troubles dépressifs en amont de l'obésité, troubles ayant d'ailleurs pu avoir une incidence ou une action pathogène sur la prise de poids.

Vécus et troubles dépressifs apparaissent donc tout à la fois comme cause et conséquence des variations et troubles pondéraux. Et il apparaît délicat, voire même improbable, de parvenir à discriminer précisément les états psychiques et psychopathologiques qui précèderaient l'obésité, tels que la dépression, l'angoisse, etc. – et qui pourraient avoir une éventuelle action pathogène sur le poids – de ceux qui lui succèderaient. Peut-être doit-on plutôt reconnaître **l'existence d'une boucle de rétroaction entre manifestations psychiques, dépressives ici, et manifestations somatiques, pondérales en l'occurrence**.

À titre d'illustration, je citerai le cas douloureux de cette femme, mince jusqu'à l'âge de 20 ans, dont l'obésité s'est constituée après une profonde dépression, et qui vit depuis dans des conditions d'isolement extrême, autant psychique que relationnel. Cet isolement est à la fois l'effet de son syndrome dépressif chronique, mais il est aussi lié à la honte qu'éprouve cette femme d'être exposée sous le regard d'autrui compte tenu de son physique (elle souffre d'une obésité dite monstrueuse). Cet isolement affectif entretient à son tour sa solitude, et donc sa dépression, ainsi que son obésité, laquelle a également des répercussions dépressiogènes. La boucle est sans fin…

3. L'OBÉSITÉ : UN ÉQUIVALENT DÉPRESSIF, UNE DÉPRESSION MASQUÉE ?

Des manifestations anxio-dépressives, voire de véritables décompensations dépressives, sont parfois observées lors des phases d'amaigrissement chez l'obèse. Ce qui a d'ailleurs conduit à l'idée (déjà ancienne) selon laquelle **l'obésité serait un « équivalent dépressif »** (I. Simon, 1963). La dépression serait ainsi contenue, colmatée par l'obésité ; l'obésité constituerait alors une forme possible de **« dépression masquée »**[2], soit une dépression sans manifestation psychique mais se traduisant spécifiquement par des phénomènes et troubles somatiques, pondéraux préférentiellement ici.

À cet égard, je pense au cas de Mme F., venue consulter pour obésité et qui présentait justement tout d'une dépression latente ou soigneusement évitée. Son obésité s'était constituée dans l'après-coup d'un accident du travail, compliqué de somatisations vertébrales, tous troubles survenus quant à eux dans un

2 Phénomène bien connu des consultations de médecine générale.

contexte émotionnel de pertes affectives multiples et de ruptures des étayages de la patiente. Celles-ci étaient aussi venues raviver un premier traumatisme, un laisser tomber maternel précoce (cf. N. Dumet, 1998). Mais jusqu'alors, c'est-à-dire jusqu'à la survenue de l'obésité, et même jusqu'à la démarche de consultation motivée par ce trouble physique, la patiente n'avait jamais pu exprimer ses différentes souffrances affectives.

Dans la dépression dite masquée, les affects, vécus et surtout symptômes dépressifs, sont évacués et déplacés dans le soma, sur les fonctions physiologiques de l'individu, celles-ci devenant dès lors affectées. Nous retrouvons à cet égard les travaux de psychosomaticiens (tels que P. Marty et collaborateurs) ayant attiré l'attention sur l'existence d'une forme de dépression, la dépression essentielle[3], et son rôle désorganisateur de l'équilibre somatique. Nombre de récents travaux insistent d'ailleurs sur la liaison existant entre **dépression et somatisation**[4], la première favorisant la seconde.

Pourtant, d'autres auteurs ont pu montrer que loin d'évacuer la dépression, le trouble somatique pouvait justement en permettre l'advenue. G. Burloux (1986), par exemple, qui s'est intéressé aux douleurs lombaires, a montré combien ces troubles somatiques constituaient des équivalents dépressifs rendant possible l'accès à un état de dépression avérée. La somatisation dorsale serait, dans ces cas, une manière d'aborder la position dépressive (M. Klein, 1940), une manière de dépasser le refus de la séparation.

Pour en revenir à l'obésité, j'ai montré antérieurement comment la survenue d'une obésité, à l'âge adulte et chez des sujets sans antécédents ni infantiles ni parentaux d'obésité, pouvait avoir une fonction défensive et réorganisatrice dans l'économie psychosomatique du sujet (N. Dumet, 1998, 2002). L'obésité contient en effet la trace de conflits psychiques et de souffrances identitaires de différentes natures et elle constitue simultanément le moyen de les métaboliser. Elle est à ce titre un véritable **aménagement psychosomatique**.

Tous ces travaux invitent alors à revenir sur la terminologie de « **fonction contra-dépressive** » souvent évoquée à propos de l'obésité. Une première interprétation souligne en effet la fonction d'évitement, voire d'occultation des conflits psychiques douloureux sous-jacents ou associés à l'obésité, celle-ci ayant pour finalité d'empêcher le surgissement des douleurs affectives liées à la

---

3 La dépression essentielle est définie comme une dépression sans objet, qui ne s'accompagne d'aucun sentiment de culpabilité conscient ni d'autoaccusation. Cette manifestation dépressive renvoie à un manque, elle correspond à l'effacement de la dynamique mentale (déplacement, condensation, introjection, projection, identification, vie fantasmatique et onirique). Souvent annoncée par des angoisses diffuses, la dépression essentielle signe l'état de détresse foncier mais rarement conscient dans lequel se trouve le sujet. Cf. P. Marty, 1976, 1980, 1990.

4 Cf. par exemple M. Sami Ali et al., 2001 ; les diverses contributions du dernier numéro de la revue Actualités psychosomatiques, 2002.

perte, au manque, et d'éluder, en conséquence, le travail psychique de symbolisation de la perte (cf. plus bas).

Étudions cette idée à la lueur du cas de Mme H. Dès les premières années faisant suite à la séparation d'avec son mari, cette femme avait tout d'abord maigri, puis avait grossi. Complètement désemparée par cette séparation, sans ressource aucune et sans travail au départ, devant faire face à l'éducation de ses quatre enfants dont deux en bas âge, elle avait dû « se battre pour survivre », selon ses propres termes. Sur le coup, et durant plusieurs mois, voire années, elle s'était sentie submergée par cette situation, situation traumatique au sens d'un excès de charges pour elle. Et elle n'avait alors cessé de grossir. « La charge des enfants, la charge de les éduquer... c'était trop, trop lourd... c'était un poids ». Ainsi s'exprime cette femme cinq ans après, qui vient alors consulter pour qu'on l'aide à retrouver alimentation et poids plus satisfaisants. Vraisemblablement, dans le cas de cette femme, comme dans bien d'autres, la constitution du surpoids et le maintien de l'obésité ont eu cette fonction contra-dépressive, celle de juguler la douleur de la perte affective et de ses effets délétères. Mais cette femme, compte tenu de ses nombreuses responsabilités, n'a pu (n'a voulu...) se permettre de s'effondrer. Le surpoids semble alors avoir inconsciemment joué le rôle d'objet auxiliaire, anaclitique, l'étayant dans sa réalité quotidienne plus que lourde et chargée...

Cette clinique invite alors bien à une seconde lecture de la fonction dite contra-dépressive de l'obésité. Une lecture qui met cette fois davantage l'accent sur la valence organisatrice de cet agir pondéral, lequel vient contrer la dépression, c'est-à-dire non pas systématiquement l'occulter, mais la parer, la gérer – ne serait-ce que pour un temps, plus ou moins durable selon les individus.

Je pense ici à cette autre femme, âgée d'une soixantaine d'années, obèse depuis sa vie maritale, et qui consulte à la suite d'examens médicaux ayant abouti à la découverte d'un diabète. Depuis l'âge de 23 ans et jusqu'alors, cette femme avait mené vies professionnelle et relationnelle, sociale et familiale avec brio, efficacité, réussite, entrain, force, faisant face et front devant toutes les adversité rencontrées (et il y en a eu !). Peut-être peut-on imaginer que la somatisation pondérale a constitué, chez elle, un possible antidote de la dépression (parmi d'autres sûrement) tant cette femme a, toute sa vie durant jusqu'alors, pu, su résister à toute désorganisation, psychique comme somatique. C'est la découverte récente d'une pathologie diabétique, agissant tel un trauma désorganisateur, qui a en revanche actualisé chez elle des manifestations anxio-dépressives intenses. Il faut dire que mère, oncle et frère étaient tous décédés des complications de leur diabète respectif...

4. OBÉSITÉ : PERTE D'OBJET ET PERTE DE SOI

C'est ici qu'il s'impose dorénavant de **différencier plus avant trouble dépressif (ou dépression) et vécu dépressif, ou encore vécu de perte**. En effet, de nombreux travaux psychanalytiques ont montré, là encore depuis bien longtemps, combien l'obésité[5] serait liée à une relation pathologique à l'objet maternel et plus encore à une faille de l'introjection, et par conséquent des identifications. Ainsi P.

5 Et/ou le désordre alimentaire associé à celle-ci et la générant parfois. Il faut en effet signaler la confusion existant à ce sujet ; cf. N. Dumet, 1999.

Fédida écrivait-il que « l'obésité est tenue pour métonymiquement la forme somatique (et corporelle) produite en lieu et place d'une lacune dans le psychisme là où quelque chose de l'ordre d'une parole (introjection) aurait dû avoir lieu » (1977, p. 300). Ce qui expliquerait alors le recours de l'obèse aux « pratiques de l'incorporation » (P. Gutton, 1984) – que ce soit via l'anarchie alimentaire (les conduites de type boulimique, hyperphagique, ou de grignotage incessant...) et/ou via la prise pondérale proprement dite – afin de combler un manque, une angoisse (du vide, d'abandon), une sensation de perte.

Mais de quelle perte s'agit-il ? **D'une perte d'objet**, assurément, nombre de situations de grossissement s'effectuent en effet dans des contextes de séparation affective, de deuil réel ou symbolique[6] (cf. G. Apfeldorfer, 1991 ; H. Bruch, 1973 ; A.F. Creff et A.D. Herschberg, 1987 ; etc.). En amont de ces pertes actuelles, et à la source de leurs effets douloureux et désorganisateurs, se trouverait donc, on l'a précédemment évoqué, le deuil inaccompli de l'objet primaire – expliquant alors cette béance interne se traduisant chez l'obèse par une sensation de ventre creux, toujours affamé, véritable puits sans fond, et des vécus internes de perte, que le sujet tenterait sans faim et sans fin de combler via des incorporations compensatrices. Ceci ne faisant que confirmer et accentuer l'extrême vécu de solitude des obèses (L. Igoin, 1987).

Récemment, la psychanalyste G. Rubin (1997) a situé cette impossibilité pour le sujet obèse de symboliser la perte objectale en regard d'une problématique transgénérationnelle. En effet, « l'objet dont la perte est niée est parfois (...) un objet transgénérationnel, c'est-à-dire [un objet] dont le sujet a été chargé par un parent ou un aïeul ». Selon cette conception, l'obèse logerait fantasmatiquement en lui, dans corps, un autre[7], qu'il est chargé de conserver (et de nourrir – d'où le fait que de nombreux obèses mangent pour deux !) et de maintenir en vie. Les travaux contemporains de cet auteur relancent et renforcent ainsi l'idée de la **problématique du cannibalisme psychique** dans l'obésité.

Mais de la perte objectale à la **perte narcissique**, il n'y a qu'un pas, que le sujet obèse franchit vite. L'amaigrissement[8] et ses avatars le montrent bien. Il n'est pas rare en effet qu'à l'occasion d'une rapide et importante perte de poids ou après celle-ci (comme celle parfois générée par certaines chirurgies digestives...) apparaissent des phénomènes de dépersonnalisation, des angoisses et vécus de morcellement. Tous phénomènes rappelant ainsi l'assertion de H.

6 On se souvient du cas de Mme F. évoqué plus haut.

7 Il peut s'agir d'un parent ou d'un enfant, décédé, et dont le parent de l'obèse n'aurait pu faire le deuil. Cela montre à cette occasion l'intrication entre des problématiques de perte intersubjectives.

8 Il faut toutefois préciser ici que des émergences dépressives sont inéluctables lors du processus amaigrissant : celui-ci constituant une véritable expérience de perte, cela exige un travail d'élaboration de la part du sujet, un travail qui ne peut en l'occurrence s'effectuer sans mal. Les manifestations dépressives témoignent alors de la survenue d'un travail du deuil de soi, de l'image corporelle, « de la satisfaction totale (...), de son incomplétude » (G. Apfeldorfer, 2000, p. 276). C'est d'ailleurs ce remaniement interne qui conditionne la pérennité de la perte de poids.

Bruch (1975), selon laquelle « en tout obèse sommeille un schizophrène ». Il n'est pas rare non plus que la boulimie (L. Igoin, 1981) et même le grossissement s'inscrivent dans un processus de type mélancolique. L'ombre de l'objet étant tombé sur le Moi du sujet, la perte d'objet devient de ce fait une perte de son Moi, créant une véritable hémorragie narcissique (S. Freud, 1917).

Je me souviens à cet égard du cas de Mme T., dont l'obésité s'était constituée juste après le décès de son neveu, dernier membre de sa famille, et avec lequel elle entretenait une très forte relation affective. La disparition de celui-ci l'avait à tel point affectée que des années après ce deuil, Mme T. était toujours sous l'emprise d'une grave dépression, qui s'était en outre associée à des conduites alcooliques, comme le neveu en avait lui-même d'ailleurs (il était justement décédé de complications digestives liées à son éthylisme chronique). La perte de ce neveu pour Mme T. marquait la fin, la disparition de sa lignée familiale ; après lui, il ne restait plus qu'elle. Ne pouvant supporter et symboliser cette perte traumatique, il ne lui restait que l'identification mélancolique pour tenter de conserver la présence de l'objet.

Après ce rapide tour d'horizon des liens entre obésité et dépression, et pour conclure :

5. *QUID* DE LA PRÉVENTION DE L'OBÉSITÉ ET DE LA DÉPRESSION DANS L'OBÉSITÉ ?

Comme je le signalais en introduction, l'obésité constitue un phénomène de santé publique prioritaire. L'enquête épidémiologique et la vaste campagne de prévention menée par exemple depuis 1992 auprès de la population à Fleurbaix et Laventie[9] (via le système scolaire) traduit bien cette préoccupation nationale pour ce phénomène en constante progression (J.-M. Borys, 1996). Si le programme d'éducation à la santé mis en place auprès des familles est sans nul doute intéressant et pertinent, il n'en demeure pas moins que l'étude porte principalement sur le rapport existant entre habitudes alimentaires et surpoids des individus. Ce qui montre combien sont négligés nombre de facteurs de risque de l'obésité[10], tels que les facteurs psychologiques, à commencer par les facteurs dépressifs. Des pistes de recherche s'imposent donc plus que jamais en cette direction. Même si, est-il besoin de le rappeler, il importe de rester extrêmement prudent en matière de prévention de l'obésité de par les résonances psychiques et fantasmatiques que revêt, pour chaque sujet singulier, toute visée prévenante ou soignante d'un trouble ou d'un risque lié à celui-ci (N. Dumet, 2001). En ce domaine, « nul ne peut plus ignorer que l'ampleur des risques n'est pas proportionnelle au poids, et qu'elle varie en fonction des déterminants de l'obésité » (M. Le Barzic, M. Pouillon, 1998, p. 239) et de ses significations affectives.

---

9 Deux villes du nord de la France choisies en raison d'une prévalence de l'obésité supérieure à celle observée dans d'autres régions et des risques cardio-vasculaires encourus de ce fait par la population.

10 Pour une recension des différents déterminants de l'obésité voir notamment l'article de N. Dumet, E. Thiebaut et C. de Tychey (1998).

BIBLIOGRAPHIE

(2002). Dépressions, dépression essentielle et processus de somatisation, *Actualités psychosomatiques*, 5.

Apfeldorfer, G (1991). *Je mange donc je suis. Surpoids et troubles du comportement alimentaire.* Paris : Payot.

Apfeldorfer, G (2000). *Maigrir c'est fou.* Paris : Editions Odile Jacob.

Borys, J.-M (1996). Surcharge pondérale : l'expérience de Fleurbaix-Laventie, entre épidémiologie et prévention. In Actes des Journées pyrénéennes des Obésités. *Figures de l'obésité et conduites alimentaires.* Tarbes, p. 9-15.

Bruch, H (1973). *Les yeux et le ventre.* Paris : Payot.

Burloux, G (1986). Quand la chair est triste, *Entrevues*, 12, p. 3-11.

Cœuret-Pellicier, M ; Charles, M.A ; Borys, J.M et al. (2002). Association between obesity and depressive symptoms in general population, *Observatoire des habitudes alimentaires et du poids.*

Creff, A.F ; Herschberg, A.D (1987). *Obésité.* Paris : Masson.

Dumet, N (1998). La création psychosomatique : une voie pour la symbolisation. In Chouvier, B (Dir.). *Matière à symbolisation.* Paris-Lausanne : Delachaux et Niestlé, p. 179-196.

Dumet, N (1999). Obésité et comportement alimentaire : réalités et fantasmes, *Perspectives Psychiatriques*, 38, 4, p. 300-307.

Dumet, N (2001). Echecs et limites d'une prévention de l'obésité chez l'adulte. In de Tychey, C (Dir.). *Peut-on prévenir la psychopathologie ?.* Paris : L'Harmattan, p. 273-280.

Dumet, N (2002). La différence incarnée. Réflexions psychosomatiques sur un phénomène étrangement familier : l'obésité, *Cahiers de Psychologie Clinique*, 1, 18, p. 31-44.

Dumet, N ; Thiebaut, E ; de Tychey, C (1998). Facteurs de risque et modalités de prévention de l'obésité infantile. In de Tychey, C (Dir.). *Psychologie clinique et prévention.* Paris : EAP, p. 307-327.

Fedida, P (1977). *Corps du vide et espace de séance.* Paris : J-P. Delarge.

Freud, S (1917). Deuil et mélancolie. In Freud, S (1968). *Métapsychologie.* Paris : Gallimard, p. 145-171.

Gutton, P (1984). Pratiques de l'incorporation, *Adolescence*, 2, 2, p. 315-338.

Igoin, L (1981). *La boulimie et son infortune.* Paris : PUF.

Igoin, L (1987). Les amatrides ou la solitude des grosses, *Nouvelle Revue de Psychanalyse*, 36, p. 89-94.

Klein, M (1940). Le deuil et ses rapports avec les états maniaco-dépressifs. In (1972). *Essais de Psychanalyse*. Paris : Payot.

Le Barzic, M ; Pouillon, M (1998). *La meilleure façon de manger*. Paris : Editions Odile Jacob.

Marty, P (1976). *Les mouvements individuels de vie et de mort. Tome 1. Essai d'économie psychosomatique.* Paris : Payot.

Marty, P (1981). *L'ordre psychosomatique. Tome 2. Désorganisations et régressions.* Paris : Payot.

Marty, P (1990). *La psychosomatique de l'adulte*. Paris : PUF.

Rodin, J ; Schank, D ; Striegel-Moore, R (1989). Psychological features of obesity, *Medical Clinics of North America*, 73, 1, p. 47-66.

Rubin, G (1997). *Cannibalisme psychique et obésité.* Paris-Lausanne : Delachaux et Niestlé.

Sami Ali, M et al. (2001). *La dépression*. Paris : Editions EDK.

Simon, I (1963). Obesity is a depressive equivalent, *Journal of the American Medical Association*, 1, p. 208-210.

Tychey, C. de (Dir.) (1998). *Psychologie clinique et prévention*. Paris : EAP.

Tychey, C. de (Dir.) (2001). *Peut-on prévenir la psychopathologie ?*. Paris : L'Harmattan.

Wadden, T.A ; Stunkard, A.J (1985). Social and psychological consequences of obesity, *Annals of Internal Medicine*, 6, 2, p. 1062-1067.

Wadden, T.A ; Stunkard, A.J (1987). Psychopathology and obesity, *Annals of the New York Academy of Science*, 499, p. 55-65.

Prévention des dépressions et prise en charge de la douleur chronique

Sandra Moine

Aux tréfonds de la douleur chronique, le médecin averti découvre la souffrance et sa sœur presque jumelle : la déprime.

(Queneau P., Ostermann P., Grandmottet P., 2001)

1. INTRODUCTION

La littérature consacrée à la douleur chronique ainsi que mon expérience de psychologue clinicienne auprès de patients douloureux chroniques, dans le cadre des interventions de l'E.M.D.S.P (Équipe Mobile Douleur et Soins Palliatifs) du C.H.U. de Pointe-à-Pitre, m'a montré à quel point il était important de développer une approche globale de la personne douloureuse qui soit particulièrement attentive aux **signes de dépression et d'anxiété** que peuvent présenter ces patients. En effet, comme l'attestent de nombreuses études, l'association entre douleur chronique et dépression est fréquente. Pour Dworkin RH. et al. (1991) environ 50% des patients souffrant de douleurs chroniques non-cancéreuses présentent des symptômes dépressifs. L'étude de Fishbain D.A. et al. (1991) montre qu'un tiers des patients rencontrés dans les centres de la douleur s'estiment désespérés et avaient envisagé le suicide. Enfin, plus récemment, Allaz A.F. (2000) note que « les états dépressifs correspondent aux états psychopathologiques les plus souvent associés à la douleur chronique ».

2. DÉFINITION DE LA DOULEUR CHRONIQUE ET DE LA DÉPRESSION

Mais comment expliquer ce constat ? Reprenons tout d'abord brièvement les **définitions de la douleur chronique et de la dépression.**

La douleur est un **phénomène complexe multidimensionnel** que l'association internationale de l'étude de la douleur (IASP) définit comme « une expérience sensorielle et émotionnelle désagréable associée à un dommage tissulaire présent ou potentiel ou décrite en termes d'un tel dommage ». Quand la douleur persiste dans le temps, au-delà d'une durée de 3 ou 6 mois, on parle alors de douleur chronique, qui selon Sternbach R.H. (1986) « détruit physiquement, psychologiquement et socialement ». La douleur n'est alors plus seulement un symptôme induisant divers retentissements, elle envahit toutes les sphères de la vie, elle devient alors un **syndrome douloureux chronique (SDC)**. Pour Boureau F. (2000) le terme de syndrome douloureux chronique « décrit l'ensemble des manifestations physiques, psychologiques, comportementales et sociales (quelle que soit son étiologie de départ), plus comme 'une maladie en soi' que comme le simple signe d'un désordre physiopathologique sous-jacent ». Si le SDC devient une maladie en soi, est-ce qu'il s'agit d'une psychopathologie ? Est-ce que le SDC conduit à un remaniement psychique profond ? Si oui, comment s'effectue ce remaniement ? Est-ce que cette symptomatologie ne correspond pas au mode de fonctionnement morbide d'une structure de personnalité qui décompense ? Ce sont des réflexions qui mériteraient d'être plus approfondies lors de prochaines recherches.

La douleur n'a pas toujours été prise en compte, c'est seulement depuis quelques années qu'elle est devenue une préoccupation majeure, d'où la création d'unités et de centres spécialisés. Malheureusement, on observe encore à l'heure actuelle des lacunes dans sa prise en charge. L'errance thérapeutique de nombreux patients douloureux chroniques en est une illustration. Or, lorsque la douleur est ignorée, non soulagée, elle plonge l'individu qui a mal dans un monde inaccessible à l'autre, puisqu'il se trouve incompris de tous. Cette **non-reconnaissance de la douleur** par les proches, les collègues de travail, les médecins et équipes soignantes… peut encore faire « plus mal » que la douleur elle-même, comme me le signifiait une patiente souffrant de céphalées insupportables.

La douleur déstabilise, elle mobilise l'être entier et le contraint à cesser toute activité (même de pensée), à se couper du monde, à s'isoler. Pour certaines personnes, la vie s'arrête, elle est suspendue pour un temps, celui de la douleur. Le rythme de la vie s'évanouit et l'individu perd ses repères temporels et spatiaux avec cette douleur présente à chaque instant : le jour, la nuit… La douleur engendre souvent un **repli sur soi**, un **désinvestissement** de l'extérieur et un **désarroi** profond. Toutes les perturbations que la douleur fait naître, tant sur le plan émotionnel, cognitif que comportemental, se rencontrent aussi lors de dépression.

En effet, selon la nosographie psychiatrique actuelle du DSM IV, la caractéristique essentielle de **l'épisode dépressif majeur** est une humeur dépressive ou une perte d'intérêt ou de plaisir pour presque toutes les activités, persistant au moins deux semaines. Le sujet doit de surcroît présenter au moins quatre symptômes supplémentaires compris dans la liste suivante :

– changement d'appétit ou de poids, du sommeil et l'activité psychomotrice ;

– réduction de l'énergie ;

– idées de dévalorisation ou de culpabilité ;

– difficulté à penser, à se concentrer ou à prendre des décisions ;

– idées de mort récentes, idées suicidaires, plans ou tentatives de suicide.

Lorsque ces symptômes sont évalués comme la conséquence physiologique directe d'une affection médicale générale, le DSM IV ne parle plus de dépression mais de « trouble de l'humeur ». En tous cas, la présence de tels symptômes chez les patients douloureux chronique n'est pas rare. En effet, selon Serrie A. et Thurel C. (1994), « la douleur chronique va conditionner la vie de l'individu, entraîner des troubles de l'appétit, une perte du sommeil, envahir son univers affectif, retentir sur le vécu quotidien avec des répercussions sociales, professionnelles et familiales ».

Cette communauté de symptômes entre douleur et dépression souligne parfaitement les liens étroits qu'entretiennent douleur physique et souffrance psychique. En effet, la douleur implique forcement le psychique, elle est par essence même un phénomène somato-psychique, et comme le font remarquer Haynal A., Pasini W., Archinard M. (1997), « l'anxiété, la dépression et la douleur entretiennent des relations circulaires. Ces trois dimensions qui coexistent souvent chez un même patient, **se renforcent mutuellement** ».

3. ÉVALUATION

On parle alors de **contexte anxio-dépressif**, que les professionnels se doivent de repérer et d'**évaluer** pour adapter au mieux la prise en charge du patient. Et là, les sciences dites dures se heurtent à des difficultés, car la douleur comme la dépression résistent à l'objectivation (il n'existe pas d'instrument de mesure de la douleur ni de la dépression, comme il existe le thermomètre pour mesurer la température...), parce qu'elles correspondent à des **expériences subjectives individuelles, intimes et uniques.** Sachant cela, il est essentiel lors des évaluations de s'appuyer sur ce que dit le patient, sur son ressenti, et ce en respectant sa subjectivité. C'est pourquoi nous avons recours au C.H.U. de Pointe-à-Pitre à des échelles d'auto-évaluation (ex : échelle de retentissement émotionnel) ainsi qu'à des entretiens cliniques qui laissent s'exprimer la subjectivité de chaque personne rencontrée. En outre, l'utilisation du Rorschach serait particulièrement enrichissante pour appréhender le fonctionnement psychique des patients.

L'évaluation de ce contexte anxio-dépressif passe donc par **l'identification de la problématique en jeu** : douleurs post-accidentelles, post-traumatiques, deuils pathologiques, dépressions réactionnelles, troubles psychologiques... (Ferragut E., 2001).

• **la dépression peut être la conséquence d'une douleur** organique ou d'une maladie en évolution. On parle alors de SDC à composante organique dominante ;

• **la dépression peut précéder la douleur** (SDC à composante psychologique dominante) :

– dépression réactionnelle liée à un contexte traumatique où la douleur physique peut représenter la traduction sur le plan somatique d'une souffrance qui n'a pu être mise en mots et élaborée mentalement ;

– dépression essentielle propre aux fonctionnements opératoires « limites » ;

– dépression s'inscrivant dans une plainte hystérique névrotique où la traduction de la douleur chronique s'inscrit comme conversion somatique en lien avec des conflictuelles sexuelles non-élaborées associées à l'objet (perdu ou non) ;

– dépression avec une plainte somatique exacerbée dans un contexte masochiste où la douleur physique chronique mise en avant est peut-être le prix à payer pour éponger une culpabilité reliée à des conflits non-élaborés mentalement ;

– dépression avec une plainte somatique exacerbée qu'il faut entendre dans un sens plus général comme un moyen pervers de manipuler l'objet en menace de rupture pour conserver une emprise sur lui et le maintenir en sa dépendance.

– dépression dans le cadre d'une organisation psychotique de la personnalité.

Dans le cas des SDC à composante organique dominante, c'est-à-dire quand la pathologie organique est avérée, les réactions psychologiques sont dues à la douleur, voire à l'annonce d'une pathologie organique. En effet, les techniques médicales ont fait d'énormes progrès et dans certains cas on dépiste certaines maladies graves (cancer...), avant même que le patient ne ressente de douleurs. « La révélation de la maladie est un stress psychologique important » (Colson, 1996). Le fait de se savoir malade, et l'angoisse que cela procure, peut déjà engendrer à lui seul la dépression chez certains, même s'ils ne souffrent pas encore physiquement. Le psychologue, en permettant au sujet de mettre des mots sur le traumatisme produit par l'annonce d'une maladie grave, s'inscrit dans un travail de prévention des dépressions.

Mais quand le corps est touché et que les douleurs sont présentes, « **la dépression est pratiquement inévitable**, du moins *a minima*. C'est surtout sa composante narcissique qui se manifeste. La maladie représente toujours une atteinte de l'image idéale de soi et une preuve de faillibilité. C'est une chose de se savoir faillible, cela en est une autre que le constater dans sa chair » (Jeammet P., Reynaud M., Consoli S.M., 1996). La prise en charge du patient s'appuie donc essentiellement sur **les traitements médicamenteux antalgiques** qui peuvent, en soulageant la douleur, diminuer l'angoisse et les affects dépressifs du sujet. Mais **l'accompagnement et l'écoute** développés par le médecin et les différents membres de l'équipe soignante, afin de « permettre au sujet d'exprimer son désarroi et sa souffrance face à la maladie, à la douleur, à la dégradation corporelle » (Ferragut E., 2001) ne doit pas être en reste. En effet, selon Anzieu D. (1985), « la peau des mots qui se tisse entre le blessé et l'interlocuteur peut rétablir symboliquement une peau psychique contenante, apte à rendre plus tolérable la douleur d'une atteinte de la peau réelle ». Je pense que cette prise en charge, lorsqu'elle est effectuée suffisamment tôt, permet, non pas d'éviter l'apparition de **symptômes dépressifs** qui font partie du **processus normal de deuil,** mais de **prévenir leur installation** dans le temps qui deviendrait alors pathologique.

Les soignants peuvent par ailleurs travailler à la restauration narcissique du sujet en redonnant au corps, à travers des **soins doux (relaxation...)**, une dimension où le plaisir à sa place et où le corps n'est plus uniquement douloureux. Cependant, lorsque la dépression est trop importante, une prise en charge spécifique faisant appel aux psychologues et psychiatres peut être proposée.

Dans le cas de SDC à composante psychologique dominante, les plaintes douloureuses excessives, exagérées et incessantes peuvent, comme nous l'avons fait remarquer, cacher une dépression. Le malade peut, par exemple, venir « dans ou par sa douleur physique avorter quelque chose d'une douleur mélancolique, d'une mélancolie qui n'a pu se constituer en tant que mélancolie franche » (Cooren J., 1998). La prise en charge de ces patients, si elle s'attachait uniquement aux symptômes douloureux, serait vouée à l'échec car elle ignorerait les causes profondes de ces douleurs. Elle doit s'intéresser davantage au fonctionnement psychique du patient et aux caractéristiques de ses mouvements dépressifs puisque, comme le soulignait Bergeret (1996), ces derniers « peuvent se rencontrer sans limitation, au sein de n'importe quelle organisation structurelle de base ». Il convient alors de tenir compte des facteurs induisant cette dépression et de ceux entretenant l'utilisation de la douleur comme moyen d'expression privilégié. La prise de conscience par le sujet de certains bénéfices primaires ou secondaires qu'il trouve dans le statut de douloureux chronique peut l'amener à adopter de nouvelles attitudes vis à vis de son entourage familial ou professionnel, et du même coup faire disparaître le syndrome douloureux.

Prenons le cas d'un SDC à composante psychologique dominante et lié à un traumatisme psychique. Dans ce cadre-là, le travail de parole prime sur les traitements médicamenteux. L'événement dit traumatique n'est traumatique que pour la personne considérée, à un moment donné et en regard de son histoire personnelle. Pour Jeammet P., Reynaud M., Consoli S.M. (1996), « c'est bien parce qu'elles entrent en résonance avec **l'histoire du sujet** que des situations de perte objectales ou de blessure narcissique peuvent avoir un rôle désorganisant allant d'un simple ébranlement émotionnel à une maladie invalidante pouvant conduire à la mort ». L'approche psychologique en permettant « la reformulation de la plainte des patients sur un mode plus subjectif et davantage relié à l'histoire personnelle » (Boureau F., Laurent B., Krakowski I., 2002) s'avère donc ici particulièrement pertinente. Ainsi, l'évocation du traumatisme qui amène à la consultation peut permettre la résurgence de **traumatismes parfois plus anciens** (deuils non faits, carences affectives, séparations...) qui demandent un travail d'élaboration psychique s'appuyant sur les qualités de mentalisation du sujet. Lorsque ce travail psycho-dynamique est possible, il peut déboucher sur une nette amélioration de la qualité de vie, avec une réelle et conséquente diminution des affects dépressifs.

4. CONCLUSION

L'ensemble de ces réflexions montre clairement l'intérêt **d'une prise en charge globale de la douleur** s'appuyant sur une pluridisciplinarité. Ainsi, outre l'approche somatique « classique » de la douleur, les soins « doux » comme la relaxation, le contrôle de la respiration, la visualisation, en essayant de développer l'imaginaire du patient, jouent un rôle de béquille dans le travail de mentalisation et participent à la restructuration de l'image du corps. En outre, vu l'importance des affects dépressifs dans les douleurs chroniques et l'importance des répercussions sur le plan professionnel, familial, social..., l'approche psychologique est un outil primordial pour la prise en charge de ces patients. Selon l'orientation choisie (psycho-dynamique, analytique, cognitive ou comportementale...), la psychothérapie pourra avoir un objectif thérapeutique ou de soutien. Dans tous les cas, elle tend à promouvoir le mieux-être du patient.

Pour conclure, je dirais que la prise en charge des patients douloureux chroniques m'a amené à revisiter la prise en charge des dépressions. Travailler dans une Unité Douleur vous conduit forcément à considérer l'annonce d'une maladie grave, la survenue de douleurs et leur chronicisation comme des facteurs de risques susceptibles de générer une pathologie dépressive. **Le travail de prévention des dépressions** prend alors tout son sens. D'autre part, les plaintes corporelles peuvent refléter la présence d'une dépression. Il devient donc essentiel de **traiter la dépression** si l'on souhaite que les douleurs diminuent, voire disparaissent, et ce de manière durable. Enfin, la **sensibilisation des différentes équipes soignantes à la douleur et à la dépression des patients** est un projet certes de grande ampleur, mais qui mérite toutes les attentions.

BIBLIOGRAPHIE

(1996). Diagnostic and Statistical manual of mental disorders, *American Psychiatric Association,* Four ED. DSM IV

Allaz, AF (2000). Dimensions psychologiques de la douleur chronique, *La lettre de l'institut UPSA.*

Anzieu, D (1985). *Le Moi-Peau.* Paris : Dunod.

Atkinson, JH ; Slater, MA ; Patterson, TLet al. (1991). Prevalence, onset, and risk of psychiatric disorders in men with chronic low back pain: a controlled study, *Pain*, 45, p. 111-121.

Benjamin, Y ; Barnes, D ; Berger, S et al. (1988). The relationship of chronic pain, mental illness and organic disorders, *Pain,* 32, p. 185-195.

Bergeret, J (1992). Les dépressions et leurs bases dans une optique thérapeutique, *Bulletin de la Société du Rorschach et des méthodes projectives,* 36, p. 5-24.

Bergeret, J (1996). *La personnalité normale et pathologique*. Paris : Dunod.

Boureau, F ; Moulin, JF (2000). Douleur chronique et psychiatrie, *EMC, Psychiatrie*, 37.

Boureau, F ; Laurent, B ; Krakowski, I (2002). Les structures d'évaluation et de traitement de la douleur chronique rebelle : quel bilan? Quelles orientations ? *Doul. Et Analg.*, 4, p. 215-222.

Chabert, C (1995). Contribution des méthodes projectives dans la recherche en psychologie clinique et en psychopathologie. In Bourguignon, O ; Bydlowski, M. *La recherche clinique en psychopathologie. Perspectives critiques.* Paris : PUF.

Colson, P (1996). Le facteur humain en chirurgie et réanimation. Le point de vue de l'anesthésiste-réanimateur. In Ferragut, T ; Colson P et coll. *La dimension de la souffrance en chirurgie et réanimation.* Paris : Masson.

Dworkin, RH ; Gitlin, MJ (1991). Clinical aspects of depression in chronic pain patients. *Clin. J. Pain,* 7, 79-94.

Fishbain DA., Goldberg M., Rosomoff RS et al. (1991). Completed suicide in chronic pain, *Clin. J. Pain,* 7, 29-36.

France RD., Krishnan KRR., Trainer M. (1986). Chronic pain and depression. III. Family history study of depression and alcoholism in chronic low back pain patients, *Pain*, 24, p. 185-190.

Gatchel, RJ ; Polatin, PB ; Mayer, TG at al. (1994). Psychopathology and the rehabilitation of patients with chronic low back pain distability, *Arch. Phys. Med. Rehab.,* 75, p. 666-670.

Geisser, ME ; Roth, RS ; Robinson, ME (1997). Assessing depression among persons with chronic pain using the Center for Epidemiological Studies-Depression Scale and The Beck Depression Inventory: a comparative analysis, *Clin. J. Pain.*, 13, p. 163-170.

Geisser, ME ; Roth, RS ; Thiesen, ME et al. (2000). Negative affect, self-report of depressive symptoms, and clinical depression: relation to the experience of chronic pain, *Clin. J. Pain.*, 16, p. 110-120.

Haynal, A ; Pasini, W ; Archinard, M (1997). *Médecine psychosomatique.* Paris : Masson.

Haythornthwite, JA ; Sieber, WJ ; Kerns, RD (1991). Depression and the chronic pain experience, *Pain*, 46, p. 177-184.

Jeammet, P ; Reynaud, M ; Connsoli, SM (1996). *Psychologie médicale.* Paris : Masson.

Katon, W ; Egan, K ; Miller, D (1985). Chronic pain: lifetime psychiatric diagnoses and family history, *Am. J. Psychiatry,* 142, p. 1156-1160.

Kramlinger, KG ; Swanson, DW ; Maruta, T (1983). Are patients with chronic pain depressed?, *Am. J. Psychiatry*, 140, p. 747-749.

Queneau, P ; Ostermann, P ; Grandmottet, P ; dessins de Piem. (2001). *La douleur à bras-le-corps.* Med-line Editions.

Reich, J ; Tupin, JP ; Abramowitz, SI (1983). Psychiatric diagnosis of chronic pain patients, *Am. J. Psychiatry,* 140, p. 1495-1498.

Serrie, A ; Thurel, C (1994). Les douleurs chroniques bénignes, *La revue du praticien,* 44, p. 1892-1897.

Sternbach, RH (1986). *The psychology of Pain.* New-York : Raven Press.

Turner, JA ; Romano, JM (1984). Self-report screening measures for depression in chronic pain patients, *J. Clin. Psychol.*, 40, p. 909-913.

Tychey, C (de) (1992). Dépression névrotique et structure obsessionnelle : contribution du test de Rorschach en passation « classique » et « psychanalytique », *Société du Rorschach et des Méthodes Projectives de Langue Française,* 36, p. 125-144.

Wesley, AL ; Gatchel, RJ ; Garofaldo, JP et al. (1999). Toward more accurate use of the Beck Depression Inventory with chronic back pain patients, *Clin. J. Pain.*, 15, p. 117-121.

Wilson, KG ; Mikail, SF ; D'Eon, JL et al. (2001). Alternative diagnostic criteria for major depressive disorder in patients with chronic pain, *Pain.*, 91, p. 227-234.

Ferragut, E (2001). Stratégies d'intervention et enjeux thérapeutiques. In : Ferragut, E. et coll. *Psychopathologie de la douleur : évaluation, thérapies, prévention.* Paris : Masson.

Approche psychodynamique des liens entre dépression et alcoolisme. Perspectives préventives

Barbara Smaniotto, Joëlle Lighezzolo.

S'il existe un consensus autour des liens entre alcoolisme et dépression, l'interrelation entre les deux troubles apparaît complexe et incomplètement élucidée : facteurs organiques, psychologiques et sociaux s'entremêlent, et chacun tente de préciser les rapports entre ce trouble de l'humeur et la dépendance alcoolique... Certes, la dépression est reconnue comme le trouble affectif le plus fréquemment associé à l'alcoolisme (avec une prévalence variable, selon les études, de 2 à 98 % !), mais leur diagnostic différentiel demeure difficile à établir du fait de l'hétérogénéité de la population concernée et de la frontière, souvent floue, entre les symptômes dépressifs et ceux relevant de l'intoxication alcoolique. Ce propos introductif nous rappelle que l'approche en alcoologie est nécessairement pluridisciplinaire. Cependant, sans nier les autres théorisations, nous situerons notre communication dans le cadre psychodynamique, pour ensuite envisager d'éventuelles perspectives préventives, avant de conclure par une illustration clinique.

1. APPROCHE PSYCHODYNAMIQUE DES LIENS ENTRE ALCOOLISME ET DEPRESSION : L'alcool, un équivalent dépressif ou une défense contre la dépression ?

A. La perspective existentielle

Parmi les événements de vie susceptibles de conduire un sujet vers l'alcoolisme, notons la multiplication des situations de perte (deuil) et de séparation (rupture affective, sociale...) qui provoquent, chez lui, de véritables traumatismes existentiels (Toussignant et O'Harris 2001) (considérés également comme facteurs de risque pour la dépression). Or, ils n'apparaissent pas comme tels dans le discours du sujet qui non seulement n'exprime pas directement sa souffrance, mais encore ne « se laisse pas déprimer ». En effet, le deuil est impossible dans cette pathologie, il existe des « faits » de deuil mais rarement d'élaboration, d'où le besoin de recourir à un « objet externe » pour le soutenir psychiquement. Suite à un événement traumatique, les symptômes dépressifs (à condition qu'ils ne deviennent pas eux-mêmes pathologiques) peuvent en effet constituer une étape nécessaire à l'élaboration de la perte. L'alcool, au contraire, contribue à éluder cette étape, en cherchant à « noyer » la dépression et les affects qui y sont associés.

C'est peut-être cette mutation précoce des affects dépressifs en alcoolisme qui fait dire à de nombreux psychiatres que la dépression est principalement secondaire à l'alcoolisme... Or, avant d'émerger au cours ou au décours du sevrage, ne demeure-t-elle pas longtemps dissoute dans le symptôme alcoolique ?... Nous pouvons alors nous demander si l'alcoolisme n'aurait donc pas pour fonction de masquer une symptomatologie dépressive.

Ainsi, à travers cette approche existentielle, l'alcoolisme pourrait être considéré comme un équivalent dépressif qui prendrait une modalité particulière... sans expliquer pour autant pourquoi certains s'orienteront vers la dépression et d'autres se noieront dans l'alcoolisme...

B. La perspective ontogénétique

Comme pour d'autres pathologies, l'alcoolisme résulterait de « ratés » dans la relation maternelle précoce. Plus précisément, selon Monjauze (2000), il s'agirait d'un trouble dans l'organisation pulsionnelle où la sensorialité n'aurait pas pris sens (persistance d'une « *zone muette* » au niveau de l'érogénéisation buccale). Ce traumatisme, laissant place à des « *angoisses catastrophiques* », surviendrait lors de la période sensible de séparation-individuation et bloquerait la maturation du Moi, figé à un niveau d'intégration incomplète. La consommation d'alcool représenterait donc des tentatives de maîtrise de ces expériences traumatiques précoces.

Concernant les liens entre problématique alcoolique et dépression, Venisse (1993) avance que le comportement addictif peut être considéré comme une conduite d'incorporation dont le corps porte rapidement les stigmates. En lieu et place de l'introjection qui n'a pu se réaliser, s'installe l'incorporation d'objets réels. Cette idée n'est pas nouvelle, puisque Abraham et Torok (1978) énonçaient que « *c'est pour ne pas avaler la perte, qu'on imagine d'avaler ou d'avoir avalé ce qui est perdu sous forme d'objet* ». À travers cette incorporation « agie », nous trouvons l'empreinte du refus du deuil et de ses conséquences, et surtout, le refus de prendre conscience du vrai sens de la perte. Ainsi, les sujets addictés se placeraient davantage du côté de la dépressivité que du côté de la dépression. C'est de rencontrer cette dépression sans objet qui confronte le sujet à un vide insupportable dont il se défend en cherchant à recréer, illusoirement, à travers le comportement addictif, l'objet perdu. Le recours au toxique, en tant que conduite d'agir ayant dans le psychisme une fonction « anti-pensée », court-circuite les processus de mentalisation et interdit plus particulièrement l'élaboration dépressive.

En conséquence, les conduites addictives, dont l'acoolisme, n'apparaîtraient pas tant comme un équivalent dépressif que comme une défense contre la dépression, et même un évitement de celle-ci ou plus généralement du manque. Cet évitement s'étend d'ailleurs à tout conflit synonyme de séparation et porte sur toute perte qui ne saurait s'avouer comme telle (Abraham et Torok 1978), dans une revendication désespérée d'autonomie qui n'aboutit en réalité qu'à produire l'effet inverse : un accroissement de cette dépendance, pourtant inacceptable...

C. La perspective structurale

Si certains auteurs prônent qu'il n'existe pas d'organisation structurale de l'alcoolisme (Devillières 1996), d'autres placent cette pathologie parmi les organisations limites. Cette « a-structure » largement décrite par Bergeret depuis les années 70, illustre et justifie le lien entre alcoolisme et dépression.

Descombey (1992) avance que la relation entre affects dépressifs et recours à l'alcool dépend d'une articulation complexe entre un aspect phénoménologique (circonstances produisant des affects dépressifs) et un aspect plus structural (élaboration ou non de la position dépressive). Dans ce type de problématique, il est impossible de s'appuyer sur la triade caractéristique de la mélancolie (perte d'objet, conflit ambivalentiel et régression narcissique) ; il s'agirait donc d'une dépression de type anaclitique (si dépression il y a...) en deçà de la notion d'objet autonomisé.

À ce propos, Gomez (1993) constate qu'au-delà de leur différence, les patients alcooliques ont tous « *un air de famille* ». Cette similitude repose sur les concepts de dépendance et de faille narcissique, notions qui sont également au centre de l'organisation limite. Ainsi, l'alcool pourrait signifier, pour ces sujets en proie à une fragilité structurelle, une « solution », une « béquille » à leur faiblesse émotionnelle et narcissique. Par ailleurs, d'après Bergeret (1986, 1996), une des caractéristiques de la personnalité limite est de lutter contre un vécu dépressif lié à la séparation et à la perte d'objet (dépression anaclitique). Le sujet limite, incapable de vivre une véritable dépression, recourt, par l'agir, à la réalité externe qui lui procure des objets auxquels se « cramponner ». Ainsi, comme dans la perspective précédente, « l'objet-alcool » et la dépendance alcoolique peuvent s'interpréter comme une défense contre la dépression, contre cette dépression de type anaclitique.

Comme nous venons de le constater, les approches théoriques demeurent complexes. Il en va de même pour les modalités préventives et thérapeutiques...

2. PERSPECTIVES PRÉVENTIVES ET THÉRAPEUTIQUES

A. Prévention primaire

Se situant en amont du trouble et s'adressant à la population tout-venante, elle concernera par exemple des mesures « éducatives » auprès des futurs et des jeunes parents, en s'inscrivant dans la dynamique de construction de la parentalité. Elle devrait permettre l'évitement des failles structurales qui risqueraient de plonger l'enfant vers l'alcoolisme et/ou les dépressions. Cette prévention devrait donc s'étayer sur l'accès à l'autonomie et sur l'apprentissage des limites, avec une attention particulière aux conditions de traversée du sevrage oral.

B. Prévention secondaire

Elle semble devoir s'adresser à la population à risque (adolescents, jeunes adultes). En effet, durant l'adolescence, les symptômes dépressifs sont souvent masqués et relayés par des conduites d'agir et/ou des addictions (consommation d'alcool notamment). L'action préventive devrait particulièrement attirer l'attention sur les « alcoolisations extrêmes du week-end » qui n'ont, en réalité, rien d'anodin. Ces conduites, au-delà de leurs atours faussement festifs, masqueraient davantage l'ennui, l'incapacité de communiquer et donc toute la dépressivité de ces jeunes gens. Les données épidémiologiques estiment qu'environ 5% de ces « nouveaux » consommateurs deviendront, un jour, alcooliques (Oury et Schille 1988). Certes, les interventions dans les établissements scolaires, en ce qui concerne les conduites addictives, se multiplient ; cependant, le lien entre ces comportements et la dépressivité, est-il clairement établi ?

C. Prévention tertiaire

Cette dernière apparaît comme primordiale pour prévenir les réalcoolisations. Or, durant la cure de sevrage, l'accent reste encore trop souvent focalisé sur la désintoxication. Dans ces conditions, force est de constater que les échecs thérapeutiques demeurent nombreux : rechute(s), « nouveaux » objets de dépendance (anxiolytiques, antidépresseurs...), épisodes dépressifs, voire des dépressions sévères... C'est pourquoi il semble aujourd'hui illusoire de fonder le travail thérapeutique sur la seule disparition du « symptôme-alcool ». Il paraît alors prudent de préconiser une approche plus globale du sujet en abordant conjointement la réalité externe et le fonctionnement intrapsychique. Le soignant devrait permettre au patient de (re)devenir Sujet de son histoire en élaborant avec lui les différents événements qui ont marqué son existence. De la même manière, si le fonctionnement limite est diagnostiqué, il est nécessaire que le soignant accepte, dans un premier temps, de devenir l'objet de dépendance du patient afin de lui apprendre à fantasmer, le renarcissiser et finalement l'ouvrir à l'autonomie. Enfin, il semble essentiel d'acheminer le sujet vers LA séparation traumatique initiale. N'est-ce pas alors la période du sevrage (liquide-solide) qui apparaît comme sensible ? En effet, il est curieux et terriblement pertinent de constater que la désintoxication est également appelée « sevrage »... Ces deux étapes ne concourent-elles pas au même but sur un plan intra-psychique ? À savoir la renonciation à un objet d'amour, tantôt le sein, tantôt l'alcool... Si, comme nous le posons, le premier sevrage ne serait pas symbolisé ni symboligène chez les sujets alcooliques, il semble paradoxal de leur demander de « subir » un nouveau sevrage. Pas tant que cela... car si l'un avait causé la perte (dans les deux sens du terme), l'autre peut aujourd'hui mener à la réparation... Sans doute est-ce possible, à condition que ces deux sevrages soient progressivement symbolisés et ce, en les parlant : expliquer le sevrage alcoolique, afin de ne pas confronter le sujet à un vide de mot qui avait déjà induit l'échec du premier sevrage. Certes, il représente une perte, la perte d'un objet d'amour, mais le sujet ne gagne-t-il pas, grâce à cette séparation, sa liberté, son autonomisation ?

3. ILLUSTRATION CLINIQUE

M. R. est venu de lui-même pour suivre un sevrage. Il se définit comme un dépressif chronique, diagnostic posé par ailleurs par les différents praticiens avec lesquels il a effectué des thérapies de plus de 15 ans... L'alcool n'est pas pour lui un partenaire quotidien, il peut rester des semaines, voire des mois, sans toucher une seule goutte... Or, lorsque ses angoisses deviennent ingérables, résister à la « solution-alcool » lui est impossible car, sans améliorer son humeur, elle est seule garante d'un pseudo-soulagement temporaire. Les quantités astronomiques absorbées le conduisent au coma, cet état a-conscient, proche d'une petite mort... de sorte que l'alcool représente, pour M. R, une forme de suicide masqué.

M. R. a 47 ans, il a deux fils, est divorcé depuis 10 ans, et vit seul aujourd'hui. Lorsqu'il parle de son enfance, il admet n'avoir manqué de rien, au niveau matériel... Par contre, il a souffert et souffre encore du manque d'affection et de reconnaissance de ses parents. M. R. se définit comme ayant été un adolescent plutôt effacé, ayant des difficultés à nouer des relations. Néanmoins, il ne se sentait pas seul car il avait un ami très proche... ami dont la disparition tragique continue de l'affecter. Cette perte inaugure ses rencontres ponctuelles avec l'alcool. Son mariage ne freine pas ses accès, seules les naissances de ses fils calment ses « crises », et il connaît l'abstinence pendant dix ans. La rupture avec son épouse ne paraît pas traumatique, M. R. étant à l'origine de cette séparation. Il vient en effet d'avouer son homosexualité, et sa relation avec un homme lui fait vivre les meilleurs moments de sa vie... Or, son compagnon le quitte et depuis, il ne parvient plus à remonter la pente. Il n'a plus d'espoir, plus d'élan vital, il espère d'ailleurs obtenir une invalidité car même son travail l'insupporte. Toute séparation lui est devenue intolérable, c'est pourquoi il se réfugie dans la solitude. Cependant, c'est cette solitude qui le fait déprimer, le pousse à boire... Que peut-on alors envisager sur le plan thérapeutique ?

4. CONCLUSION

Jusqu'alors, aucune thérapeutique ne l'a fait sortir de cette impasse. Il sait par avance que le sevrage est inutile (c'est au moins sa cinquième tentative), et refuse toute nouvelle post-cure car il y noue des relations qui se brisent dès la fin du séjour. Il est résistant aux antidépresseurs, et le suivi en thérapie s'est également soldé par un échec. Bien que conscient du « pour quoi », il ne parvient pas à intégrer ces éléments dans un « pourquoi » et à donner du sens à son vécu. Que faire ? Il semble essentiel de prévenir les élans dépressifs car, sans eux, le problème alcool n'existerait pas. Par exemple, en ayant recours à un « contrat anti-alcool/dépression » (à l'instar des contrats anti-suicide). Enfin, outre le réaménagement de la réalité externe, il s'agirait de reprendre un travail intrapsychique. Au cours des prises en charges, M. R. manifestait de bonnes capacités verbales, voire élaboratives, qu'il semble essentiel d'encourager afin qu'il puisse enfin donner sens à son histoire.

BIBLIOGRAPHIE

Abraham, N ; Torok, M (1987). *L'écorce et le noyau.* Paris : Flammarion.

Ades, J ; Favre, J.D (2001). Les relations entre les troubles mentaux et les troubles liés à l'usage de l'alcool, *Alcoologie et Addictologie,* 23, 1, p. 61-68.

Bergeret, J (1986). *Narcissisme et états limites.* Paris : Bordas.

Bergeret, J (1996). *La pathologie narcissique.* Paris : Dunod.

Descombey, P (1992). Alcoolisme : dépression ou addiction ?, *L'Information Psychiatrique,* 68, 4, p. 338-345.

Devillières, P et coll. (1993). Du manque au manque, *Psychologie Médicale,* 25, 11, p. 1069-1070.

Gomez, H (1994) *La personne alcoolique*, Pratiques Sociales. Toulouse : Privat.

Gordwood, P (1999). Alcoolo-dépendance et dépression, *La Revue du Praticien,* 49, 4, p. 391-394.

Monjauze, M (2000). *La problématique alcoolique.* Paris : Dunod.

Oury, E ; Schille, P (1988). L'alcoolique nouveau est arrivé, *Annales médicales de Nancy et de l'Est*, 27, p. 371-372.

Toussignant, M ; O'Harris, T (2001). *Evénements de vie et psychiatrie, apports des études du Life Events and Difficultes Schedle.* Paris : Doin.

Venisse, J.L (1992). Corps et addiction, *Annales de Psychiatrie*, 7, 1, p. 4-17.

Venisse, J.L et coll (1993). De la séparation évitée à l'addiction, *Psychologie Médicale,* 25, 11, p. 1071-1073.

Et si la dépression s'avançait masquée ?

Hélèna Tenenbaum

1. INTRODUCTION

Ce n'est sûrement pas un hasard si chaque fois que je dois présenter un travail, ce qui me revient tout d'abord, ce sont les débuts de ma pratique, lorsque, par exemple, je me suis rendu compte que la souffrance dépressive n'était pas toujours là où je l'attendais, et qu'il ne suffisait pas d'en prévoir le poids pour qu'elle puisse s'exprimer.

Ainsi, il y a longtemps, une mère m'avait demandé de recevoir son fils de 10 ans. Exaspérée, elle m'avait décrit par le menu tous les méfaits de son garçon. Il n'écoutait rien, il fuguait, mettait le feu aux boîtes aux lettres et commettait bien d'autres transgressions. Je fus également surprise lorsque l'examen psychologique révéla chez cet enfant, à l'apparence joviale, un profond repli affectif et une dépression déjà bien installée. Je ne pus alors faire adhérer la mère à ce que je venais de comprendre. L'agitation du garçon était sa réponse à la dépression qui l'habitait, la mère ne put me croire.

Je proposai une psychothérapie, je ne pus la convaincre, je ne la revis plus.

Deux ans plus tard environ, j'eus la visite d'un éducateur. Le garçon avait commis des actes plus graves qui avaient nécessité un placement.

Que dit Winnicott de cette tendance antisociale ? Elle trouve son origine dans une « déprivation », c'est-à-dire dans la perte de quelque chose qui a été positif dans l'expérience de l'enfant. Cette faillite précoce de l'environnement a produit une cassure et le sujet la traduit en acte, en s'attaquant à l'entourage. Paradoxalement, ces manifestations correspondent à une période d'espoir où il cherche plus ou moins consciemment un environnement stable qui pourrait supporter les tensions résultant de son comportement impulsif. Tout cela comme si la protection du monde extérieur pouvait, devait permettre la reconstruction du monde interne.

L'agitation agressive dans le registre du faire a été la solution trouvée par l'enfant pour tenter de nouer un nouveau dialogue avec sa mère. Le refus de me confier son fils atteste de la dérobade maternelle. Nous pouvons nous demander si les troubles qui ont conduit le garçon à la consultation n'ont pas pour origine une carence maternelle ?

Comment imaginer cette profonde désespérance chez cette toute jeune et jolie jeune femme ? Elle avait réussi des études difficiles, travaillait, pratiquait le sport raisonnablement.

Elle abordait ses séances avec ironie, humour, mais toujours avec finesse, à la bonne distance. Pendant longtemps, elle s'est même appliquée à me faire rire en pratiquant une dérision allègre et presque joyeuse. Elle m'attaquait dans ce qu'elle nommait mon incapacité à entendre d'où elle souffrait, à la tirer de là... Elle s'appliquait aussi à me dérouter, se rendant étrangère à son symptôme et à son analyste[1]. Puis ce symptôme qu'elle masquait est devenu le mien : je fus peu à peu atteinte par des sentiments d'impuissance, d'inutilité, d'incapacité totale, remettant en question jusqu'à mes qualités de thérapeute. Le plus souvent, je sortais vide, épuisée de nos séances. Finalement, il m'a bien fallu accepter le mal de ma patiente. L'analyste ne sort pas indemne de ce que vit le patient déprimé et... de ce qu'il lui fait vivre. Il faut se laisser atteindre par sa désespérance, même et surtout si elle s'exprime sur un mode ludique, taquin, enjoué.

Je me suis aperçue qu'elle était du côté de la vie le jour où elle a fait remarquer « Vous êtes en forme aujourd'hui ». Entre-temps, elle avait pu parler de l'inadéquation de son environnement et de la violente maîtrise exercée par sa mère sur son corps et sur son esprit qu'elle entendait « former ».

Ce que je voulais souligner par ce bref aperçu clinique, c'est que la dépression reste souvent méconnue du sujet lui-même. J'avais compris que l'aire de jeu que cette femme avait créée entre nous était à la fois une façon de se cacher et de me cacher ce qui lui arrivait. Son mode de résistance consistait à se préserver de toute possibilité d'intrusion. Pour que cette aire ludique devienne vraiment le lieu de son autonomie, un long détour aura été nécessaire, la route est quelquefois aussi aride pour l'analyste que pour le patient.

Par son humour acerbe, sa vive ironie, cette jeune femme n'exprime pas les choses d'une façon tellement différente que l'enfant précédent. L'excitation verbale, qui ici noie le poisson, est inhérente à la dépression. P. Fedida remarque que dans la tradition psychiatrique allemande, « Aufgeregte depression », la dépression agitée, est une tentative de survie face à cette maladie psychique. Ici aussi, nous nous retrouvons dans le registre du « faire », même s'il semble ne s'agir que de faire rire.

1 En écrivant, je m'aperçois que je n'ai jamais pensé une manœuvre perverse.

Cette patiente est restée longtemps allongée sur le divan sans rien dire. Curieusement, j'ai pu rester moi aussi, longtemps, sans attendre qu'elle parle. Je n'étais ni pressée, ni agacée, ni anxieuse. En fait, les images qui me venaient pendant ces séances étaient celles d'un bébé qui est enfin tranquille, ni abandonné, ni vraiment seul. Je me sentais presque assurée que c'était ce dont elle avait besoin, et ce qu'elle avait attendu depuis longtemps, qu'on soit là près d'elle et qu'on la laisse tranquille. Tout se passait comme si elle espérait implicitement près d'elle quelqu'un d'attentif qui ne lui demande rien, qui ne lui impose rien, mais qui l'accueille. Il ne lui a pourtant pas été facile d'assumer ce désir et son regard inquiet, quand elle arrivait en retard souvent, et quand elle repartait, en disait long sur la culpabilité d'avoir osé prendre une telle liberté.

Ce n'est que plus tard, bien plus tard, lorsqu'elle a senti (plus que compris !) qu'ici elle n'était obligée à rien, qu'elle a pu parler d'elle vraiment. J'ai entendu alors une petite fille abandonnée, triste, seule, dans l'agitation d'une grande famille. Cette petite fille réussissait cependant de temps à autre à mobiliser son monde autour d'elle en exigeant que l'on cherche pour elle ce qu'elle avait égaré. Il y avait un double bénéfice à cela. Tout d'abord, on s'occupait enfin d'elle, et ensuite, juste retournement des choses, c'est elle qui pouvait aussi avoir ses exigences. C'était une réponse plutôt futée aux contraintes imposées par une éducation à la fois rigide et impersonnelle. Manière de faire assumer son propre sentiment d'impuissance par autrui. Ici non plus, la dépression n'a pas pris la forme décrite dans les manuels. Par son silence, cette jeune femme montrait qu'elle n'avait pas encore de mots pour décrire son sentiment de vide, sa sensation d'anéantissement. Mais, dans ce même temps, elle demandait implicitement qu'on lui permettre de se reconstruire seule, toute seule...

Il est fréquent que les débuts d'analyse se déroulent dans un climat d'élation. Le patient se livre et souvent il y a même une sédation provisoire des symptômes, les résistances apparaissant plus tard. Rien de cela avec ces deux patientes qui se sont protégées dès le début de l'analyse, chacune à sa façon, mais révélant la même problématique comme les deux faces d'une même médaille : c'était l'ironie agressive pour l'une, la rétention coupable pour l'autre. Il m'est vite apparu qu'en préservant plus ou moins consciemment cette part secrète d'ombre, il leur fallait prendre leur travail analytique en «main propre». Tout s'est passé comme si elles ne pouvaient sauvegarder leur fragile sentiment d'identité que dans des positions défensives, au détriment du désir.

2. ANALYSE ET PROJET DE PRÉVENTION

Dans *Les logiques de la dépression*, D. Widlocher rappelle que le diagnostic de dépression se fonde sur une triade de symptômes : la douleur psychique, l'inhibition psycho-motrice, la perte de l'estime de soi. Or, si le diagnostic de dépression ne s'impose pas d'emblée dans les exemples cités, j'ai pu noter chez ces patients le même retrait devant la vie. Ainsi, le gamin aux « 400 coups », la jeune femme ironique, et celle qui prend son temps sur le divan, ont tous trois masqué leur désespérance par des aménagements particuliers, mais insatisfaisants de leur environnement. Ils se plaignent de différentes formes d'impuissance ; tout leur est effort : travailler, se nourrir, dormir. Ils ne peuvent ni s'intéresser, ni se concentrer, mais ce qui leur paraît le plus décourageant, c'est l'idée qu'ils sont incapables d'aimer.

L'inhibition psychique s'allie à l'inhibition motrice, ils les projettent sur le thérapeute pour le convaincre de l'inutilité de leur démarche. Tout leur paraît vain, inutile et en même temps, ils sont persuadés qu'ils pourraient, devraient « s'en sortir seul »». Or, c'est souvent ce que disent les enfants de 3-4 ans : « Je sais, je peux tout seul ».

Ce sont ces réflexions sur ces troubles de l'activité qui m'ont amenée à me centrer sur cet aspect de la pathologie dépressive et à me demander quelles pourraient en être les origines : dès l'oralité, le bébé est confronté à l'angoisse de la perte et à la désillusion. Si les gratifications d'un holding satisfaisant lui ont laissé croire qu'il participe de la toute-puissance qu'il a projetée sur les parents, les exigences pulsionnelles et leurs frustrations vont vite le renvoyer à sa dépendance et ouvrir une brèche dans son narcissisme.

C'est peut-être cette première désillusion qui sera cause de l'effondrement cher à Winnicott, dont il précise qu'il a eu lieu dans un temps reculé de l'enfance, lorsque rien n'était encore verbalisable, et dont pourtant chacun garde la crainte en soi. Ainsi, dès le plus jeune âge, inquiétude et sentiment d'impuissance peuvent perturber les étapes de développement ultérieur et faire le lit de la dépression.

En effet, la désillusion trop soudaine, trop vive, va atteindre l'assise narcissique, diminuer l'estime de soi et parasiter l'autonomisation.

La dialectique relationnelle qui s'établit au moment de l'apprentissage sphinctérien, entre la demande maternelle et le désir de l'enfant, sera faussée. Cette expérience peut devenir celle de la totale impuissance face à la toute puissance d'autrui. L'enfant se soumettra d'autant plus aisément que le père, qui intervient rarement à ce niveau, ne jouera pas son rôle d'élément tiers en triangulant la relation mère-enfant. Pourtant, c'est à ce moment de la vie que l'enfant peut choisir, soit d'exprimer un refus, soit de se soumettre, et cela peut imprégner toute sa vie relationnelle ultérieure.

En fait, c'est un premier non-verbal qui « constitue l'enfant autonome face à sa mère, introduit une ligne de démarcation, limite les aires de leur pouvoir respectif », insiste A. Levy. De ce contrôle autonome vont découler des avancées psychiques fondamentales comme la capacité de discrimination bon/mauvais, dedans/dehors (les déprimés ne savent pas différencier entre ce qui est bon ou mauvais pour eux, ou si ce sont eux-mêmes qui sont en faute ou les autres.)

Si le « dressage sphinctérien » a été substitué à l'apprentissage, le sujet, qui ne saura pas différencier son désir du désir d'autrui, se laissera régir par ce dernier. Au niveau psychique, la représentation de soi ne sera même pas celle d'un sujet dépendant, mais celle d'un objet manipulable, car c'est seulement dans la capacité de dire « non » verbalement en pleine conscience, et pas seulement par la rétention anale, que le sujet peut trouver l'estime de soi et la solidité narcissique qui l'accompagneront sa vie durant. *A contrario*, l'échec de cette expérience princeps peut entraver l'avenir de celui qui s'est soumis. Que dire à un enfant que l'on a frustré de la découverte de son intérieur et de la possibilité d'en jouir à son gré ?

Ce n'est donc pas un hasard si la dépression débute le plus souvent par des troubles de l'activité qui vont de l'aboulie la plus grave à l'agitation la plus dangereuse. Quand l'angoisse de perdre l'amour de l'autre conduit à la soumission, au renoncement à l'identité, l'enfant perd sa liberté, le plaisir de penser, et abandonne toute créativité.

Au niveau relationnel, la fixation pathologique, à ce stade, va marquer du sceau de la dualité tous les liens affectifs ultérieurs. L'Œdipe sera vécu sur ce mode de relation à deux, ou autrement dit sur le modèle pouvoir/soumission où domine l'angoisse de la perte, l'exigence d'exclusivité, la demande constante de réassurance narcissique. L'échec assuré va alimenter encore les affects dépressifs.

Il arrive fréquemment que le travail analytique s'accompagne de troubles somatiques au niveau du « faire ». Dans un ouvrage récent, A. Green insiste sur le pouvoir subversif, toujours actuel de la psychanalyse qui établit la détermination des fonctions intellectuelles sur les fonctions du corps. Ainsi, ce patient qui a inauguré nos séances en rêvant qu'il déféquait en public... Une patiente qui a pris conscience de sa tendance à la soumission m'explique : « J'anticipe, comme cela je peux me persuader si cela me convient, et puis l'autre n'a pas le temps d'exprimer une demande que je me croirais obligée d'honorer ».

Ces déprimés pensent devoir donner toute satisfaction, d'où le sentiment constant, soit d'être contraints, soit insuffisants. Une autre patiente, persuadée que je désire sa « guérison », a longtemps tenté de faire croire qu'elle allait tout à fait bien.

D. Winnicott a fait une découverte importante lorsqu'il a compris que l'enfant émerge de son marasme en manifestant sa «tendance antisociale». En effet, redevenir actif, exprimer un désir propre aux dépends de la communauté est, certes, une défense peu élaborée, peu adaptée, mais une défense radicale contre l'affect dépressif.

3. CONCLUSION ET PROJET DE PRÉVENTION

Ainsi, c'est le questionnement sur le sens à donner au syndrome dépressif qui m'a amené à en chercher l'origine dans les avatars du développement psycho-sexuel. En effet, ce sont souvent l'inhibition, les sentiments d'impuissance mêlés à la contrainte et à l'idée d'insuffisance qui émergent du travail avec ces patients. Or, on rencontre répétitivement un affrontement avec la mère au sujet de l'apprentissage de la propreté. Lorsque le dressage s'est substitué à l'apprentissage, l'enfant peut sortir de cette épreuve démuni, dévalorisé et peu assuré de son identité.

Je suis tout à fait consciente de l'aspect partiel de cette approche de la dépression : elle semble en imputer la seule responsabilité à la mère qui aurait failli dans les interactions précoces. Le problème n'est-il pas à situer plutôt au niveau d'une certaine idéologie éducative pratiquée et perpétuée en toute innocence par des parents de bonne volonté ? Il arrive même que l'on soumette de jeunes enfants à une sorte d'injonction paradoxale, en exigeant d'eux un contrôle autonome de la marche et de l'habileté manuelle, alors qu'on exerce un contrôle sur le processus sphinctérien.

En 25 ans de travail avec les enfants, j'ai trop souvent constaté les dommages causés par ces attitudes, tant sur le développement intellectuel que sur l'élan vital. Si la dépression ou la révolte ne sont pas toujours manifestes chez ces enfants, tout est prêt pour que ces troubles apparaissent chez l'adulte lors des aléas de la vie. Françoise Dolto ne s'était pas trompée lorsqu'elle recommandait de laisser les enfants sortir de classe pour aller aux toilettes sans avoir à demander la permission.

C'est au niveau des apprentissages de cette période de développement que l'on pourrait agir en sensibilisant parents, pédiatres, généralistes, éducateurs, aux problèmes graves que peuvent générer le « dressage sphinctérien ».

Les modalités de ce projet pourraient faire l'objet d'un travail ultérieur.

BIBLIOGRAPHIE

Berry, N (1987). *Le sentiment d'identité*. Editions universitaires Begedis.

Dolto, F (1982). *Séminaire de Psychanalyse de l'enfant, Tome 1.* Paris : Le Seuil.

Dolto, F (1985). *Séminaire de Psychanalyse de l'enfant, Tome 2.* Paris : Le Seuil.

Fedida, P (2001). *Des bienfaits de la dépression. Eloge de la psychothérapie.* Paris : Editions Odile Jacob.

Freud, A (1969). *Le Moi et les Mécanismes de défense*. Paris : P.U.F.

Freud, S (1905, 1967). *Trois essais sur la théorie de la sexualité*. Paris : P.U.F.

Freud, S (1924). *Pour introduire le narcissisme.* In Freud, S (1967). *La vie sexuelle.* Paris : P.U.F.

Freud, S (1925, 1968). *Inhibition Symptôme Angoisse.* Paris : P.U.F.

Green, A (2003). *Idées directrices pour une psychanalyse contemporaine*. Paris : P.U.F.

Grunberger, B (1971). *Le Narcissisme*. Paris : Payot.

Levy, A (1976). Evaluation étymologique du mot « secret », *Nouvelle revue de Psychanalyse,* 14.

De Tychey, C (1994). *L'approche des dépressions à travers le test de Rorschach.* Paris : E.A.P.

Winnicott, D.W (1972). *La consultation thérapeutique de l'enfant.* Paris : Gallimard.

Winnicott, D.W (1978). *De la pédiatrie à la psychanalyse.* Paris : Payot.

Winnicott, D.W (1980). *Jeu et réalité*. Paris : Gallimard.

Winnicott, D.W (1994). *Déprivation et délinquance*. Paris : Payot.

Winnicott, D.W (2001). *La crainte de l'effondrement.* Paris : Gallimard.

L'échelle de Prigerson *et al.* : un dispositif d'évaluation préventive des complications du deuil ?

Kamel Gana, Aurélie Lesquoy, Claire Pariset, Claude de Tychey, Marie-Frédérique Bacqué

1. INTRODUCTION

La perte d'un être cher est une épreuve très souvent douloureuse qui conduit à une remise en cause des relations d'un sujet aux autres, à lui-même et au monde. La mort d'un proche produit souvent un changement majeur qui nécessite un réajustement parfois drastique de la vie (la perte du conjoint est l'événement psycho-social dont l'impact est reconnu par la plupart comme le plus grave sur toute une vie).

Réaction psychologique normale et universelle à la perte, le deuil renvoie aussi au travail mental à mettre en place pour se représenter la mort de façon acceptable, se représenter soi-même sans l'être cher disparu, pour tenter de contrôler la souffrance, puis accepter de réinvestir d'autres objets sans culpabilité et sans pour autant renier le défunt. Lorsque ce travail mental échoue, le deuil se complique, donnant souvent lieu à des difficultés temporelles de réadaptation (deuil différé, deuil chronique), à des symptômes psychiatriques (déni, délire, dépression), à une dégradation de la santé, ainsi qu'à des prises de risques inconsidérées.

Les différences interindividuelles sont nombreuses dans les réactions face à la perte et au deuil, différences dont les deux extrêmes sont aussi néfastes pour l'individu : d'un côté, le deuil compliqué, de l'autre l'absence totale de toute détresse. Celle-ci a longtemps été considérée comme une forme de déni, de deuil inhibé ou différé, voire même l'indicateur d'un attachement ambivalent à l'égard de l'être disparu. L'idée de considérer une telle absence de détresse comme indicatrice d'un travail efficace de résilience n'a été prise en compte que très rarement par les spécialistes (Wortman et al. 1989).

Plusieurs modèles psychologiques tentent d'expliquer ces différences.

Le modèle psychodynamique différencie le deuil normal des réactions dépressives caractérisées par la présence des sentiments de honte et de culpabilité. Dans *Deuil et Mélancolie*, Freud (1915) a introduit la notion de travail de deuil qui conduit à l'acceptation de la réalité de la perte par un détachement progressif et douloureux des liens d'avec l'être disparu. Il s'agit d'un travail permettant de désinvestir l'objet perdu (Lindemann, 1944). La recherche de l'objet perdu fait partie de la réponse normale à la perte, et elle est graduellement surmontée en même temps que les représentations mentales de l'autre sont désinvesties émotionnellement. L'échec d'un tel travail est attribué, entre autres, à la nature des relations entre le survivant et le défunt, en particulier à l'existence d'une relation d'objet ambivalente et narcissique. S'inspirant de ce modèle psychodynamique, certains cliniciens ont formalisé une approche du travail de deuil qui fait référence au concept de mentalisation de la perte (Bacqué 1997, 2003, Hanus 2000, Dollander-de Tychey 1999, 2002). Cette dernière engage deux processus fondamentaux (appréhendés notamment par l'entretien clinique et les méthodes projectives). Premièrement, la symbolisation de l'objet perdu (l'intériorisation d'une représentation unitaire de l'objet perdu intégrant ses aspects positifs et négatifs). Deuxièmement, la symbolisation des affects rattachés à cette perte (l'intégration à un niveau intrapsychique des affects de plaisir et de déplaisir – notamment la joie, la culpabilité, la dépression, le ressentiment), associés aux représentations de l'objet perdu, et leur liaison à des représentations partageables avec l'autre de l'objet perdu, ce qui permet leur élaboration afin d'accepter cette perte et lui donner un sens...

Le modèle de l'attachement (Bowlby, 1984) postule que le bon déroulement d'un deuil à l'âge adulte dépend principalement de l'acceptation de la séparation d'avec la mère dans la toute petite enfance. Bowlby défend aussi l'idée que l'intensité du deuil est directement proportionnelle à l'intensité de l'attachement éprouvé à l'égard de la personne décédée.

Le modèle cognitif (Parkes, 1975) postule que les réactions au deuil dépendent principalement du système de croyances des sujets, de leurs visions du monde, et de leurs représentations de soi. Janoff-Bulman (1992), par exemple, pense que la croyance en un monde juste et sécurisant où tout doit avoir un sens, est brisée par un événement traumatique, provoquant ainsi chez le sujet des sentiments d'insécurité et de vulnérabilité. C'est la raison pour laquelle un deuil chronique s'accompagne souvent d'une vision du monde devenu injuste, incontrôlable, et dépourvu de sens.

Ces modèles semblent finalement complémentaires, ils rendent compte du même processus avec des concepts différents.

D'ailleurs, une tentative de rapprocher ces modèles fut récemment entreprise par Neimeyer et ses collaborateurs (2002) en proposant un modèle appelé « Internal working model », et qui a le mérite d'être un modèle causal expliquant les différences de réactions face au deuil. Par « Internal working », ces auteurs désignent les représentations de soi, des autres et du monde, construits par le sujet au cours de sa socialisation, et qui sont particulièrement actifs aussi bien dans sa manière de traiter l'information que dans ses rapports à soi et aux autres.

Ce modèle causal, que nous présenterons ci-dessous, fait l'hypothèse que les difficultés vécues pendant l'enfance (enfant peu investi, abusé...) prédisposent à un style d'attachement insécure qui sous-tendra les relations à soi, aux autres et au monde. Ce fonctionnement interne alimentera chez le sujet la perception de la mort d'un être cher (objet d'attachement) comme étant une menace pour sa propre survie et sécurité, le prédisposant ainsi à des réactions de deuil pénibles et compliquées. En revanche, ceux qui disposent d'un fonctionnement interne plus sécurisant ne perçoivent pas la mort d'un être cher comme une menace à leur propre sécurité :

Figure 1 : Modèle des Trajectoires menant au Deuil Compliqué et au Deuil Non-Compliqué mediatisé par la Signification de la Perte pour le Survivant (d'après Neimeyer et al 2002) :

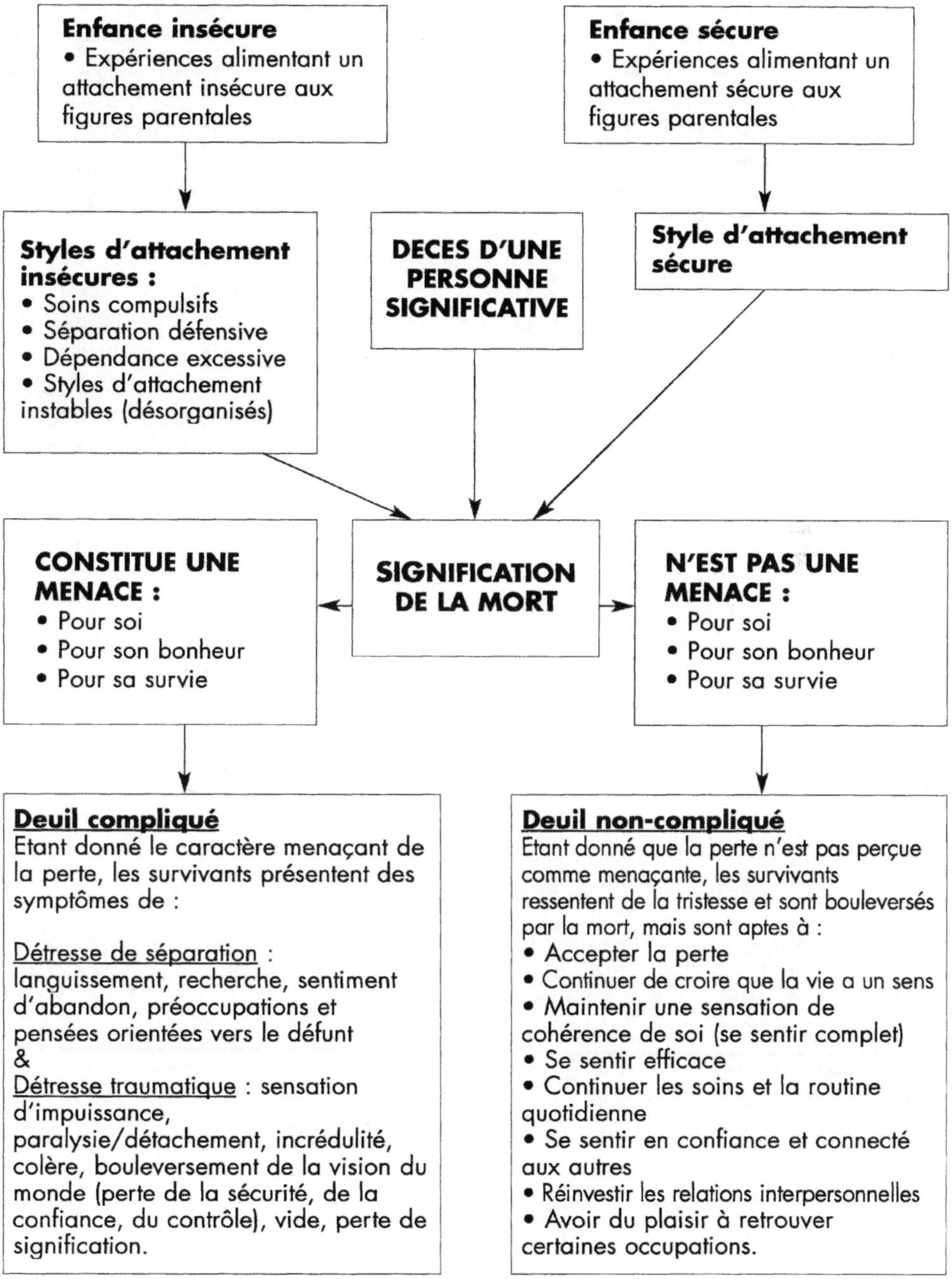

Représentation plutôt simplifiée de la réalité, un modèle désigne un système hypothétique dans lequel plusieurs phénomènes entretiennent entre eux des relations diverses. Le modèle de Neimeyer et al. (2002) appelle deux remarques au moins. D'abord, il nous paraît hautement heuristique d'étudier ceux qui, malgré les difficultés vécues pendant l'enfance, développent des réactions normales de deuil. Car il nous paraît excessif de penser que la manière dont une personne agit, se conduit, se comporte, domine les situations ou au contraire échoue et fait naufrage, s'inscrit seulement dans ce rapport étroit (quasi-organique) avec les événements qu'elle a vécus enfant et la façon dont elle a été élevée. Il s'agit d'une vision, nous semble-t-il, largement statique et complètement passive du développement de l'enfant et de l'adulte, contredite d'ailleurs par les théorisations récentes sur le concept de résilience (Cyrulnik 1999). « L'enfant est peut-être le père de l'homme », mais les dés ne sont pas jetés pour autant. En témoignent la plasticité et les ressources adaptatives que développe le sujet pour faire face aux adversités de la vie, et ce malgré des antécédents graves et lourds dont il peut être victime. En étudiant l'adaptation à la ménopause des femmes israéliennes de différentes origines, Antonovsky (1979) fut, en effet, surpris de voir que certaines survivantes (lorsqu'elles étaient jeunes) des camps de concentrations nazis arrivaient à maintenir une bonne santé physique et un certain équilibre émotionnel. À cela, plusieurs raisons bien sûr, dont une relevée par Antonovsky : ce sont les ressources de résistances générales que l'on développe la vie durant pour faire face aux adversités de la vie. Que peuvent avoir en commun toutes ces ressources pour permettre une gestion efficace des tensions et des événements de vie stressants, et favoriser une meilleure adaptabilité chez l'individu ? La réponse d'Antonovsky se résume au concept de sentiment de cohérence (Sense of Coherence) qui correspond à une vision du monde et à un état d'esprit qui conduisent le sujet à percevoir sa vie comme compréhensible, maniable et pleine de sens. Bien sûr, un tel état d'esprit se construit depuis l'enfance, dont il dépend en partie (Gana, 2001). Nombreuses sont les recherches qui ont montré le rôle modérateur du sentiment de cohérence dans la réaction à l'adversité (Gana, 2001). À notre connaissance, et après consultation des bases bibliographiques comme Psyclit et Medline, aucune recherche n'a pris en compte le rôle du sentiment de cohérence dans la réaction face au deuil. Ensuite, ce modèle attend d'être validé dans son intégralité.

Les résultats d'un modèle dépendent aussi de la qualité des mesures utilisées pour le tester. C'est dans ce cadre que l'on a entrepris d'adapter et de valider l'inventaire de deuil compliqué de Prigerson et de ses collaborateurs (1995), et dont nous vous présenterons ici les principaux résultats. Notre second objectif était de mettre à disposition des chercheurs et des praticiens un outil fiable et valide aidant au diagnostic et à la prévention des complications du deuil. Inutile d'insister ici sur les difficultés et les limites de la mesure des phénomènes psychologiques.

Parmi les 13 instruments utilisés en psychopathologie quantitative anglo-saxonne pour mesurer les réactions de deuil, deux seulement sont spécifiques à la complication du deuil. Il s'agit de l'inventaire du deuil compliqué, élaboré en 1995 par Prigerson et ses collaborateurs, révisé et abrégé en 1997, et le questionnaire du deuil compliqué, élaboré en 1997 par Horowitz et ses collaborateurs.

Notre choix s'est porté sur le premier instrument, car il présente l'avantage d'être un questionnaire auto-rapporté (*v.s* hétéro-évalution du second), court et facile à administrer, convenant aussi bien à la recherche qu'au diagnostic.

2. MÉTHODOLOGIE

La version révisée abrégée de l'Inventaire de Deuil Compliqué (I.D.C.) a été composée à partir de la version originale réduite d'abord à 19 items (Prigerson et Jacobs 2001) puis à 17 items (Prigerson 2003). L'un d'entre eux est dichotomique, relatif à un critère de durée (item N°32 de la version longue). Les 16 autres[1], renvoyant aux principaux symptômes du deuil traumatique (absence de but ou sentiment de futilité du futur, sentiment subjectif de sidération, difficulté à accepter la mort, sentiment qu'une partie de soi a disparu, irritabilité excessive...) sont assortis chacun d'une échelle de réponse en 5 points. Ainsi, les scores obtenus varient de 0 à 64. Un score supérieur ou égal à 36 étant indicatif d'un deuil traumatique pour la version abrégée, un score supérieur ou égal à 65 ayant la même valeur pour la version longue. Une contre-validation de l'inventaire et un étalonnage rigoureux sur des échantillons français sont nécessaires et envisagés.

L'échantillon qui a servi à cette première validation de la version de l'IDC adaptée à la population française par Bacqué, Roberts et de Tychey en partant de la version longue de l'inventaire (cf. annexe), qui corrèle fortement avec la deuxième version abrégée mise au point par Prigerson, était constitué de 266 sujets (dont 175 femmes) âgés de 18 à 83 ans, ayant été endeuillés à un moment de leur vie par la perte d'un être proche.

Outre les variables factuelles telles que le lien de parenté avec l'être disparu, son âge ainsi que la cause et l'année de sa disparition, nous avons évalué le niveau de dépression des sujets à l'aide de l'échelle de Beck (la BDI) ainsi que le soutien social dont ils ont bénéficié pour affronter l'épreuve de deuil.

Nous présenterons au lecteur les premiers résultats obtenus avec les deux versions de l'instrument.

---

1 Les items composant la version abrégée sont organisés autour de quatre critères. Le premier (A) calculé à partir de 4 items est relatif à la détresse de séparation (questions 2, 5, 6, 22 de la version longue). Le second (B) appelé détresse traumatique est composé de 11 items (questions 8, 9, 12, 13, 14, 17, 19, 21, 23, 24, 25 de la version longue). Le troisième (C) est un item dichotomique relatif à la durée des sentiments éprouvés par l'endeuillé (question 32 de la version longue). Le dernier (D) est en lien avec l'invalidation du fonctionnement social et professionnel de l'endeuillé (question N° 28 de la version longue)

3. RÉSULTATS

Voici les principaux résultats :

L'examen des qualités métrologiques de la version française de l'Inventaire de Deuil Compliqué appelle plusieurs constats. Les scores obtenus par l'intermédiaire de cette version affichent une très bonne fiabilité, telle qu'évaluée par l'alpha de Cronbach, à savoir une valeur de .82. Ceci plaide en faveur de la cohérence interne de l'inventaire.

On remarquera ensuite, la forte corrélation (.46) entre deuil et dépression. Cette corrélation montre qu'on est en présence de deux « construits » différents mais reliés. On précisera aussi que c'est l'item 10 de la BDI, celui relatif aux pleurs, qui corrèle le plus fortement avec le deuil (à .48). Ceci plaide en faveur de la validité de construct de la version française de cet inventaire, et montre que deuil et dépression se recouvrent mais ne sont pas réductibles l'un à l'autre.

Quant à la validité de structure, elle a été éprouvée à l'aide d'une analyse factorielle confirmatoire dont les résultats, à savoir les indices d'ajustement, plaident en faveur d'une structure unifactorielle de l'inventaire telle que conçue par les auteurs de la version originale.

Il importe également de considérer les variables différenciatrices du deuil traumatique de celui non-traumatique dans notre échantillon. À cet effet, nous avons réalisé une analyse discriminante pour dégager les variables qui différencient les sujets souffrant d'un deuil traumatique (ceux ayant obtenu un score supérieur à 36 à l'inventaire de deuil, N=14) de ceux qui affichent un deuil non-traumatique (ayant obtenu un score inférieur à 36, N=230).

Les résultats de cette analyse, présentés dans le tableau 1, nous ont révélé que les variables les plus discriminantes sont d'abord l'âge des survivants (les sujets souffrant d'un deuil compliqué (DC) sont plus âgés que les autres ; il y a à cela une explication démographique : plus on avance en âge, plus forte est la probabilité de perdre des proches) et leur humeur dépressive (ils sont plus déprimés que les autres).

On trouve ensuite, par ordre d'importance, les pertes antérieures (ceux souffrant du DC ont vécu moins de pertes que les autres), la récence du décès (ceux souffrant d'un DC sont ceux dont le décès de l'être proche est récent), le lien de parenté avec le défunt (ceux souffrant d'un DC ont perdu un parent très proche), et enfin le sexe du survivant (dans notre échantillon, les femmes sont plus sujettes au deuil compliqué que les hommes).

Il convient de noter que sur l'ensemble de notre échantillon, les femmes affichent des scores en dépression significativement plus élevés que ceux obtenus par les hommes. Ce résultat va dans le sens d'une littérature abondante montrant une prévalence de la dépression chez la femme.

Tableau 1. Moyennes en fonction de la complication du deuil (écart-type entre parenthèses)

Variables	Seuil Deuil Traumatique score>=36 [version abrégée] ou *65* [version longue] N=14 *(N=9)*	Seuil Deuil Non-Traumatique score <36 [version abrégée] ou *65* [version longue] N=230 *(245)*
Age	49.35 (20.04) *48.22 (23.59)*	38.23 (15.01) *38.89 (15.16)*
Age du défunt	58.28 (22.91) *57.44 (23.77)*	59.87 (21.93) *60.23 (21.79)*
Deuil	42.64 (8.15) *76.44 (9.54)*	13 (8.24) *24.31 (16.52)*
Dépression	18.78 (11.59) *22.66 (10.92)*	8.46 (8.22) *8.45 (8.26)*
Lien de parenté avec le défunt	4.28 (3.62) *4.00 (3.08)*	7.16 (6.16) *7.22 (6.14)*
Date du décès (remonte en années)	3.21 (3.98) *3.11 (3.25)*	7.14 (8.00) *7.12 (7.56)*
Prévisibilité de la mort	1.50 (0.51) *1.55 (0.52)*	1.52 (0.52) *1.51 (0.50)*
Soutien social reçu	3.42 (1.94) *3.11 (1.86)*	2.60 (20.7) *2.65 (2.08)*

Si on considère, pour finir, les scores au deuil en fonction de la date de séparation, on peut relever, comme indiqué dans le tableau 2, que la seule différence statistiquement significative est celle entre ceux dont la perte d'un proche remonte à moins d'un an et tous les autres. On remarquera aussi qu'après un an, il y a une baisse significative de la souffrance liée au deuil, mais persistance d'une humeur dépressive.

Tableau 2. Moyennes au deuil et en dépression en fonction de la date de séparation (écart-type entre parenthèses)

Perte remontant à	- d'1 an	1 an	2 ans	3 ans	4 ans	5 ans	6 ans et +
N	20	32	30	34	21	12	109
Age	36,75 (19)	34.43 (14)	37.20 (14.80)	36.70 (15.26)	35.90 (16.68)	36 (13.65)	44.16 (14.99)
Deuil	21.52 (14.76) *37.00* *(25.12)*	16.31 (10) *29.06* *(17.05)*	12.90 (7.18) *23.56* *(12.59)*	16.91 (12.70) *28.79* *(19.41)*	13.42 (8.54) *24.28* *(15.94)*	12.91 (9.78) *22.41* *(16.94)*	13.39 (11.06) *24.50* *(20.25)*
Dépression	10.95 (10.45)	10.87 (8.49)	7.90 (8)	8.52 (8.49)	10.07 (9.68)	3.83 (4.58)	8.82 (8.68)

Ce résultat montre que l'essentiel de la souffrance est ressenti les premiers mois de la perte. Toutefois, les résultats de l'analyse discriminante suggèrent que la récence de la perte n'est pas le meilleur prédicteur de la complication du deuil. D'ailleurs, chez les sujets souffrant d'un DC, la perte remonte à 3 ans et demi, en moyenne. Est-on en présence de sujets en deuil permanent et chronique ? Ou bien y a-t-il, parmi ces sujets, ceux qui ont développé ce l'on appelle un deuil différé ? Notre étude ne permettait pas d'y répondre.

Mais dans les rares recherches ayant évalué la détresse en tout début du deuil et ensuite entre 13 et 60 mois plus tard, ce pattern de deuil différé (c'est-à-dire une grande détresse succédant, quelques mois plus tard, à l'absence d'affliction du début) s'est révélé extrêmement limité. Seuls 2,5% des sujets étudiés par Vachon et al. (1982) avaient adopté ce pattern de réactions. Aucun sujet parmi ceux étudiés par Zisook et al. en 1986, et ceux étudiés par Bonanno et al. en 1995, n'avait exprimé un deuil différé. Ce résultat a été retrouvé par Bonanno et al. en 2001 à travers une étude couvrant une période de 5 années après le deuil.

Le débat reste ouvert (voir Bonanno, à paraître).

4. CONCLUSION

Nous avancerons quelques considérations dans l'attente d'une validation plus poussée de l'instrument dans le futur.

Sur un plan théorico-clinique, l'intervalle temporel moyen nécessaire pour accomplir un travail de deuil est une question qui divise considérablement les cliniciens, quelle que soit par ailleurs la reconnaissance du rythme singulier propre à chaque endeuillé(e). L'analyse des scores obtenus par notre cohorte sur un plan transversal en fonction de la date de survenue du décès et du moment de la passation semble bien suggérer que l'essentiel de la souffrance associée à la mentalisation du deuil se situe au niveau de la première année qui suit le décès. En effet, les individus composant ce groupe sont les seuls dont les scores de souffrance à l'échelle de deuil compliqué de Prigerson & al sont significativement plus élevés que ceux des autres groupes endeuillés touchés par une perte depuis deux à plus de six ans.

Sur un plan pratique, dans une perspective préventive, nos données ne contredisent nullement le constat opéré par Prigerson & al (1995, 2001, 2003) à partir de sa validation de l'instrument sur une population américaine. Dans cette optique, la présence d'un score élevé à l'échelle dès six mois (intervalle réduit récemment par Prigerson [2001] à deux mois) après la perte peut être richement informative (score supérieur ou égal à 36 avec la version abrégée, supérieur ou égal à 65 avec la version longue). Elle suggère l'existence de complications annonciatrices de difficultés ultérieures croissantes possibles du travail de deuil. À ce titre, l'échelle de Prigerson et al (1995), dans ses deux formes, semble bien pouvoir constituer un instrument de dépistage précoce de ces difficultés particulièrement pertinent, pouvant alerter le clinicien et l'autoriser dans ce contexte à proposer un dispositif de soutien thérapeutique à l'endeuillé(e) en souffrance majeure à l'issue problématique.

Sur un plan théorique et méthodologique, nous avons préféré fournir au lecteur les distributions actuelles obtenues à la fois à partir de la version longue et de la version abrégée, cette dernière nous semblant moins bien validée Outre-Atlantique que la précédente. Nous pensons que l'arrière plan théorique sous-jacent à la construction de la version abrégée peut se discuter, puisqu'il aboutit à spécifier un deuil traumatique pour Prigerson & Jacobs (2001) que les auteurs français (Bacqué 2003) qualifieraient probablement de deuil compliqué post-traumatique. Bacqué (2003) différencie par exemple « *deuil traumatogène et deuil post-traumatique*» au niveau de leurs conséquences. Pour le premier, « *la perte déclenche le plus souvent une dépression majeure avec un risque suicidaire et des difficultés de réadaptation importantes* ». Pour le second, « *les troubles sont proches de ceux du syndrome psycho-traumatique de stress mais ils compliquent, voire empêchent le travail de deuil* ». Ils ne sauraient cependant se confondre avec ce dernier, Bacqué (2003) remarquant que dans le deuil (post-) traumatique « *l'endeuillé(e) recherche des images du défunt alors que le traumatisé les évite* ».

Au vu de nos résultats, il nous semble qu'un certain nombre des items composant la version abrégée permettent plutôt de spécifier une complication prenant l'allure d'une détresse traumatique, alors que la version longue rend compte aussi des complications traumatogènes traduites principalement (mais non-exclusivement) par une décompensation dépressive. Pour étayer ce point de vue, nous nous appuierons, bien que notre effectif de sujets ayant atteint un score de souffrance pathogène soit réduit, sur une observation plus clinique. Tous les sujets (9) qui dans la version longue ont un score supérieur au seuil limite (65 points) ont également un score de dépression grave au B.D.I. Par contre, un seul d'entre eux repondrait au critère de Prigerson & Jacobs (2001) de deuil traumatique compliqué à la version abrégée. Ce résultat montre bien que le niveau de conceptualisation afférent aux différents modes d'expression des difficultés du travail de deuil gagnerait à être affiné, et qu'il est probablement défendable de poursuivre le travail de validation des deux versions qui n'approchent pas nécessairement des entités rigoureusement superposables. En effet, les complications du deuil ne sauraient se limiter à une détresse de séparation traumatique évoquant le PTSD. Elles prennent probablement plus souvent la voie de la décompensation dépressive, parfois aussi celle de la désorganisation somatique très peu évaluée dans le questionnaire de Prigerson et Jacobs (2001). Ces quelques remarques terminales suggèrent l'ampleur du travail à la fois d'affinement de la conceptualisation théorique et de la validation empirique de l'instrument sur lequel nous nous sommes penchés… !

BIBLIOGRAPHIE

Antonovsky, A (1979). *Health, Stress and Coping.* San Francisco : Jossey-Bass.

Bacqué, M.F (1997). *Deuil et santé*. Paris : Odile Jacob.

Bacqué, M.F (2003). *Apprivoiser la mort.* Paris : Odile Jacob

Bonanno, G.A ; Field, N.P (2001). Evaluating the delayed grief hypothesis across 5 years of bereavement, *American Behavioral Scientist,* 44, p. 798-816.

Bonanno, G.A ; Keltner, D ; Holen, A. ; Horowitz, M.J (1995). When avoiding unpleasant emotion might not be such a bad thing : Verbal-autonomic response dissociation and midlife conjugal bereavement, *Journal of Personality and Social Psychology,* 46, p. 975-989.

Bonanno, G.A ; Papa, A ; O'Neill, K. (in press). Loss and Human Resilience, *Applied Preventive Psychology.*

Bonanno et al. (in press). Prospective Patterns of Resilience and Maladjustment during Widowhood, *Psychology and Aging.*

Bowlby, J (1984). *Attachement et perte*. Paris : PUF.

Cyrulnik, B (1999). *Les vilains petits canards.* Paris : Odile Jacob

Dollander, M ; de Tychey, C (1999). Meurtre d'enfant et symbolisation de la perte : approche clinique comparative après un suivi longitudinal, *Psychologie Clinique et Projective, 5*, p. 165-206.

Dollander M. ; de Tychey, C (2002). Deuil compliqué et fonctionnement intrapsychique : approche clinique et projective, *Psychologie Clinique et Projective*, 8, p. 241-264.

Freud, S. (1915, 1988). *Deuil et mélancolie*. Paris : PUF.

Gana, K et al. (2001). Latent structure of the sense of coherence scale in a French sample, *Personality and Individual Differences*, 31, p. 1079-1090.

Gana, K (2001). Is sense of coherence a mediator between adversity and psychological well-being in adults?, *Stress and Health,* 17, p. 77-83.

Hanus, M (1994). *Les deuils dans la vie.* Paris : Maloine

Hanus, M (2000). *La mort retrouvée*. Paris : Frison-Roche.

Horowitz, M.J ; Siegel, B ; Holen, A ; Bonanno, G.A (1997). Diagnostic criteria for complicated grief disorder, *Amercian Journal of Psychiatry,* 154, p. 904-910.

Lindemann, E (1944). Symptomatology and management of acute grief, *American Journal of Psychiatry,* 101, p. 141-148.

Neimeyer, R.A ; Prigerson, H.G ; Davies, B (2002). Mourning and Meaning, *American Behavioral Scientist,* 46, p. 235-251.

Parkes, C.M (1975). *Bereavement : Studies of grief in adult life*. New York : Penguin.

Prigerson, H.G ; Maciejewski, P.K ; Reynolds, C.F *et al.* (1995). Inventory of Complicated Grief : A scale to measure maladaptative symptoms of loss, *Psychiatry Research,* 59, p. 65-79.

Prigerson, H.G ; Jacobs, S (2001). Traumatic grief as a distinct disorder : a rationale, consensus criteria, and a preliminary empirical test. In Stroebe, M ; Hansson, R.D (Ed.). *Handbook of bereavement research: consequences, coping and care*. Washington D.C. : U.S. American Psychological Association, 814 p.

Prigerson, H.G (2003). Site Internet

Vachon, M.L.S ; Rogers, J ; Lyall, W.A et al. (1982). Predictors and correlates of adaptation to conjugal bereavement, *American Journal of Psychiatry,* 139, p. 998-1002.

Wortman, CB ; Silver, R.C (1989). The myths of coping with loss, *Journal of Consulting and Clinical Psychology,* 57, p. 349-357.

Zissok, S ; Shuchter, S.R (1986). The first four years of widowhood, *Psychiatric Annals,* 16, p. 288-294.

Annexe

Version française de l'inventaire de deuil compliqué de Prigerson & al.

INVENTAIRE DE DEUIL DE PRIGERSON-KASL-JACOBS (1999)

(traduction française M.F. BACQUÉ-C. ROBERTS-C. de TYCHEY)

Cocher la ligne qui décrirait le mieux ce que vous avez ressenti durant ce dernier mois :

<u>Légendes des lignes à cocher :</u>

* presque jamais = moins d'une fois par mois
* rarement = une fois par mois ou davantage mais moins d'une fois par semaine
* parfois = une fois par semaine ou davantage mais moins d'une fois par jour
* souvent = une fois par jour
* toujours = plusieurs fois par jour

Sa mort m'accable ou a un effet dévastateur sur moi :

* presque jamais : ....
* rarement : ....
* parfois : ....
* souvent : ....
* toujours : ....

Je pense tellement à lui (elle) qu'il m'est difficile de réaliser les choses que je fais habituellement :

* presque jamais : ....
* rarement : ....
* parfois : ....
* souvent : ....
* toujours : ....

Me souvenir de lui (d'elle) me bouleverse :

* presque jamais : ....
* rarement : ....
* parfois : ....
* souvent : ....
* toujours : ....

Je sens que j'ai du mal à accepter sa mort :

* presque jamais : ....
* rarement : ....
* parfois : ....
* souvent : ....
* toujours :....

J'attends et je désire ardemment retrouver la personne défunte :

* presque jamais : ....
* rarement : ....
* parfois : ....
* souvent : ....
* toujours : ....

Je me sens attiré par les endroits et les choses qui ont un lien avec lui (elle) :

* presque jamais : ....
* rarement : ....
* parfois : ....
* souvent : ....
* toujours : ....

Je ne peux pas m'empêcher d'être en colère en pensant à sa mort :

* presque jamais : ....
* rarement : ....
* parfois : ....
* souvent : ....
* toujours : ...

Je n'arrive toujours pas à croire à sa mort :

* presque jamais : ....
* rarement : ....
* parfois : ....
* souvent :
*toujours : ....

Je me sens assommé, hébété ou choqué quand je pense à sa mort :

* presque jamais : ....
* rarement : ....
* parfois : ....
* souvent : ....
* toujours : ....

Depuis sa mort, il m'est difficile d'avoir confiance en les autres :

* pas de difficultés pour faire confiance aux autres : ....
* une légère difficulté : ....
* une certaine difficulté : ....
* une difficulté majeure : ....
* une difficulté insurmontable : ....

Depuis sa mort, c'est comme si j'avais perdu l'aptitude à m'occuper d'autres gens ou je me sens distant des gens dont je m'occupe :

* pas de difficultés à se sentir proche ou lié aux autres : ....
* une légère tendance à me détacher des autres : ....
* un certain détachement : ....
* un détachement marqué : ....
* un détachement envahissant : ....

J'ai mal aux mêmes endroits, j'ai quelques-uns des mêmes symptômes ou j'ai pris quelques-uns de ses comportements ou de ses caractéristiques :

* presque jamais : ....
* rarement : ....
* parfois : ....
* souvent : ....
* toujours : ....

Je fais des efforts pour éviter de me rappeler sa mort :

* presque jamais : ....
* rarement : ....
* parfois : ....
* souvent : ....
* toujours : ....

Je sens que la vie est vide et sans signification sans lui (elle) :

* pas de sentiment de vide ou d'absence de signification : ....
* un léger sentiment de vide ou d'absence de signification : ....
* parfois un sentiment de vide ou d'absence de signification : ....
* un sentiment marqué de vide ou d'absence de signification : ....
* un sentiment accablant de vide ou d'absence de signification : ....

J'entends sa voix me parler :

* presque jamais : ....
* rarement : ....
* parfois : ....
* souvent : ....
* toujours : ....

Je le vois debout devant moi :

* presque jamais : ....
* rarement : ....
* parfois : ....
* souvent : ....
* toujours : ....

Je me sens comme engourdi(e) depuis sa mort :

* pas de sentiment d'engourdissement : ....
* un léger sentiment d'engourdissement : ....
* un certain sentiment d'engourdissement : ....
* un sentiment marqué d'engourdissement : ....
* un sentiment accablant d'engourdissement : ....

J'ai l'impression qu'il est injuste de continuer à vivre alors qu'il (elle) est décédé(e) :

* pas de sentiment de culpabilité lié au fait de survivre à la personne défunte : ...
* un léger sentiment de culpabilité : ...
* un certain sentiment de culpabilité : ...
* un sentiment marqué de culpabilité : ...
* un sentiment de culpabilité accablant : ...

Je ressens de la rancœur quand je pense à sa mort :

* pas de sentiment de rancœur : ....
* un léger sentiment de rancœur : ....
* un certain sentiment de rancœur : ....
* un sentiment marqué de rancœur : ....
* un sentiment de rancœur accablant : ....

Je me sens envieux(se) vis à vis de ceux qui n'ont pas perdu quelqu'un de proche :

* presque jamais : ....
* rarement : ....
* parfois : ....
* souvent : ....
* toujours : ....

J'ai l'impression que le futur n'a plus de sens ou de but sans lui (elle) :

* pas de sentiment que le futur n'a plus de sens : ....
* un léger sentiment que le futur n'a plus de sens : ....
* un certain sentiment que le futur n'a plus de sens : ....
* un sentiment marqué que le futur n'a plus de sens : ....
* un sentiment accablant que le futur n'a plus de sens : ....

Je me sens seul(e) depuis qu'il (elle) est mort(e) :

* presque jamais : ....
* rarement : ....
* parfois : ....
* souvent : ....
* toujours : ....

Je me sens incapable d'imaginer que la vie pourrait me combler sans lui (elle) :

* presque jamais : ....
* rarement : ....
* parfois : ....
* souvent : ....
* toujours : ....

J'ai l'impression qu'une partie de moi-même s'en est allée avec la personne décédée :

* presque jamais : ....
* rarement : ....
* parfois : ....
* souvent : ....
* toujours : ....

J'ai l'impression que sa mort a changé ma vision du monde :

* pas de sentiment de changement de vision du monde : ....
* un léger sentiment de changement de vision du monde : ...
* un certain sentiment de changement de vision du monde :....
* un sentiment marqué de changement de vision du monde : ....
* un sentiment accablant de changement de vision du monde : ....

J'ai perdu mon sentiment de sécurité ou de sûreté depuis sa mort :

* pas de changement dans les sentiments de sécurité : ....
* un léger sentiment d'insécurité : ....
* un certain sentiment d'insécurité : ....
* un sentiment marqué d'insécurité : .....
* un sentiment accablant d'insécurité : ....

J'ai perdu ma capacité de contrôle depuis sa mort :

* pas de changement dans le sentiment de pouvoir se contrôler : ....
* un léger sentiment de perte de contrôle : ....
* un certain sentiment de perte de contrôle : ....
* un sentiment marqué de perte de contrôle : ....
* un sentiment accablant de perte de contrôle : ....

Je pense que mon deuil a diminué ma vie sociale, professionnelle ou à d'autres secteurs de mon fonctionnement :

* pas de diminution : ....
* une diminution légère : ....
* une diminution modérée : ....
* une diminution sévère : ....
* une diminution extrême : ....

Je me suis senti(e) à la dernière extrémité, effrayé(e) ou facilement alarmé(e) depuis sa mort :

* pas de changement dans le sentiment d'être à la dernière extrémité : ....
* un léger sentiment d'être à la dernière extrémité : ....
* un certain sentiment d'être à la dernière extrémité : ....
* un sentiment marqué d'être à la dernière extrémité : ....
* un sentiment accablant d'être à la dernière extrémité : ....

Depuis sa mort, mon sommeil a été :

* généralement satisfaisant : ....
* légèrement perturbé : ....
* modérément perturbé : ....
* très perturbé : ....
* extrêmement perturbé : ....

Depuis combien de mois consécutivement à la perte ces sentiments ont-ils commencé ?

.... (nombre de mois)

Depuis combien de mois éprouvez-vous ces sentiments ?

.... (nombre de mois, zéro si jamais)

Y a-t-il eu des moments où vous n'aviez pas ces poussées de chagrin et où ensuite ces sentiments recommençaient à vous tourmenter ? :

OUI : ....

NON : ....

Pourriez-vous décrire comment les sentiments liés à votre chagrin ont évolué avec le temps ?

....
....
....
....
....
....
....
....
....

Renseignements généraux :

Date de la passation : ....

Nom (facultatif) : .... Prénom :......................

Âge: .... Sexe :...............

Téléphone (facultatif) : ....

Adresse : (facultatif)

....

....

....

(N.B. les rubriques avec indication « facultatif » doivent être remplies si vous désirez avoir un retour sur vos résultats.)

Précisez l'âge de cette personne au moment du décès : ....

La personne décédée était (mettre une croix sur la ligne correspondante) :

Père :... Mère : ... Frère : ... Sœur : ... Mari :..
Femme : .... Partenaire :.... Fœtus ou bébé :... Fils : ...
Fille : ... Ami :... Autre : .... (précisez)

Date du décès : ....

Cette mort fut :

*Prévisible : ...... Imprévisible :........

*Lente :.......... Brutale : ....

Cause(s) du décès :

....

Avez -vous connu d'autres deuils ou situations de perte (emploi, habitation....) dans les années précédentes ? :

....

(précisez la période temporelle et la nature de la perte) ....

Troisième âge, dépression et résilience

Boris Cyrulnik

On a été fœtus à neuf heures du matin, on a été adolescent à midi, à 16 heures 30, on est âgé et à 17 heures 05, on aura un Alzheimer, voilà le programme de la journée. Je vais commencer par la fin de la discussion, qui portait notamment sur le traumatisme, les causalités linéaires et la vulnérabilité, qui m'a beaucoup parlé parce que c'est quelque chose qui nous préoccupe dans les phénomènes de résilience.

On va partir d'une définition la plus simple possible : lorsque l'on a été déchiré par un traumatisme, comment va-t-on essayer de se recoudre le mieux que l'on peut ? Il ne peut pas y avoir de définition plus simple, c'est-à-dire que le Moi est déchiré : « *Je ne comprends plus ce qui m'arrive, je ne peux pas traiter les informations, je ne sais même pas si je suis mort ou vivant, je ne sais plus qui je suis, je suis fracassé, je n'espère plus rien, j'ai une forme d'agonie psychique, je suis totalement mort, ou plus ou moins mort. Comment faire pour recoudre tout cela et revenir en vie* » ?

Donc, voilà une définition volontairement très simple pour éviter les contresens parce que si l'on n'accepte pas une définition claire, tout le monde va être résilient. Or, dans cette salle, à la fin de sa vie, une personne sur deux aura connu un traumatisme grave (Selon l'Organisme Mondial de la Santé) et 100 % des gens dans la salle auront connu des épreuves. Cependant, dans l'épreuve, c'est totalement différent. En effet, dans l'épreuve, «*je* » reste « *Moi* ». J'ai un chagrin, je suis anxieux, je suis triste, je suis désespéré, et «*je* » reste « *Moi* » : je me débats avec qui je suis et avec qui m'entoure : « *elle m'a quitté* » ou *« j'ai échoué à un examen »*. Voilà, ça c'est une épreuve que 100% des gens dans la salle ont connue, ils sont restés eux-mêmes. « *Elle m'a quitté* », je me défends comme je peux,

« *quitter un gars comme moi, quand même, il faut vraiment qu'elle ne soit pas claire…* ». Donc, je me défends comme je peux, je reste moi-même.

Pour raisonner en termes de résilience, je crois qu'il faut renoncer aux causalités linéaires exclusives du type : une cause provoque un effet. Parmi les physiciens et les scientifiques avec lesquels je travaille à Toulon (premier port de guerre français), il y en a beaucoup qui me disent que, déjà en physique, ce genre de problème est impensable. La résilience d'une barre de fer n'est pas la même dans l'eau et dans l'air, comment voulez-vous qu'on établisse des relations de causalité linéaire exclusive en psychologie ? En psychologie, « *le chemin de causalités* » est une expression parlante, nous parlons de « *cheminements de résilience* ». Comme il faut s'entraîner à raisonner en termes de « *constellation de déterminants* » : moi enfant, je viens de naître et j'ai besoin de tuteurs de développement autour de moi. Ils sont sensoriels, affectifs, verbaux, et sensés. J'ai besoin autour de moi de tous ces tuteurs de développement. Mais, parmi cette constellation de déterminants qui m'entourent, il y a des étoiles majeures, ma mère, mon père, ma grande sœur, mon cousin, l'institutrice, l'école, le quartier, les stéréotypes culturels, les récits sociaux. Il y a des étoiles qui brillent différemment : voilà, ce sont les tuteurs de développement. Et puis une déchirure traumatique arrive, des étoiles s'éteignent, ma mère meurt, mon père la rend malheureuse en la maltraitant, la guerre fracasse ma famille ou ma société, des étoiles peut-être majeures même s'éteignent. Je suis déchiré, mon environnement sensoriel est complètement déchiré.

Ou bien je reste mort, c'est le syndrome psychotraumatique. Ou bien j'arrête tous mes développements, c'est la carence affective majeure. J'arrête tous mes développements, même biologiques. Ce n'est pas une vue de l'esprit : lorsque l'on a réalisé des scanners, nous avons observé des atrophies rhinencéphaliques chez des enfants roumains en carence affective, avec chute d'hormone de croissance, chute d'hormone sexuelle que l'on a mesurée en ville, ce sont des dosages que l'on effectue facilement.

Là, nous avons une situation qui permet de dire : c'est la déchirure traumatique qui a provoqué ce déficit biologique. Quand il y a ensuite une atrophie du système limbique, l'enfant a des troubles de la mémoire et des émotions. Par cette déchirure, il a été rendu préférentiellement sensible à tout ce qui touche l'affect. Donc, il y a une déchirure traumatique, des étoiles majeures se sont éteintes autour de moi, ou bien je reste mort, ce qui arrive, c'est le pseudo-autisme, les comportements autocentrés, « la glaciation » affective pour ne pas souffrir. Ces mécanismes de défense amputent une énorme partie de la personnalité mais permettent de ne pas souffrir, donc c'est un bénéfice tragique.

Si je veux revenir en vie, si je veux reprendre, non pas mon développement puisque ma constellation est déchirée, mais un type de développement, je vais être obligé de surinvestir les étoiles autour de moi qui ne sont pas éteintes. À ce moment-là, je vais voir ce que mon milieu a disposé autour de moi comme tuteurs, et là je ne dis pas « tuteurs de développement », mais « tuteurs de résilience ». C'est-à-dire qu'un professeur, une voisine, un substitut affectif, un oncle, un moniteur de sport, un psychothérapeute, vont être surinvestis parce que ce sont eux qui vont me fournir maintenant un tuteur le long duquel je vais essayer de me développer activement, je vais être « co-auteur » de mon développement. Peut-être que je ne l'aurais pas investi si j'avais eu autour de moi une constellation habituelle d'étoiles.

On a renoncé à ces termes de « causalités linéaires exclusives », sinon nous ne pouvons pas comprendre. On a aussi renoncé aux termes de « vulnérable / invulnérable ». Pour reprendre l'exemple cité par Ch. Dejours, cette dame qui a été vulnérable au scanner peut-être parce que cette situation signifiait pour elle quelque chose qui était tracé dans sa mémoire, et qui évoquait une trace émotionnelle sans représentation possible, on peut imaginer une explication comme celle-là, peut-être que cette dame vulnérable était, par ailleurs, très forte. Par conséquent, on peut imaginer aussi que cette notion de vulnérable ou invulnérable est une notion du XIXème siècle où effectivement les hommes étaient hiérarchisés en termes d'hommes forts ou d'hommes faibles, donc en termes de plus ou moins vulnérables.

Les enfants déchirés avec lesquels on a l'occasion de travailler pour essayer de les faire revenir en vie, cela n'est pas une métaphore. Tous ceux qui travaillent avec les enfants abandonnés savent bien que ces enfants sont hébétés, il n'y a plus de travail de pensée possible parce qu'il n'y a plus de relation affective, parce que c'est fracassé autour d'eux, donc en eux. Cette hébétude-là fait que ces enfants arrêtent tous leurs développements et quand on discute avec eux, il ne s'agit pas du tout de savoir s'ils vont devenir invulnérables. Ces enfants, lorsqu'ils reviennent un peu en vie disent : « *Je veux redevenir comme tout le monde* », voilà leur ambition. Donc les mots « vulnérable / invulnérable » que nous avons été amenés à travailler, ne font pas partie non plus des raisonnements que je propose.

Nous arrivons aux personnes âgées et c'est avec cela que nous allons avoir à affronter les problèmes de la résilience. On a passé nos soixante, soixante-cinq ans, c'est-à-dire que l'on vient à peine de terminer notre adolescence, que déjà, il faut aborder les problèmes du troisième âge. Lorsque j'étais enfant, j'étais en plein développement, c'est-à-dire que mon histoire était celle de mes parents. Moi, je commençais à peine mon histoire, mais j'avais plein de choses à apprendre. C'est-à-dire à apprendre consciemment, il faut que j'apprenne à bien me tenir, il faut que j'apprenne à parler, et à apprendre « *non-consciemment* » (vous avez remarqué, je n'ai pas dit « *inconsciemment* »). En effet, apprendre non-consciemment les habilités relationnelles, les sensibilités préférentielles, il faut que ça s'imprègne dans mes processus de mémoire, ça s'apprend en moi et ça crée mon style affectif, probablement même à l'insu des gens qui m'entouraient.

Le développement et l'histoire sont deux choses différentes. Le développement est hyper-puissant chez les enfants qui commencent leur histoire mais qui habitent déjà l'histoire de leurs parents. C'est d'ailleurs ça qui leur sert de tuteur de développement, parce qu'ils ne sont pas fracassés. Il faut distinguer vieillesse et vieillissement. Le vieillissement commence avec le fœtus chez qui on voit apparaître des destructions neurologiques qui permettent justement le développement d'autres neurones. La synaptisation d'autres neurones et donc la stabilisation de toute une partie du cerveau fait que désormais il percevra préférentiellement un type d'information. Dès le stade du fœtus, la construction d'une aptitude à percevoir le monde commence. Il s'agit du façonnement cérébral d'une partie du cerveau par les pressions du milieu, pressions affectives et sensées, historisées.

J'arrive maintenant à soixante-cinq, soixante-dix ans, mon développement est quand même fortement ralenti, il est vestigial. En revanche, mon histoire est hypertrophiée, je suis au maximum de la maîtrise de « mon identité narrative ». Je pense que cette métaphore, cette expression, cette locution qui vient de Ricœur, est très pertinente pour nous. Elle signifie que je sais que j'ai une vraie histoire, je sais plus que jamais qui je suis. J'ai l'illusion de savoir qui je suis, parce que j'ai une « identité narrative ». Je me raconte que je suis celui qui a triomphé de telle épreuve à 16 ans, a échoué dans telle épreuve à 22 ans, donc vulnérable / invulnérable, ça ne fonctionne pas non plus ici. Mais pourtant, même mes échecs participent à la construction de mon Moi. Les nécessaires victoires participent à la construction de mon identité.

Cyril Collard, que beaucoup de gens dans la salle ont sûrement lu, a publié *Les Nuits fauves*. Il est mignon, il est très bon élève, il est bien entouré par une famille plutôt stable, plutôt gentille. Il va à l'école, il n'échoue jamais et il est reçu du premier coup à Centrale, ce qui est quand même une performance scolaire honorable. Et qu'écrit-il dans *Les Nuits fauves* ? *« J'ai vingt ans, je ne sais pas qui je suis, je ne sais pas ce que je veux ni ce que je vaux, jusqu'à maintenant, j'ai écrit une biographie à page blanche ».*

Et que fait-il pour savoir qui il est et ce qu'il vaut ? Il se met à l'épreuve : sexualité à risque, comportement à risque, il contracte le Sida. Cela signifie que lorsqu'on est enfant, l'identité narrative est en cours de construction. Si l'on a été privé d'épreuve, donc de victoire, on a une « identité blanche ». *« J'ai écrit une biographie à page blanche »* et c'est la prise de risques qui peut me donner un substitut d'identité, une théâtralisation d'un Moi qui flanche. En revanche, quand on arrive à soixante-cinq, soixante-dix ans, à ce moment-là, on a une histoire parfaitement constituée, et non seulement elle est constituée mais elle est révisée : parmi les milliards d'images que j'ai vues depuis ma naissance, parmi les milliards de mots qui ont été prononcés autour de moi depuis ma naissance, je n'ai retenu presque aucune image, presque aucun mot, et c'est avec cela que je constitue ma chimère autobiographique.

C'est volontairement que je dis : « chimère autobiographique ». J'emploie cette expression parce que, dans l'animal chimérique, tout est vrai. Les pattes sont d'un lion, le ventre est d'un taureau, les ailes sont d'un aigle, tout est vrai dans une chimère, sauf que l'animal n'existe pas. Alors, nous faisons probablement la même chose avec nos souvenirs – je n'ai pas dit « avec nos traces ». Les traces créent des sensibilités, c'est le façonnement d'une partie du cerveau sous l'effet des pressions des tuteurs de développement affectifs qui nous entourent et qui nous rendent préférentiellement sensibles à un type de monde. Le scanner atrophique, les coups de l'enfant secoué sont aussi des traces cérébrales.

Mais là je parle de souvenirs, de souvenirs d'images et de souvenirs de mots, ce qui n'est pas du tout la même chose. J'ai quitté le domaine neurologique et j'entre dans le domaine de l'intentionnalité de la mémoire. Parce que la mémoire est intentionnelle : je vais chercher dans mon passé les images et les mots qui me constituent et me personnalisent face à vous, ils font de moi un être unique : personne dans la salle n'a mon histoire et chacun d'entre nous peut dire la même chose.

Avec l'âge, les phénomènes d'apprentissage sont très ralentis. Les phénomènes d'empreintes n'existent pratiquement plus, le développement biologique est réduit. En revanche, le domaine des représentations d'images et de mots est plus puissant et plus fort que jamais, et je peux, avec le récit que je me fais de moi, la représentation que je me fais de moi, avec des images et des mots, je peux m'engager, en faire quelque chose. Donc, un procédé de résilience est possible puisque la résilience consiste à faire quelque chose de sa blessure et à ne pas s'y soumettre, ce qui ne signifie pas que l'on n'a pas eu la blessure. Quand j'arrive au troisième âge, je maîtrise mon identité, j'ai une « chimère autobiographique », je ne mens pas mais c'est une chimère quand même. J'en fais quelque chose dans l'engagement, dans la mentalisation, dans l'art, dans l'écriture, dans les récits intimes, dans les récits partagés, dans les soutiens affectifs, dans le pardon, dans la spiritualité. Je fais quelque chose de mon « *identité narrative* ». La résilience du troisième âge correspond donc à la définition que je vous proposais, mais ce n'est pas la résilience du nourrisson, ce n'est pas la résilience de l'adolescent ou de l'adulte, puisque chaque âge a ses contraintes. Alors, peut-on parler de résilience au seuil de la mort ?

Je pense que les attaques de panique anxieuses avec angoisse de mort imminente, on les voit surtout chez les jeunes. Ce n'est pas logique mais c'est psychologique. Avec l'âge, on a une représentation du temps qui est complètement transformée et qui est même dilatée. Quand je me retourne intentionnellement sur mon passé, quand je vais chercher dans mon passé des souvenirs d'images ou de mots qui me constituent face à vous, j'ai une histoire dilatée. Lorsque je pense à ce qui m'attend, ou bien je me représente un infini, si j'ai un sentiment de spiritualité, si je suis religieux ou si j'ai un sentiment de sacré, je pense à un infini, donc j'ai un temps dilaté. Si je n'ai pas un sentiment sacré, la représentation du temps est quand même dilatée, parce que j'ai une histoire qui remonte à loin, que j'ai révisée et qui maintenant est stable. J'ai une histoire où je me représente mes enfants, mes petits-enfants, ce que je vais leur laisser comme héritage. J'ai quand même une représentation du temps dilatée. Par conséquent, je crois qu'on peut parler de résilience des personnes âgées, même si elle n'a pas la même forme que pour les jeunes ou les nourrissons.

Maintenant, je vais vous proposer des situations d'éthologie et d'éthoneurologie pour essayer de défendre les situations d'observations dirigées qui permettent de soutenir ces idées. Par exemple, Brun-Jousset, Antoine Lejeune à Aix, ont suivi une population de dix malades pendant dix ans qui étaient soignés pour un syndrome aphaso-apraxo-amnésique. Il s'agit d'une altération neurologique que le scanner et la clinique permettent de préciser. Dans cette petite population, les gens avaient perdu des canaux de communication importants : « aphaso » signifiant perdre les mots ; « apraxo », ne plus pouvoir couper sa viande ou remplir un verre, et « amnésie », ne plus savoir d'où l'on vient. C'est une amputation neurologique très forte de la personnalité, et pourtant... On constate que chez ces gens gravement blessés, gravement traumatisés parce qu'il y a là une déchirure importante du Moi, déchirure qui n'est ni psychologique, ni sociale, mais organique, on constate donc que toute une partie de la personnalité vit et se développe encore. Par exemple, dans ces maladies d'Alzheimer, quand les gens perdent la communication par les mots, ils augmentent leur communication par les gestes déictiques.

Ils cherchent le mot, ils le ratent, et ce qui est assez surprenant, c'est que les gestes déictiques augmentés dans les maladies d'Alzheimer sont souvent diminués dans les syndromes d'aphasie pure. Ceci signifie que perdre les mots dans l'Alzheimer, ce n'est pas perdre les mots dans l'aphasie. Perdre les mots, dans l'Alzheimer, c'est perdre l'accès au lexique par un trouble de la mémoire des mots, alors que perdre les mots dans l'aphasie, c'est perdre l'accès aux signes. C'est plus fondamental.

Les patients atteints de la maladie d'Alzheimer désignent encore plus. Mais lorsque nous leur faisons des signes illustratifs, ils ne comprennent pas, Alors que eux, lorsqu'ils veulent boire par exemple, ils montrent ce qu'ils veulent. Ils compensent avec le corps ce qu'ils ont perdu avec les mots. En plus, ils ont une hypermimie parce qu'ils n'ont plus l'économie de l'acte de parole. La parole est un acte : on bouge la langue, on souffle avec le diaphragme. C'est aussi un objet sensoriel, c'est une sensorialité, une caresse verbale. La parole est un objet sensoriel, une présence qui désigne quelque chose qui n'est pas là.

Cette parole-là, lorsqu'elle manque, le corps parle à sa place. Même si le langage n'est plus fait de mots, il y a encore un langage de gestes, de mimiques, même d'hypermimiques, qui existe et que l'on peut utiliser pour entrer en relation avec ses patients. Ce sont des observations de sémiologie d'éthoconversation. Mais nous avons également mis en place des situations en introduisant des variables. Avec Jacques Colin, à Toulon, on enregistre des patients atteints d'Alzheimer chez eux, dans leur famille, et on ne s'intéresse pas à ce qu'ils disent mais à comment ils le disent, l'acte de parole, sa sensorialité. Nous constatons que dans leur famille, sur un discours de 30 minutes, ils font des pauses qui sont moins longues qu'en institution. Ce qui signifie que l'expression de ce qui leur reste de parole, n'est pas la même selon le contexte.

Nous avons refait aussi la situation de Mary Ainsworth, la situation des attachements, mais avec des gens âgés. Nous avons postulé, comme M. Ainsworth, que la personne âgée sécurisée par l'infirmière ou par l'aidant, traumatisée par un accident, irait vers l'autre. Et ce n'est pas ce qui s'est passé apparemment.

Lorsqu'on a filmé au ralenti et que nous avons analysé les postures au ralenti, nous nous sommes rendus compte que la personne altérée rapprochait son corps de la figure familière, ce qui lui permettait d'oser observer l'étrangeté, le plaisir d'apprendre l'étranger à condition d'être affectivement sécurisée. Cette observation d'éthologie confirme ce qui a été dit ce matin : l'affectivité participe à la pensée, c'est probablement même la base, le point de départ du plaisir de penser.

Ensuite avec Jacques Colin, nous avons enregistré les cris de ces personnes qui ont du mal à parler et dont la vocalité est altérée. Nous sommes rendus compte que quand ces personnes étaient en présence d'une figure étrangère, l'architecture de leurs cris s'enrichissait en hautes fréquences et que la fondamentale se déplaçait vers la droite c'est-à-dire vers 900 cycles Hertz/seconde, donc cela faisait une parole hachée. Lorsque la personne étrangère partait et que l'on faisait rentrer la personne familière, la voix, la vocalité, la caresse verbale, s'enrichissaient de basses fréquences, la fondamentale se déplaçait vers la gauche et l'on voyait apparaître une prosodie. La manière de parler, la sensation qu'on déclenche dans l'autre dépend donc autant de l'autre que de nous. Il y a chez les gens âgés parfois des comportements agressifs. La causalité linéaire nous entraînerait à chercher soit dans le cerveau ou au contraire dans l'histoire la cause de l'agressivité. Au lieu de se centrer sur des situations de causalité comme celles-ci, nous sommes intervenus sur le contexte avant la situation d'observation, situation d'observation standardisée. Si on intervient en établissant une interaction banale de jeu de ballon avec la dame ou le monsieur avant la situation de table, on rend observable que lorsqu'il y a eu une interaction de jeu de ballon, de musique, avant la situation de table, il n'y a plus du tout d'agression dans la situation de table. Ce qui veut dire que par une manipulation très simple, une interaction qui utilisait ce qui fonctionnait encore chez la personne déchirée, en utilisant encore son fonctionnement à elle, et non notre fonctionnement à nous, puisqu'elle parle mal ou ne parle plus, nous pouvons contrôler quelque chose qui l'a désocialisée. Est-ce que l'on est en droit d'appeler cela « processus de résilience » ? « *Processus de plasticité comportementale* », à coup sûr ; « *processus de résistance à l'agression* », à coup sûr ; « *aide des aidants* » qui n'auront plus affaire à une personne âgée agressive, à coup sûr, ce qui va d'ailleurs améliorer la relation entre les aidants, infirmière ou famille et la personne déchirée. Peut-on appeler cela « résilience » ? C'est moins sûr parce que dans la définition que je vous proposais, il faut qu'il y ait la reprise d'un type de développement.

En revanche, on peut plus facilement parler de résilience si on entre dans le monde des gens avec la musique. Pour une raison simple, c'est que la musique laisse une empreinte cérébrale antérieure à la parole et bien plus stable que la parole. Ce que vos enfants manifestent, l'explosion du langage entre le vingtième et le trentième mois, donc la métamorphose de la condition humaine puisque désormais, on va répondre à quelque chose que l'on se représente et qui n'est pas là, et pas seulement à quelque chose qu'on perçoit et qui est là. Avant l'explosion de la parole que l'on rend observable à la caméra à positons avec les aires cérébrales temporales gauches de droitiers, on rend observable que les polyglottes ont un lobe temporal gauche deux à trois fois plus développé que les monoglottes et que ce n'est pas tout à fait la même zone qui est différenciée, ce qui explique l'aphasie des polyglottes. On oublie les langues dans l'ordre inverse de l'apprentissage c'est-à-dire que la dernière langue apprise est la première oubliée. J'ai beaucoup de documents qui montrent aussi la résurgence de la première langue imprégnée que l'on croyait oubliée. Les praticiens, les neuropsychologues, les neurologues l'entendent souvent. Ces polonais immigrés ont passé toute leur vie dans la langue française, et à partir de quatre-vingt-cinq ans, l'assistante sociale devait les emmener faire leurs papiers parce qu'ils ne parlaient plus que le polonais, dans lequel ils n'avaient passé que les quatre ou cinq premières années de leur vie.

J'ai même l'enregistrement d'une dame russe qui a eu une petite embolie temporale gauche et après un petit coma de quelques heures, lorsqu'elle revient à elle, elle parle en russe. Ses enfants lui disent alors : *« Tu nous avais toujours dit que tu ne parlais pas russe ! »*.

Et la dame se fâche et dit : *« Mais non, je ne parle pas russe ! »*. Et elle le dit en russe puisqu'elle ne peut plus parler qu'en russe. Il y a d'autres exemples, mais cette aphasie des polyglottes permet de rendre compte que le moment de l'apprentissage structure différentes zones du cerveau et crée des habilités relationnelles.

La musique est antérieure à la parole, ainsi, lorsque la langue apprise s'efface et que la langue imprégnée, la langue maternelle s'efface à son tour, alors la musique tient encore. Ce que l'on fait avec Antoine Lejeune, Jacques Colin et Claude Risset au C.N.R.S. d'Aix-Marseille, c'est que dans des situations de gens âgés ou même parfois de patients souffrant de la maladie d'Alzheimer qu'on abandonne parce qu'ils ne parlent plus, on leur passe la musique, le tango « crapuleux » de leur vingt ans. Alors, ils se réveillent, vont inviter quelqu'un, se remettent à danser et souvent, ils retrouvent les mots de la chanson de leur vingt ans. Ils ont gardé l'air et ils retrouvent les paroles. Là, peut-être qu'on peut parler d'un processus de résilience puisqu'on peut développer un processus d'apprentissage grâce à la musique. On améliore la relation et il y a quelque chose que l'on peut apprendre avec la musique.

Ce que l'on voit dans la relation, c'est que beaucoup de gens âgés ont une anosognosie, c'est-à-dire qu'ils ne reconnaissent plus le visage de leurs proches, ce qui coupe la relation. Quand notamment la fille vient voir sa mère et que sa mère lui dit : *« Bonjour madame »*, cela date la fin des visites de la fille à la mère, *« Ce n'est pas la peine que je vienne voir ma mère si je ne suis pas une personne dans son regard »*. On dit à ce moment-là à la fille: « *ce n'est pas grave, téléphonez à votre mère* ». Et au téléphone, la mère se met à parler à sa fille qu'elle reconnaît à la musique de la voix et qu'elle ne reconnaît plus à la structure de l'image. Le lien est maintenu et d'autres apprentissages aussi. Pendant longtemps je disais : c'est « *une résilience à court terme* », c'est Marie Anaut à Lyon qui avait proposé cette idée. On parle de résilience, mais entre nous, ce n'est quand même pas la résilience des enfants.

Dans les cas de vieillesse réussie, les gens ont une anticipation, une intentionnalité de la mémoire : ils anticipent en faisant le récit de leur vie et en le faisant partager.

Il y a l'effet palimpseste, j'en ai parlé un peu avec l'aphasie des polyglottes mais il y a aussi un effet palimpseste psychologique. Par exemple, quand on constitue une population de gens que l'on considère comme résilients parce qu'après un traumatisme, ils ont pu recoudre le clivage, ils ont pu lever le couvercle du déni. Le trauma existe dans le réel et Michèle Bertrand distingue le trauma dans le réel et le traumatisme dans la représentation du réel. Alors c'est une formule que l'on reprend souvent parce qu'elle est pratique et cohérente. Le trauma, ils l'ont eu, mais le déni et le clivage aussi. Ils se défendent, ils sont en légitime défense, c'est une amputation de la personnalité bien sûr, et la résilience recoud le plus qu'elle peut de ces déchirures.

Ceux qui ont fait un travail de couture, font un troisième âge réussi et même quand on fait des cohortes avec une méthode rétro-catamnestique, c'est-à-dire que l'on fait une observation directe il y a cinquante ans, des observations directes possibles tous les deux ans si on peut, et une observation directe cinquante ans après, et la représentation du récit de leur vie pendant cinquante ans. Là, on constate que les gens qui n'ont pas fait ce travail de résilience souffrent de ce que je propose d'appeler « *l'effet palimpseste* ». Quelque chose qui a été imprégné dans la mémoire, enfouie par des mécanismes de défense efficaces et coûteux, ressurgissent parfois lorsque les superstructures bifrontales ont permis d'enfouir ces problèmes.

Lorsque ces superstructures disparaissent, pour des raisons neurologiques, sociales ou relationnelles, l'effet palimpseste se manifeste comme pour « *Madame Russe* » de tout à l'heure. On voit réapparaître des problèmes enfouis et non-réglés, comme Maria Torok nous a appris à le penser. On voit des cryptes s'ouvrir. Une dame de soixante-quatorze ans vient me voir, qui s'est tue pendant longtemps et un jour finit par me dire :

« *Je me demande pourquoi je n'ai rien dit.* »

« *Mais, qu'est-ce que vous n'avez pas dit* ? »

Silence. Elle revient une semaine après :

« *Je me demande pourquoi je n'ai rien dit.* »

Silence. Et finalement après plusieurs entretiens de ce style, elle me dit :

« *J'ai surpris plusieurs fois mon mari avec ma fille, je me demande pourquoi je n'ai rien dit.* »

Pendant toute sa vie, pendant quarante-cinq ans, elle avait enfoui ça sous les superstructures de l'hyperaction, de la rationalisation, elle s'était défendue comme elle avait pu, mais avec l'âge elle ne pouvait plus se défendre.

Il y a beaucoup d'autres effets palimpseste, mais je vais terminer en citant un travail de Ploton à Lyon qui fait cette étude de « rétrocatamnèse », ce n'est peut-être pas le bon mot, mais je n'en ai pas trouvé d'autre. « Retro » désigne le récit de vie et « catamnèse », l'observation directe tous les deux ans tant qu'on le peut. Il y a quand même des choses étonnantes qui permettent d'expliquer l'inégalité des traumatismes qui avait tant étonné Freud. C'est pourquoi il me paraît impossible de faire un barème de traumatismes parce que la mort du chat qui va provoquer une mélancolie chez l'un d'entre nous, les autres vont se demander pourquoi et en revanche, la même personne va traverser un fracas épouvantable en souriant.

Ploton a suivi une population de 120 personnes divisées en deux groupes de 60 : celles qui ont eu une vieillesse réussie et celles qui font une démence type Alzheimer. Il a le contrôle de la population générale fourni par l'INED, c'est-à-dire : qu'est-ce qu'une vieillesse réussie ? Travailler, parler, faire du sport, être en bonne santé... Enfin, ce sont les définitions du groupe contrôle fournies par l'INED. Ploton constate que, en fait, ceux qui tombent dans la maladie type Alzheimer l'ont peut-être préparée depuis des dizaines d'années. Dans cette population-là, 57 % ont cohabité avec leur mère jusqu'à l'âge de 50 ans. Peut-être que ces gens-là avaient un hyperattachement anxieux qui les a empêchés de construire leur propre Moi, et à l'inverse, ils ont habité le Moi de leur mère qui les sécurisait. Donc, ils se sont soumis au Moi de leur mère en échange. N'étant plus stimulés, n'étant plus autonomes, n'ayant plus les épreuves de la vie parce que maman les réglait, ils étaient privés de victoire, et ils se préparaient à un engourdissement du psychisme et peut-être même à une défaillance neurologique.

Ploton a montré aussi que ces gens travaillaient beaucoup et sans plaisir, consommaient étonnamment peu de tranquillisants (2 % dans cette population, alors que la population générale consomme des tranquillisants dans 53 % des cas). Ils n'avaient pas besoin de tranquillisant parce qu'ils avaient gardé le tranquillisant naturel qu'est maman, donc ils n'avaient pas besoin de chimie. En revanche, ils perdaient ainsi la structuration du Moi qui permet d'avoir une stimulation biologique. C'étaient des gens sans humour et qui passaient leur temps à la recherche de la certitude. Je crois que la recherche de la certitude est le pire des engourdissements, le pire des tranquillisants.

J'espère que ce que je vous ai dis ne vous a pas trop sécurisé ni trop engourdi. Je vous remercie beaucoup.

Discussion de l'exposé de Boris Cyrulnik par le Professeur Michel Manciaux

Tout d'abord, il a été beaucoup question de causalités dans plusieurs exposés de cette journée, et je trouve que c'est quelque chose de fort que l'on peut également creuser à propos de la résilience. La résilience n'est pas un système bâti, c'est un processus sans cesse en adaptation aux réalités de la vie, aux conditions de la vie, aux rencontres de l'existence, etc. C'est ce qui permet de dire que la résilience se construit, se tricote, se dilue de temps en temps, se renforce, tout au long de l'existence. Alors qu'on a beaucoup étudié la résilience chez les enfants (la plupart des travaux disponibles portant sur la résilience en pédiatrie et sur la résilience à l'adolescence), il y a peu d'études sur la résilience avec le vieillissement.

Je n'aime pas parler de « *vieillissement* » quand on traite de la résilience, mais je préfère l'expression *« d'avancée en vie »* pour garder à l'esprit toute l'histoire de vie, tout l'itinéraire de vie de la personne dont on étudie l'éventuelle résilience quand elle aborde les rivages terminaux. Il y a de la résilience à cette période-là. J'ai une fille gériatre qui travaille dans un établissement de long séjour pour personnes âgées, dont beaucoup sont dépendantes : le personnel de cet établissement a de nombreux exemples de résilience concernant les personnes avancées en âge.

Ce qui aide ces personnes est souvent la prise en considération de leur histoire de vie, alors qu'en médecine nous avons trop tendance à considérer les sujets auxquels on a affaire, desquels on doit prendre soin, comme des sujets en crise (s'ils n'étaient pas en crise, ils ne viendraient pas nous voir), et des sujets « instantanés ». Nous faisons fréquemment abstraction ou en tous cas, nous ne creusons pas suffisamment leur histoire de vie antécédente – et sans penser forcément à leur projet de vie qui suivra l'épisode pour lequel on est en contact avec eux. Je pense donc que l'histoire de vie, l'itinéraire de vie, nous aide à mieux comprendre l'itinéraire de résilience de la personne âgée, avec des questions fondamentales : quand on a été résilient plus tôt dans l'existence, est-ce qu'on peut le rester en vieillissant et devant l'approche de la mort ? Est-ce que les gens dont la vie a été « un long fleuve tranquille », si tant est qu'il en existe, et qui n'ont pas eu à faire preuve de résilience plus tôt dans l'existence, peuvent devenir résilients à l'occasion de leur vieillissement ?

Je crois que « l'identité narrative » dont tu parles, Boris, est à cultiver pour que les gens ne perdent pas, quand ils avancent en âge, cette notion d'utilité sociale tellement importante pour vivre en société. Alors, comment cultiver « l'identité narrative » sans ressasser le passé ? Je crois que c'est une philosophie de l'existence, tu vas peut-être nous aider à trouver cela. Je voulais dire aussi que l'on a tendance, c'est vrai pour les personnes âgées mais c'est vrai aussi à tous les âges de la vie, à enfermer nos patients, quelle que soit notre profession, dans des cases bien faites, à les étiqueter, et dans le travail social c'est peut-être encore pire, à les étiqueter d'une façon souvent dénigrante et caractérisée essentiellement par les manques et les carences, sans mettre en parallèle les ressources. Nous leur attachons une étiquette comme si elle était indélébile pour le restant de leurs jours. Une personne âgée, dont on commence à prendre soin dans un établissement, arrive comme une personne neuve pour les gens qui la reçoivent et qui vont prendre soin d'elle. Donc, gardons cet esprit d'ouverture et de recherche systématique de ressources chez les personnes qui nous sont confiées. Quand on parle de résilience, on dit souvent « changement de regard sur l'autre », on dit également que la résilience, est au fond, le respect de l'autre. Et le tuteur de résilience est quelqu'un qui respecte et qui valorise, sans naïveté et sans angélisme, la personne qui est en face de lui.

Le respect en institution, par exemple, ce n'est pas seulement d'éviter de tutoyer la personne âgée ou de l'appeler « papi » ou « mamie » – cela a encore cours dans certaines institutions et c'est catastrophique. Le respect est de penser que c'est une personne nouvelle qui arrive, avec laquelle on va faire connaissance, dont on a à apprendre l'histoire de vie, dont on a à mettre en positif ce qui a marqué les différentes étapes de sa vie et ses capacités d'adaptation, et à la considérer comme telle.

Réponse de Boris Cyrulnik :

Michel Manciaux a totalement raison, il y a de moins en moins de vieux, mais il y a de plus en plus de personnes âgées. Et je pense que cela correspond bien à ce que j'ai éprouvé quand je suis arrivé au monde il y a quelques décennies, le monde était peuplé de vieux et aujourd'hui il est peuplé de jeunes. Alors que moi je n'ai pas changé !

Pour ce qui est de l'identité narrative, je pense effectivement que l'on a sous-évalué l'importance du récit des personnes âgées et leurs fonctions de défense pour eux, ainsi que le cadeau qu'ils font aux jeunes en racontant leur vie avant eux. Le récit d'une personne âgée, c'est la généalogie du jeune, donc c'est un morceau de son identité à lui aussi. Et si actuellement il y a une telle course à la généalogie dans les papiers, c'est peut-être parce que les « âgés », on les a un peu trop fait taire. On a fait trop taire les « âgés », parce qu'ils nous racontaient des histoires difficiles et que le déni est un mécanisme de défense qui fait taire les blessés. Par exemple, il y a eu une tentative de négationnisme de la guerre de 14-18. Et c'est un député de Nancy, Louis Marin, qui a trouvé que cette tentative de négationnisme était insupportable, et c'est lui qui a déclenché la construction de tous ces beaux monuments aux morts qui décorent nos villages, et toutes ces associations d'anciens combattants que leurs propres enfants ont voulu faire taire : *« Arrête Papy, arrête de radoter, ah, la guerre de 14-18, allez, on y va comme en 14... ! ».* Et toutes ces phrases-là, des jeunes qui voulaient vivre dans le bonheur immédiat, les amputaient eux-mêmes d'une partie de leur généalogie, en provoquant le déni des âgés qui, eux, ne se sont pas laissés faire taire, puisqu'ils ont fait des monuments. Mais ils sont un peu trop restés entre eux et après la guerre de 14, après la guerre d'Algérie, on a connu exactement la même chose avec une tentative de déni de la part des *« normopathes ».*

Pour conclure

Claude de Tychey

Arrivé au terme de cette réflexion et ayant passé en revue la genèse, les caractéristiques et les modes d'évaluation et de traitement des désorganisations dépressives tout au long de la vie, de la conception au troisième âge, il nous faut conclure. Ce qui n'est nullement une entreprise aisée…

Sans doute convient-il d'abord de souligner la diversité des référents théoriques susceptibles d'éclairer notre compréhension des déterminants en jeu dans les dépressions pouvant affecter le développement de l'être humain. Au sortir de cet ouvrage, le lecteur pourra éprouver peut-être une dissonance intérieure au moment de choisir son propre modèle pour guider ses investissements dans le champ de cette clinique. Nous espérons qu'il sortira plutôt enrichi de la confrontation des points de vue esquissés tout au long de ce colloque, à la fois à l'intérieur du corpus psychanalytique et dans la mise en parallèle de cette perspective théorique non-unidimensionnelle, avec les positions avancées en haptonomie, éthologie, psychologie de la santé et modèle de la résilience… Il me semble que le chaînon causal en jeu dans toute décompensation dépressive n'est jamais linéaire mis toujours polyfactoriel. À défaut de pouvoir dégager un modèle général unique, non-réducteur de la réalité psychique, peut-être serait-il heuristique d'accepter une convergence entre ces points de vue parfois plus complémentaires que franchement antagonistes, voire antinomiques…

Sur un second plan, il me semble que la clinique des dépressions gagnera toujours (la diversité des contributions de cet ouvrage l'atteste…) à combiner sur le plan méthodologique, d'une part, une approche qualitative reposant sur des dispositifs comme la cure-type, l'observation fine, l'entretien clinique de recherche et les questionnaires et épreuves projectives pour prétendre approcher les singularités de chaque fonctionnement individuel en souffrance, et d'autre part, une approche quantitative plus « *armée* », impliquant d'évaluer des groupes d'individus présentant le même type de symptomatologie dépressive, afin de pouvoir mettre en évidence, à côté de singularités, les constantes susceptibles d'intervenir dans le chaînon causal, à la fois au niveau de la genèse et de la résolution de la crise dépressive. C'est à ce prix que pourra se mettre en place une démarche préventive primaire visant à réduire le risque d'éclosion d'une pathologie et une prévention secondaire cherchant à y remédier le plus rapidement possible lors de sa survenue pour l'empêcher de structurer des conséquences dommageables durables, à la fois pour l'individu et le macrocosme social et sociétal dans lequel il devra s'insérer... Il sera alors possible de fonder sur une base plus solide la prévention tertiaire qui cherche à prévenir la rechute actuellement trop fréquente encore dans le champ de la dépression. Ce qui constitue un bon indicateur du travail qui reste à accomplir pour le chercheur...

Sur un dernier axe, cet objectif suppose la mise en place d'une plate-forme interdisciplinaire et une collaboration active et sans arrière-pensée des différents intervenants du secteur de la santé. Or, c'est le grand paradoxe actuel de la prévention, nous disposons de connaissances scientifiques beaucoup plus élaborées pour cerner les facteurs de risque, les déterminants de la pathologie dépressive et ses effets, ainsi que pour repérer très tôt les signes diagnostiques d'alerte et d'expression de la souffrance dépressive. Mais il existe un décalage énorme entre notre compréhension des déterminants en jeu et notre possibilité d'influer sur les dynamiques individuelles et sociales qui vont la générer. Pour réduire cet écart, il me semble que le clinicien devra d'abord réussir à maximiser les interfaces parfois difficiles avec ses collègues de santé publique, au service comme lui du mieux-être individuel et social. Il lui importera aussi de réussir à impliquer et convaincre le politique avec une méthode d'administration de la preuve suffisamment irréfutable, qu'il vaut mieux prendre en charge les dysfonctionnements à leur racine plutôt que de chercher à en colmater les effets pour réussir à construire une prévention de la dépression digne de ce nom.

622521 - Octobre 2015
Achevé d'imprimer par

1livre.com
du rêve à la réalité !

Made in United States
Orlando, FL
04 November 2026

90211243R00179